Kreislauffunktion in William Harvey's Schriften

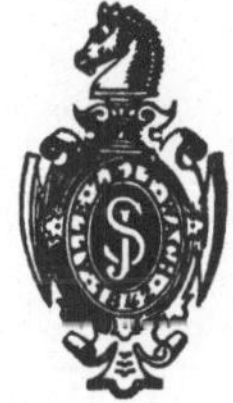

Walter L. von Brunn

Kreislauffunktion in William Harvey's Schriften

Mit 10 Abbildungen

Springer-Verlag Berlin · Heidelberg · New York 1967

Professor Dr. WALTER L. VON BRUNN
Institut für Geschichte der Medizin der Universität
7400 Tübingen, Denzenberghalde 12

ISBN-13: 978-3-540-03741-5 e-ISBN-13: 978-3-642-87242-6
DOI: 10.1007/978-3-642-87242-6

 Library of Congress Catalog Card Number 67-21 463.
Titel-Nr. 1429

Herrn Professor Dr. med. Erich Letterer
in Tübingen gewidmet

Vorwort

Ergebnisse der vorliegenden Studie wurden am 22. 11. 1962 im Leibnizkolleg und am 12. 7. 1965 im Medizinisch-Naturwissenschaftlichen Verein, beide Tübingen, vorgetragen.

Die Untersuchung geht nicht auf die Entdeckungsgeschichte des Kreislaufs ein. Sie beschäftigt sich vielmehr erstens mit jener biologischen Energetik, die HARVEY im Anschluß an antike Vorbilder entwickelt hat. Wer Leben verstehen will, muß energieliefernde von im engeren Sinne vitalen Prozessen unterscheiden. Der Beitrag geht zweitens ein auf HARVEYs Überzeugung, daß sich gewisse biologische Abläufe selbst regulieren. Die Schlüsse, die er in diesem Zusammenhang aus Experiment und Beobachtung sowie scharfsinniger Überlegung zieht, hatten, wie gezeigt werden soll, weitreichende Konsequenzen für seine Physiologie und Pathologie. Es wird drittens die Bedeutung der eigenartigen, stets auf das „principium" eines Naturprozesses gerichteten Methodik geschildert, die HARVEY aus der aristotelischen Biologie entwickelt und von Anbeginn seiner Studien folgerichtig zur Anwendung bringt. Endlich wird viertens zu zeigen versucht, daß HARVEYs Vorstellungen von der Funktion des circuitus nicht ohne Berücksichtigung der Impetustheorie zu verstehen sind. Und zwar verwendet er diese Vorstufe der modernen Dynamik in jener während des siebzehnten Jahrhunderts sich herausbildenden Form, die alle Naturprozesse auf impetus reduzieren und anziehende, attraktive Naturkräfte daneben nicht gelten lassen will.

Der Versuch, diese Themen in einem Zeitschriftenartikel abzuhandeln, mißlang. So ist schließlich eine Monographie entstanden.

Jede Bearbeitung der hier erörterten Probleme wird von der Untersuchung von CURTIS ausgehen. Aber inzwischen hat die Harvey-Literatur einen solchen Umfang angenommen und so viele und verschiedene Gesichtspunkte in die Diskussion gebracht, daß es unmöglich ist, allen Autoren gerecht zu werden, wenn man HARVEYs Physiologie und Pathologie des Kreislaufs in ihren Zusammenhängen einigermaßen übersichtlich darstellen will.

So mag es erlaubt sein, vorweg der Hilfe zu gedenken, die die neuere Fachliteratur jeder HARVEY-Studie gibt. Insbesondere gilt das für Mrs. WHITTERIDGE. Ihre Editionen der Prelectiones und des Manuskriptes De motu locali animalium schufen neue Grundlagen für die Harvey-Forschung [1].

Gleiches ist zu sagen von den Studien PAGELs. Seine Harvey-Monographie, die der Buchhandel seit einigen Monaten ankündigt, konnte jedoch nicht mehr berücksichtigt werden.

Eine Einführung in die Lehre vom calor innatus gibt MENDELSOHN. Von den vielen Beiträgen weiterer Autoren, die häufig und dankbar benutzt wurden, erwähne ich die Kommentare des Aristoteles-Übersetzers PECK, A. W. MEYERs Buch über HARVEYs De generatione, ferner Studien von Frau E. LESKY, TEMKIN, ROTHSCHUH, FRANKLIN, BAYON, HALL and KILGOUR.

In Frau LESKYs Arbeit über HARVEY und ARISTOTELES wird, wenn ich mich nicht täusche, zum erstenmal in der Harvey-Literatur die Impetustheorie erwähnt, allerdings im Zusammenhang mit der Befruchtung, nicht der Kreislauffunktion.

Alles, was zur Entwicklung des Themas nicht unbedingt notwendig erschien, wurde in Anmerkungen untergebracht, um historisch interessierten Ärzten die Lektüre zu erleichtern.

Die Harvey-Forschung ist noch im Fluß. Viele Fragen bedürfen weiterer Bearbeitung.

Herzlich danke ich Herrn Verleger Dr. HEINZ GÖTZE für Herausgabe dieser Schrift.

Tübingen, den 1. 11. 1966 WALTER L. VON BRUNN

[1] Anmerkung s. S. 102

Inhaltsverzeichnis

1.

War Harvey ein moderner Physiologe?

Mit De motu cordis et sanguinis beginnt die moderne Physiologie. Zum ersten Mal, so meinen Physiologie-Lehrbücher, werden Funktionen des lebenden Organismus, Blutbewegung und Blutverteilung, mit physikalischen Methoden untersucht. Der überraschende Erfolg dieser Studien habe dann dazu ermutigt, weitere Probleme der Physiologie exakt-naturwissenschaftlich zu prüfen und schließlich den gesamten Organismus, alles in allem, als Mechanismus zu verstehen.

Aber das ist falsch gesehen. Die klassische Mechanik, an die meist in diesem Zusammenhang gedacht wird, gab es damals nur in allerersten Anfängen, praktisch noch gar nicht, und es läßt sich auch kein Hinweis darauf finden, daß HARVEY (1578—1657) die in die Zukunft weisenden Gedanken GALILEIs bekannt waren [1]. Das überrascht, war doch sein Lehrer FABRICIUS in Padua GALILEI eng verbunden. Auch HARVEY selbst sollte während seiner Paduaner Studienzeit 1599—1602 [2] dem Mathematikprofessor der venezianischen Hochschule begegnet sein. Aber selbst dann, wenn wir das Wort Mechanik in einem sehr weiten und verallgemeinernden Sinne verwenden, etwa so, daß vitale Prozesse grundsätzlich quantitativen Untersuchungsmethoden zugänglich wären, stoßen wir bei HARVEY auf Widerspruch.

Viele morphologische Details, die auf mechanische Faktoren der Herz- und Kreislauffunktion hinweisen, waren andererseits vor HARVEY bekannt. Beispielsweise hatte man seit dem Altertum viele zutreffende Vorstellungen vom Bau des Herzens und seines Klappenapparates sowie vom Verlauf der foetalen Blutwege und von den Koronargefäßen. Die Ventilfunktion der Herzklappen, ferner Systole und Diastole als Ursachen der Blutbewegung und auch der Bluttransport im Lungenkreislauf waren nachgewiesen worden, und man wußte auch, daß die Arterien bei der Blutfüllung passiv gedehnt werden, sich nicht aktiv erweitern, wie GALEN experimentell nachgewiesen haben wollte. Von GIORDANO BRUNO war schließlich, wenn auch ohne experimentelle Basis, die Ansicht vertreten worden, daß das Blut im Organismus kreise[3]. Von besonderem Interesse ist endlich, daß LEONARDO dem Herzen die Funktion einer Druckpumpe zuschrieb, ohne auf Zirkulation des Blutes zu schließen (Abb. 1). Annahme einer Pumpfunktion des Herzens führt folglich nicht zwingend auf die Kreislaufidee[4].

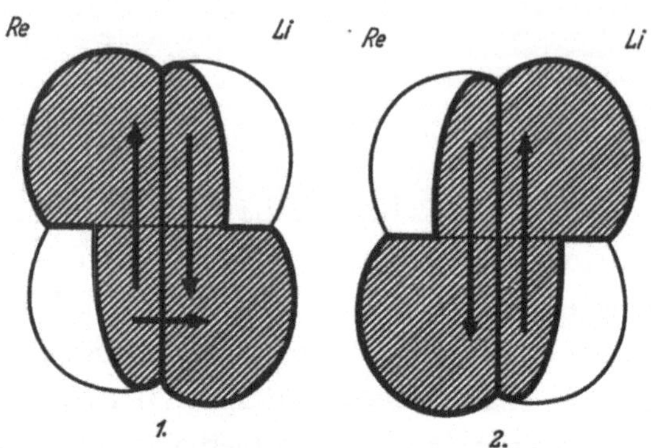

Abb. 1. Die zwei alternierenden Herzphasen nach LEONARDO DA VINCI: 1. Kontraktion re. Kammer + li. Vorhof (mit Durchtritt von Blut durchs Septum), 2. Kontraktion li. Kammer + re. Vorhof. Die Vorhöfe dienen dem Druck- und Volumenausgleich während der Kammerkontraktion. Kontraktion, = Blutbewegung im Herzen, erzeugt calor innatus (vgl. dazu O'MALLEY-SAUNDERS, p. 28)

Welche eigenen Erkenntnisse waren es also, mit denen HARVEY den circuitus sanguinis begründet hat? Drei Resultate sind hervorzuheben: 1. das Herz *wirft Blut unter hohem Druck aus;* 2. es gibt außer diesem Impuls der Ventrikel *keine anderen Kräfte,* die aktiv Blutströmung und Blutverteilung veranlassen oder regulieren würden; 3. in jeder Systole wird, selbst wenn man eine vorsichtige Schätzung zugrunde legt, so viel Blut in die Aorta befördert, daß laufender *Verbrauch dieses enormen Quantums in der Körperperipherie undenkbar* ist. Rückstrom des Blutes zum Herzen bleibt als einzig mögliche Schlußfolgerung.

Als HARVEY De motu cordis schrieb, beschäftigten ihn gleichzeitig mehrere literarische Pläne[5]. Für verschiedene Monographien wurden experimentelle Materialien gesammelt und theoretische Schlußfolgerungen vorbereitet. Alle diese Studien gruppierten sich um eine Methodik der Physiologie, das Herzstück seiner ganzen Arbeit; als empirisches Belegmaterial hierfür dienten Ergebnisse embryologischer Untersuchungen[6].

Doch dann wird 1628 De motu cordis als wichtigstes Teilresultat vorweg publiziert. HARVEY war damals fünfzig Jahre alt. Konsequente Aufeinanderfolge der Experimente und zielstrebige Gedankenführung spiegeln sich in der straffen Disposition dieser klassischen Abhandlung wider. HARVEY beschränkt sich auf Beweise für den Kreislauf des Blutes und schützt sie vor ernst zu nehmenden Einwänden. In sorgfältig durchdachter Weise wird aber bereits der weitere Rahmen abgesteckt, d. h. die Bedeutung des Blutkreislaufes für die normale und pathologische Physiologie untersucht.

Aus Anlage und Zweckbestimmung der Schrift ist begreiflich, daß eine bald darauf in Frankreich und Italien entstandene Richtung der Biologie, die ausschließlich mit mathematisch-physikalischen Methoden arbeiten wollte, in HARVEY ihren Protagonisten sah. Greift er doch in De motu cordis einen Teilaspekt seines weitgespannten Forschungsprogrammes heraus, der diesem Arbeitskreis vertraut klingen mußte [7]. Dennoch war das ein Mißverständnis, das übrigens eindrucksvoll demonstriert, was im Laufe der Zeiten nicht selten in der Medizin geschehen ist. Teilergebnisse eines wissenschaftlichen Werkes werden von einer späteren Epoche so stark an sich gezogen und auf den hohen Kothurn gestellt, daß die Gesamtkonzeption auseinanderbricht [8], und die in solchen Fällen fast unvermeidliche Apotheose des Autors wird dann zwangsläufig mit allerlei kleinen oder großen menschlichen Schwächen erkauft. So soll HARVEY in späteren Jahren, unter CROMWELL, als königstreuer Mann nicht mehr genug Kraft für seine Forschungen gefunden haben. Oder jener für das Verständnis von De motu cordis so wichtige Passus, in dem Meteorologie und Herzfunktion miteinander verglichen werden (Kap. 5, Anm. 4), wäre von HARVEY nur deswegen eingefügt worden, weil er angeblich übermäßig auf Beifall unter Kollegen bedacht gewesen sei und deswegen sogar das schmeichelhafte Kompliment eines unklaren Kopfes, nämlich von FLUDD [9], dankbar akzeptiert habe. Schlimmer noch, — schon frühzeitig, bald nach Abfassung von De motu cordis, sei HARVEY nicht mehr so recht auf der Höhe gewesen; seine Leistungen hätten nachgelassen [10].

HARVEYs Schriften umfassen weite Teile der Physiologie und Pathologie und sind schon wegen ihres zum großen Teil skizzenhaften Charakters schwer verständlich. Die Versuchung, eine solche auf den ersten Blick verwirrende Fülle von Gedanken mit Entwicklungsphasen wechselnder wissenschaftlicher „Fruchtbarkeit" des Autors zu erklären, ist daher begreiflicherweise groß, wie so oft in der Geschichte der Wissenschaften. Leicht lassen sich dann im Auf und Ab des Lebens die seltsamsten Widersprüche weiter vorn oder hinten unterbringen; irgendwo findet schließlich alles seinen Platz. Doch was für das praktisch-tätige Leben zutrifft und sich dort aus dem beständigen Wechsel aller äußeren Umstände von selbst versteht, kann nicht ohne zwingenden Grund für die meist von Anfang an vielfältig gegliederten, und das heißt eben zugleich straff strukturierten Ideen eines originellen Gelehrten gelten. Und HARVEY war, wie erwähnt, bereits fünfzig Jahre alt, als De motu cordis erschien [11]!

Die vorliegende Studie greift die Frage nach dem systematischen Zusammenhang von De motu cordis nicht von der Entdeckung des Blutumlaufes her auf. Dieser Teil von HARVEYs wissenschaftlichem Werk ist bis heute Bestandteil der Physiologie geblieben. Er steht uns viel zu nahe und erschwert eben deswegen ein zeitgerechtes historisches Urteil. Stattdessen geht sie von HARVEYs sozusagen „schwacher Seite" aus und sucht von daher Zugang zum Verständnis seiner Methoden und seiner Probleme [12].

HARVEY verlangt, man solle sich in der Naturforschung stets an die eigene Beobachtung halten, niemals mit bloßen Überlegungen beginnen. In dieser Form wird sein Grundsatz aber nur zur Hälfte, folglich unzutreffend, zitiert. Gewiß fordert HARVEY, seinem großen Vorbild ARISTOTELES folgend, daß jeder Forscher sein Naturobjekt frisch von neuem untersuchen müsse, aber er stellt die theoretische Verarbeitung der mit eigenen Augen gewonnenen Befunde nicht etwa bloß gleichrangig neben Beobachtung und Experiment. Er spricht vielmehr wissenschaftliche Beweiskraft, ohne Ausnahme, nur jenen Ergebnissen zu, die zum Schluß deduktiv abgeleitet werden können [13].

Vorausgeschickt sei ferner: Wer sich mit alter Medizin beschäftigt, darf nicht der Täuschung erliegen, als ob uns ungewohnte physiologische Vorstellungen nur deswegen, weil sie dem Arzt von heute fremd geworden sind, weniger solid auf Beobachtung und Kritik beruhen. Nicht nur werden Ansichten, die nach heutigem Wissen evident und deshalb „richtig" erscheinen, oftmals übereilt ins Zentrum der Betrachtung gerückt und überwertet. Man vergißt auch mitunter, daß im allgemeinen das theoretisch-wissenschaftliche Grundgerüst der älteren Heilkunde, so sonderbar manches auf den ersten Blick aussehen mag, unmittelbarer Anschauung näher liegt und deshalb auch unbefangener Vorstellung und Überlegung leichter zugänglich ist als die moderne Naturwissenschaft, die so stark abstrakt verfährt. Gegenständliche Vorstellungen sind zwar auch heute beliebt. Man verwendet sie jedoch in erster Linie für didaktische Zwecke, während sich die Physiologie in alter Zeit zumeist von anschaulich entworfenen Theorien leiten ließ. Man meint heute bisweilen, es wären drum nur blasse Bilder, mehr oder weniger unverbindliche Modelle gewesen. Doch den alten Biologen und Ärzten erschienen sie evident. Für sie waren sie die wahre, die eigentliche Wirklichkeit [14].

Unnötige Schwierigkeiten des Verständnisses entstehen endlich, wenn vergessen wird, daß das Ganze, um mit Aristoteles zu sprechen, mehr ist als seine Teile. In alter Zeit war die Physiologie im allgemeinen einfacher, und das heißt fester strukturiert, als wir es seit den letzten hundertfünfzig Jahren gewohnt sind. Infolgedessen hat *der sinnvolle Zusammenhang des Ganzen* in fraglichen Details besonderes Gewicht, ähnlich wie in einer guten klinischen Diagnose. Vor allem gilt, daß man die alten Lehren als Antworten betrachten und den ihnen zugrunde liegenden Fragen nachspüren muß, die nicht selten schwer zu „beweisen" sind, weil sie dem Autor und seiner Zeit Selbstverständlichkeiten bedeuteten und infolgedessen nicht bei jeder Gelegenheit umständlich und langweilig repetiert werden konnten [15].

Man muß sich zu guter Letzt auch davor hüten, die feineren Methoden der philologischen Textkritik in der Fachhistorie maßlos zu überschätzen. Sie haben den Zugang zur antiken Medizin, auf der alles Spätere ruht, nicht selten mehr verbaut als geebnet. „Jedermann, der mit diesem Geschäft vertraut ist", klagt RANDALL in seiner Aristoteles-Monographie, „weiß, daß man auf keinem anderen Weg so leicht Gleichgewicht und Urteil verliert." Raffinierte Spezialtechnik garantiert nicht immer Erfolg, eher läßt sich das Gegenteil sagen — in der medizinischen Diagnostik wie in der Fachgeschichte!

2.

Das Herz als Wärmezentrum

Das Herz ist das Wärmezentrum des Organismus. Es produziert Wärme und verteilt sie über den Gefäßbaum in alle Teile des Körpers. Schon von vorsokratischen Naturforschern war ihm diese Funktion zugesprochen worden [1], und dabei blieb es, mit einzelnen für die Fortentwicklung der Medizin weniger wichtigen Ausnahmen, bis zu den letzten Auflagen des Hallerschen Lehrbuches der Physiologie. 1788 wird in einer Fußnote die Entdeckung des Sauerstoffs durch PRIESTLEY erwähnt; ein während 2500 Jahren treu bewahrtes Kernstück der Physiologie wird in Frage gestellt [2].

Das Herz als zentrale Heizung des Organismus war für HARVEY eine Selbstverständlichkeit [3]. Doch machte die Entdeckung des Kreislaufes eine grundlegende Neufassung der Lehre vom Wärmehaushalt notwendig. Das Thema wird bereits in De motu cordis aufgegriffen und zum Teil bis in Details entwickelt. HARVEY verweist den Leser hinsichtlich weiterer Konsequenzen auf eine geplante Spezialmonographie. Schon hieraus ist zu entnehmen, daß De motu cordis nur einem Teilaspekt dient, nämlich der Zusammenstellung allen Beweismaterials für die Theorie der Blutzirkulation. HARVEY komplettiert zwanzig Jahre später, 1648 und 1649 — im Alter von siebzig Jahren — seine Kreislaufphysiologie in zwei ausführlichen Erläuterungen, gerichtet an den angesehenen Pariser Anatomen RIOLAN. Der Schluß liegt nahe, daß die in De motu cordis angekündigte Publikation deswegen unterblieb, weil inzwischen diese beiden Stellungnahmen notwendig geworden waren. Die Kreislaufphysiologie wird ferner in den Exercitationes de generatione animalium, 1651 erschienen, in wichtigen Teilen ergänzt. De generatione wie De motu cordis sind, obgleich ihre Publikation dreiundzwanzig Jahre auseinander liegt, gleichzeitig in Angriff genommen worden. De generatione berichtet nicht nur über HARVEYs embryologische Arbeiten, sondern stellt, wie erwähnt, seine Methodik der Physiologie dar, was in der Einleitung ausdrücklich betont wird und Anlage sowie viele Details des Werkes bezeugen.

Wer HARVEY und die ganze Aufregung um De motu cordis im siebzehnten Jahrhundert begreifen will, muß sich vor Augen halten, daß diese wichtigste Herzfunktion, *Produktion der Wärme und Regulation des Wärmehaushaltes*, seit der Antike nicht etwa irgendein biologisches Phänomen neben anderen war, *sondern der eigentliche und entscheidende vitale Prozeß*, der sämtliche Funktionen verursacht, unterhält und steuert. „Causae motuum naturalis caliditas et frigiditas ... [4]“.

Alle Organe eines Tieres, sagt HARVEY in De motu cordis, sind für sich selbst da, allein das Herz für alle übrigen. Und wenn er in der Vorrede an König Karl I. von England das Herz Sonne, Wärmezentrum des Organismus nennt, Urquell und Zitadelle [5] allen Lebens, caloris arx et domicilium, lar istius edificii (= Organismus) [6], und umgekehrt die Sonne als das Herz der Welt [7] bezeichnet, so handelt es sich nicht um blasse Allegorie. Ohne die bewegenden Kräfte der Sonne stünde die Natur still, wäre Leben auf der Erde unmöglich. So müssen auch Tier und Mensch sterben, wenn ihr Wärmezentrum, das Herz, versagt. „Calor nativus author [auctor] omnium ... [8]“.

Lassen wir zunächst die Frage dahingestellt, wie man sich vor und nach HARVEY die Wärmeproduktion des Herzens erklärte. Beachten wir nur das Bestreben, eine einzige zentrale Lebenskraft aufzufinden, die alle übrigen vitalen Funktionen hervorruft und reguliert. Solch Unterfangen erscheint heute weniger absurd als noch vor wenigen Jahrzehnten. Zwar wurde *das Energieprinzip* vor über hundert Jahren formuliert, aber die Frage, wo und wie diese Energie, die allen Naturprozessen zugrunde liegt, im menschlichen Organismus freigesetzt und verwertet wird, ist erst seit MEYERHOF experimenteller Forschung zugänglich geworden. Heute ergeben sich daraus praktisch wichtige Perspektiven für die Heilkunde.

Es wurde am Beispiel der Kreislaufidee gezeigt, daß uns vertraute Teilaspekte nicht selten die Interpretation alter Medizin eher stören als fördern. Hier in der Lehre von der eingeborenen Wärme erleben wir, sozusagen, das Umgekehrte. Denn diese während zweieinhalb Jahrtausenden unangefochten lebendig gebliebene wissenschaftliche Lehrmeinung ist ein gutes Beispiel dafür, daß Kenntnisse einer späteren Zeit mitunter dem Verständnis alter Medizin überraschenderweise einen neuen Zugang öffnen. Und in diesem Falle besteht eben nicht die erwähnte Gefahr, daß das Wissen unserer Zeit die historische Exegese trüben könnte, denn *der Inhalt* der alten Theorien ist uns, anders als im Beispiel der Kreislauflehre, gänzlich fremd geworden.

Seit dem siebzehnten Jahrhundert, bald nach Erscheinen von De motu cordis, bis zu ROBERT MAYER, ja bis zur letzten Jahrhundertwende, haben Auseinandersetzungen zwischen Mechanisten und Vitalisten in der Biologie rechtes Verständnis für den Sinn der alten energetischen Betrachtungsweise erschwert, wie sich aus dem Fortgang dieser Studie ergeben wird. Heute ist jener frühe und auf den ersten Blick verwegen erscheinende Versuch, gesundes und krankes Leben auf ein einziges Prinzip und einen einzigen Prozeß kausal zurückzuführen, irgendwie begreiflicher geworden, wenn auch aus vollständig veränderter Sicht.

Biologie und Medizin hatten schon einmal, in früher Zeit, eine ROBERT MAYERS Energieprinzip verwandt erscheinende Vorstellung erreicht, als Aristoteles versuchte, die atomistische Biologie zu überwinden. Alle qualitativen Veränderungen, beispielsweise Entstehung des Blutes aus resorbierter Nahrung, sollten nach der Meinung Demokrits ausschließlich auf Veränderung der Lage (thesis) und der gegenseitigen Anordnung (taxis) unveränderlicher und unsichtbarer Elementarteilchen beruhen. Aristoteles überwand diese Lehre, die das zentrale biologische

Problem mit unsichtbaren, mithin unbeweisbaren Prozessen, und das heißt mit wirklichkeitsfremden Hypothesen erklären wollte. In dieser Hinsicht ist HARVEY dem großen antiken Biologen aus Überzeugung gefolgt. Aristoteles war strikt darauf bedacht, in der Naturforschung nur von Sinneswahrnehmungen auszugehen. Darum postuliert er, daß sich lediglich eine *qualitative* Veränderung feststellen lasse, wenn sich — bleiben wir bei unserem Beispiel — aus dem Magen resorbierter Chymus in Blut verwandelt. Ein bestimmtes Quantum Stoff, zunächst in der Form des Chymus vorliegend, nimmt andere Form und Beschaffenheit an, eidos kai morphē. Die Stoff*menge* bleibt konstant, sie präsentiert sich dem Naturwissenschaftler jedoch in wechselnder Gestalt. In dem Begriff der protē hylē, der prima materia, faßt Aristoteles diese seine Theorie von der Erhaltung der Materie zusammen.

Alle qualitativen Veränderungen stellen einen Wärme verbrauchenden Prozeß dar. Calor innatus ist das instrumentum instrumentorum, wie der Hammer, den der Schmied bei allen seinen Arbeiten zur Hand nehmen muß. Die Wärme des Organismus ist das Werkzeug, mit dem alle vitalen Funktionen letztlich hergestellt und unterhalten werden. Diesen Hammervergleich entnimmt HARVEY aus Aristoteles' De generatione animalium [9].

Herstellung und Aufrechterhaltung von differenzierten Eigenschaften, Formen und Funktionen setzen also ständige Wärmezufuhr in jeweils zweckentsprechender Menge voraus. Blut, um bei unserem Beispiel zu bleiben, zerfällt, unterliegt der Fäulnis, sofern stetige Zuleitung tierischer Wärme unterbunden wird. Auch dies ist eine von HARVEY niemals bezweifelte wissenschaftliche Lehrmeinung, die in seiner Kreislaufphysiologie eine zentrale Rolle spielt, wie wir noch sehen werden.

In der zu HARVEYS Lebenszeit erschienenen physiologischen Literatur finden sich häufig voneinander abweichende Ansichten. Die Entdeckerfreude dieser Epoche erstreckte sich gleichermaßen auf neue Erdteile wie auf altes unausgeschöpftes Wissen der Antike, und mit demselben Eifer bemühten sich Ärzte darum, die längst vergessene uralte Methodik der überlieferten wissenschaftlichen Medizin zurückzugewinnen, um endlich nach über tausend Jahren wieder an das Forschungsprogramm der griechischen Physiologen mit frischer Kraft anknüpfen zu können.

Dabei gab es manche Zweifel in der Interpretation, ja es waren verschiedenartige und sich bisweilen widersprechende Ansichten gar nicht zu vermeiden. Selten geschah das aus Lust zur Originalität um jeden Preis, wie zum Teil ganz gewiß bei Paracelsus. Die große Mehrzahl ernst zu nehmender Gelehrter wollte nicht laute Revolution. Sie bemühten sich, den Kern der altgriechischen Physiologie, ihr wissenschaftliches Grundgerüst und vor allem ihre Methodik herauszuarbeiten und von Widersprüchen zu befreien. Die somit notwendig gewordene, mehr oder weniger sorgfältige empirische Überprüfung der Naturobjekte führte natürlicherweise zu mancherlei Korrekturen und Ergänzungen. Ungleich größere Schwierigkeiten ergaben sich jedoch aus fundamentalen Gegensätzen zwischen überkommenen Theorien, in Medizin und Biologie vor allem aus Unterschieden in der Physiologie des Aristoteles und des Galen.

Aber im Mittelpunkt der Biologie stand felsenfest, blieb ehernes Requisit seit der hippokratischen Zeit bis zu HARVEYs Tagen und weit darüber hinaus die Lehre von der eingeborenen Wärme.

Hauptmerkmal von Tier und Mensch ist ihre Spontanbeweglichkeit, und das heißt ihre Unabhängigkeit von den kosmischen Rhythmen. Das bedeutet: Unabhängigkeit von der alle Bewegung erzeugenden Sonnenwärme, die das ganze übrige und ihr nachgeordnete Naturgeschehen, einschließlich der Pflanzenwelt, in starrer Gesetzlichkeit beherrscht. An mehreren Stellen treffen wir in De motu cordis auf diesen Grundsatz der Biologie. Wärme erzeugt in Tier und Mensch alle Bewegung, und Bewegung bedeutet Leben. Wenn sich beispielsweise das aus dem Organismus herausgeschnittene, abgekühlte und ruhende Herz nach künstlicher Erwärmung wieder bewegt, so sagt HARVEY: da wird es lebendig! Auch in seinen, bereits in De motu cordis verwerteten, embryologischen Beobachtungen ist Eigenbeweglichkeit das Kriterium der Vitalität. Von Anfang an ist diese Theorie verbunden mit der Vorstellung, daß die Ontogenese wie auch die Abfolge agonaler Prozesse thermisch gesteuert werden. Während der Keimentwicklung setzt, von der eingeborenen Wärme ausgelöst und reguliert, in bestimmten Organen nacheinander das Leben mit Bewegungsphänomenen ein. Agonal sterben diese Organe in umgekehrter Reihenfolge; d.h., was sich zuerst bewegte — hinsichtlich des Herzens zutreffend beobachtet, der rechte Vorhof — stellt zuletzt seine Motorik, sein Leben, ein. Es waren solche Beobachtungen aus HARVEYs frühen tierexperimentellen Arbeiten, die ihn von der Bedeutung und von der Richtigkeit der aristotelischen Lehre der archai, der principia, überzeugten (S. 54 ff.).

Spontanbeweglichkeit ist an Wärmeproduktion gebunden. Die Gestirne, in erster Linie die Sonne, rufen alle Naturprozesse durch Wärmerhythmen, Tag-Nacht-Wechsel und Jahreszeit hervor. Die Sonne ist Generator, to gennētikon der Welt, lehrt Aristoteles. Seit der klassischen Antike beherrschte diese uralte Thermodynamik Physik und Biologie. Die vorsokratischen Naturforscher hatten bereits Vorstellungen davon, wie sich Wärme in Bewegung verwandelt. Sie lassen sich, trotz torsohafter Überlieferung, zum Teil noch mehr oder weniger gut rekonstruieren.

Die Sonnenwärme ruft Auflockerung, Ausdehnung, Volumenvergrößerung, somit Bewegung auf der Erdoberfläche hervor. Das Sonnenfeuer bedarf andererseits ständiger Ernährung, trophē, d. h. also eines Brennstoffes. Ähnlich wie in einer Öllampe die leuchtende Flamme stetig Brennmaterial aus dem Ölreservoir an sich zieht (beliebtester Vergleich der alten Autoren), so übt die Sonne auf die obersten und von ihr aufgelockerten Erdschichten anziehende Wirkung aus. Gröbere und schwerere Partikel dieser „Aufdunstung“ erreichen nur geringe Höhen, sinken über Nacht wieder auf die Erde herab. Nur die leichtesten und feinsten Anteile erreichen die Sonnenregion und dienen ihrem, alles Naturgeschehen unterhaltenden Feuer als Nahrung.

Aber frühzeitig ist auch schon eine dynamothermische Theorie entwickelt worden. Nach der bruchstückhaften Überlieferung könnte Heraklit als erster diesen Gedanken entwickelt haben. Hier in unserem Zusammenhang kann es sich nur um einige grundsätzliche und für das Verständnis von De motu cordis unentbehrliche Punkte handeln [10].

Für Harveys Kreislaufphysiologie gewann *die aristotelische Reibungstheorie der Sonnenwärme* Bedeutung [11]. Sie erfüllt Platons Postulat, wonach die sublunare irdische Welt von der Himmelsregion streng geschieden ist und dennoch Wirkungen aus der Gestirnsphäre auf die unter ihr gelegene Welt erfolgen. Brennstoff aus der Erdoberfläche gibt es für die Sonne nun nicht mehr. Stattdessen ruft die immer gleiche Kreisbewegung der steinharten Sonnensphäre auf der unter ihr liegenden höchsten atmosphärischen Schicht der sublunaren Welt durch Reibung jene Wärme hervor, die alles Geschehen auf der Erde unterhält. Dieser dynamothermische Prozeß wird dem vorhin geschilderten thermodynamischen vorgeschaltet; im übrigen bleibt alles, im grundsätzlichen, beim alten. Hier bei Aristoteles wird folglich Bewegung in Wärme und gleichzeitig Wärme in Bewegung verwandelt.

Wärme ist in alter Zeit ein Stoff [12], was hier bei Aristoteles wie in der Kreislauflehre von Harvey stets bedacht sein will, — glatte und runde Atome, so meinte einst Demokrit; spitze Partikel, behauptete Platon im Timaios. Aristoteles fand mit seiner Annahme, daß bei jener Reibung in der obersten Schicht der Atmosphäre Luft in feinste Bestandteile, mittels „Diakrisis" (ein aus der Atomlehre stammender Begriff), aufgelöst und dabei schließlich entzündet wird, eine theoretisch-wissenschaftliche Lösung des Problems, die seine eigene Schule wie viele Naturforscher späterer Zeiten überzeugt hat [11].

Alle diese thermodynamischen Vorstellungen haben ursprünglich einmal, ohne Zweifel, Erfahrungen aus Werkstatt und Küche auf Kosmologie und Biologie übertragen. Sobald aber solche Alltagsbeobachtungen, wonach sich unter Wärmeeinwirkung das Volumen vieler Stoffe vergrößert, deren Konsistenz aufgeweicht und gelockert wird und brennendes Feuer Nahrung an sich zieht, auf die Meteorologie bezogen und *wissenschaftlich-theoretisch abstrahiert* werden, so reduziert sich der gesamte Naturprozeß auf Bewegung von unveränderlichen Stoffteilchen! Man begreift die Evidenz der Atomtheorie für die alte Welt. Wenn alles Naturgeschehen in Wirklichkeit nur auf Ortsbewegung von Stoffen beruhen soll, so ist die Annahme unveränderlicher kleiner Partikel, die sich unter Wärmeeinfluß umgruppieren, nur folgerichtig. ARISTOTELES, der Überwinder DEMOKRITS, bewunderte denn auch die wissenschaftliche Konsequenz dieser thermodynamischen Theorie und behielt sie im wesentlichen für den Bereich des „Generators" allen Werdens und Vergehens, für die Sonne und die von ihr unterhaltenen meteoren Prozesse bei.

Ein großer Teil der Naturzyklen verläuft nun aber im Vergleich mit dem Sonnenrhythmus mehr oder weniger verzögert, — oder auch beschleunigt. Diese Variationen werden von ARISTOTELES mit wechselnder Zusammensetzung der jeweils beteiligten Materie, der Naturstoffe, erklärt.

Nur frei und spontan sich bewegende Lebewesen machen eine prinzipielle Ausnahme. Deshalb müssen, um in so erstaunlichem Maße von den kosmischen Rhythmen unabhängig zu sein, *Tier und Mensch über eine eigene „Energiequelle" oder über einen „Energieumwandler" verfügen,* eine thermodynamische Maschinerie, die ihrerseits sinnvoll in die umfassende meteore Rhythmik eingeordnet ist. Das „instrumentum instrumentorum" aller Naturprozesse ist die Sonne, das instrumentum instrumentorum des tierischen und des menschlichen Organismus ist calor innatus. Ursache sämtlicher Naturprozesse ist die eingeborene Wärme, die durch die Arterien alle Teile des Organismus erreicht, „... efficiens omnium calor nativus pro locorum varietate ..." [13, 14].

Das ist der ursprüngliche und tiefere Sinn der Mikrokosmosidee, die uns in der naturwissenschaftlichen Literatur Griechenlands bereits bei DEMOKRIT begegnet. Aus solchen Vorstellungen wird außerdem die Ansicht des ARISTOTELES verständlich, wonach *biologische Rhythmen* auf direkte Einwirkung, auf Durchschlagen kosmischer Rhythmen hinweisen. Es handelt sich um vitale Prozesse, die von der energetischen Autonomie des Organismus nicht beliebig variiert werden können, weil sie mit kosmischen Vorgängen in besonders enger Verbindung stehen, folglich zentrale Bedeutung für Physiologie und Pathologie von Tier und Mensch haben. Sie sind also bei ernsten Erkrankungen besonders stark für Störungen anfällig und haben deswegen je nachdem, ob stark verändert oder nicht, für die ärztliche Prognose entscheidendes Gewicht.

Das stimmt weitgehend überein mit der Prognostik in ältesten hippokratischen Schriften. Diese Ärzte haben tatsächlich am Krankenbett außerordentliche Anstrengungen auf das Studium pathologischer Rhythmen verwendet. In allererster Linie, und bezeichnenderweise, sind es Regelmäßigkeit und Unregelmäßigkeit der Thermoregulation, d. h. *die Fieber, die im Mittelpunkt der Diagnostik und Prognostik stehen.* Uns heutzutage äußerst gewagt erscheinende Vorhersagen werden aus solchen Feststellungen mit verblüffender Entschiedenheit abgeleitet. Man gewinnt den Eindruck, daß alle in einigermaßen geordnetem Rhythmus ablaufenden Fieber, falls sie mit anderen — hier nicht zu erörternden — Symptomen in sinnvollem Zusammenhang stehen, als günstige Anzeichen des Kommenden gelten [15].

Tierisches Leben setzt also ein eigenes Temperaturzentrum voraus. Nun konnte man in alter Zeit, und das gilt auch für HARVEY, *Wärmeintensität und Wärmemenge nicht auseinanderhalten,* denn Wärme war ein Stoff [16, 13]. Am Ort der Produktion und der Speicherung der tierischen Wärme muß also hohe Temperatur herrschen, das Herz als heißestes Organ infolgedessen gut gegen umgebende Organe isoliert sein. Alle übrigen Teile des Körpers bedürfen, je nach Funktion, der Zuleitung jeweils angemessener Wärmemengen in ebenfalls gut gegen die umgebenden Organe und Gewebe isolierten Leitungen zweckentsprechenden Kalibers. HARVEY erwähnt, daß unter allen Organen nur Herz und Gefäßbaum die Voraussetzungen erfüllen, die man an eine solche zentrale Heizung des Organismus zu stellen hat [17]. Es ist Wissen aus ältester Zeit, und *man begreift, warum von jeher das Herz als Wärmezentrum des Organismus angesehen wurde.*

In der Antike sind nacheinander und nebeneinander bekanntlich verschiedene Ärzteschulen mit z. T. erheblich voneinander abweichender Physiologie und Pathologie entstanden. Doch die Hauptrichtung der wissenschaftlichen Tradition nahm kurz nach der aristotelischen Epoche bis ins zweite Jahrhundert n. Chr. an, daß die Körperwärme in der linken Herzkammer produziert und durch die Arterien in die Körperperipherie verteilt wird. Die rechte Herzhälfte beliefert dagegen den Organismus über das Venensystem mit Blut. Erst an den allerletzten und feinsten Aufzweigungen der Arterien und der Venen treten normalerweise Wärme und Blut miteinander in Berührung, und auf dieser „Reaktion" beruhen letztlich alle vitalen Vorgänge (Abb. 2).

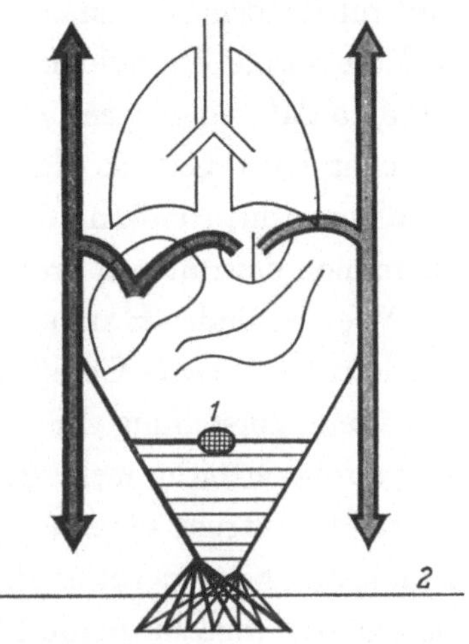

Abb. 2. Das Prinzip der Lehre von der Blut- und Pneumaverteilung im Organismus, grob schematisch angedeutet. Blut und Pneuma (+ calor) erreichen die Peripherie auf getrennten Wegen durch Venen und Arterien. Sie „reagieren" miteinander beim Zusammentreffen der feinsten Gefäßzweigenden in den Geweben. Entzündung entsteht *1.* durch — pathologisches — Eindringen von Blut und Pneuma in normalerweise nicht durchströmte Anastomosen; *2.* traumatisch, wobei gleichsam eine zu breite Reaktionsfläche zwischen Blut und Pneuma + calor zustandekommt (vgl. Text)

Hier wird mechanisch eine Frage beantwortet, die dem heutigen Arzt in ihrer fundamentalen Bedeutung für alle Lebensfunktionen vertraut erscheint. Wir erwähnten es bereits. Die alten Biologen meinten, das Rätsel des Lebens auf diese umfassende Reaktion zwischen Wärme und Blut zurückführen zu können. So wie die Sonne durch eine bestimmte Distanz von der Erde und durch ihren Tages- und Jahreszeiten-Zyklus optimale Energiezufuhr gewährleistet, die Erde auf diese Weise gleichermaßen vor Kältetod und Verbrennung schützt und dank der Schiefe der Ekliptik im weit gespannten Rhythmus der Jahreszeiten Werden und Vergehen ermöglicht, so wird im Organismus durch Anzahl und Kaliber der wärme- und blutführenden Gefäße jedem Organ die ihm zuträgliche Energiemenge zugeführt, also *das Problem der Dosierung auf mechanischem Wege gelöst,* sowie mittels stetiger Zunahme der Wärmeproduktion und der Gefäßweite Phylogenese und Ontogenese erklärt [18]. All das ist, im grundsätzlichen, nicht unähnlich jenen Vorstellungen der Gegenwart konzipiert, wonach als universeller Energiespender der höheren Lebewesen die Knallgasreaktion dient, die *fermentativ* auf biologisch zuträgliches Niveau gedrosselt wird.

Diese alte mechanische Theorie der Regulation vitaler Energie wäre mit der Kreislaufidee unvereinbar gewesen. Aber sie war auch zu HARVEYs Zeit längst außer Geltung.

Haupteinwand RIOLANS, des schon erwähnten Pariser Anatomen, gegenüber De motu cordis war, daß HARVEY die — Wärme und Baustoffe transportierenden und zuteilenden — Humores durcheinanderbringe [19]. HARVEY hielt dem entgegen, daß die antike Physiologie die Lehre von der Blutzirkulation bereits vorbereitet habe, so daß seine eigene Entdeckung im Grunde nur eine letzte Konsequenz aus Erkenntnissen GALENS darstelle. Die Kreislaufphysiologie vernichtet die alte Medizin nicht, sondern fördert sie eher, „... sanguinis circuitus veterem medicinam non destruit, sed promovet magis“ [20].

Wie begründet HARVEY diese Behauptung? GALEN hatte experimentell nachgewiesen, daß *beide* Gefäßbäume, Arterien wie Venen, Blut führen. Damit war die ältere Vorstellung der separaten Zuleitung von Wärme und Blut in die Körperperipherie nicht mehr zu vereinbaren. Es ist nun nach HARVEY schwer zu begreifen, warum GALEN nicht auf den so naheliegenden Gedanken kam, den Blutauswurf des Herzens pro Stunde oder Tag zu schätzen. Sofort hätte er erkennen müssen, daß horrende Blutmengen resultieren und daß sich infolgedessen ein Kreislauf des Blutes zwingend ergibt.

Doch GALEN hat nicht gemeint, daß das Herz wie eine Druckpumpe funktioniert. Er mißtraute allzu glatten mechanischen Vorstellungen in der Biologie und war hinsichtlich der Blutverteilung zu der Überzeugung gekommen, daß ein kompliziertes Verhältnis von Kräften zum Austausch des Inhaltes beider Gefäßbäume führt.

HARVEY scheint diese Vorstellungen GALENS nicht richtig verstanden zu haben, wenn er beispielsweise in De motu cordis argumentiert, daß nach GALEN alle Arterien Luft von der Körperoberfläche anziehen. HARVEY wendet ein, nur ganz oberflächlich in der Haut liegenden Gefäßen sollte das möglich sein. Für Arterien in der Tiefe der Organe und Gewebe sei das hingegen eine gezwungene und nicht überzeugende Hypothese. Aber so meint es GALEN nicht.

HARVEY hat aber nicht nur diese — scheinbare — Inkonsequenz im Sinn, wenn er seinen circuitus sanguinis gegenüber RIOLAN verteidigt. *Der enorme und ununterbrochene Wärme(Energie)-Bedarf aller Gewebe kann nur durch das in hohem Tempo kreisende Blut erfüllt werden.* Niemals unterbrochene Wärmezuleitung ist nötig, um alle Teile eines Tieres lebendig zu erhalten, heißt es ein paar Zeilen später in der Exercitatio an RIOLAN. Der Blutkreislauf dient der Energieversorgung des Organismus!

Um das alles zu verstehen, muß man sich zunächst etwas gründlicher mit GALEN beschäftigen.

3.

Funktion des Herzens und der Gefäße nach Galen [1]

Abb. 3 a und b illustrieren GALENs Vorstellungen von der Funktion der Ventrikel. In der Diastole zieht Kontraktion gerade verlaufender Herzfasern die Herzspitze an die Basis heran, wobei sich die Kammern erweitern und kugelförmige Gestalt annehmen. Infolge dieser Erweiterung, also ex vacuo, wird Blut aus der Vena cava in die rechte, und gleichzeitig Luft durch die Lungenvenen in die linke Herzkammer gesaugt [2]. Außerdem zieht die kräftiger als die rechte gebaute linke Kammer durch Poren des Septums Blut aus dem rechten Ventrikel an. In der Systole hingegen erschlaffen diese geraden Fasern. Stattdessen schnüren querverlaufende Fibern das Herz kräftig zusammen, so daß es sich streckt. Der Klappenapparat hemmt Rückstrom des Blutes in die Vena cava und in die Lungenvene. Aorta und Vena pulmonalis hingegen öffnen sich und geben dem Blut den Weg frei in die Körperperipherie und in die Lungen.

Auch GALEN mißtraut in der Biologie, wie vor ihm ARISTOTELES und später HARVEY, rein mechanischen Erklärungen, obgleich er eindeutige mechanische Faktoren stets mit in Rechnung stellt [3]. Nach seiner Überzeugung werden sie aber eben, für sich allein genommen, den so komplizierten und in weiten Grenzen variablen physiologischen Vorgängen nicht gerecht. Der Klappenapparat des Herzens beispielsweise schließt, meint er, nicht absolut dicht [4]; das Blut wird vielmehr in den kurzen Pausen zwischen Diastole und Systole durch Kontraktion schräg in der Herzwand verlaufender Fasern im Ventrikel festgehalten [5].

Aufgabe des Herzens ist also in der Diastole Attraktion [2] von Blut und Luft, in der Systole andererseits Öffnung der Aorta und der Arteria pulmonalis,

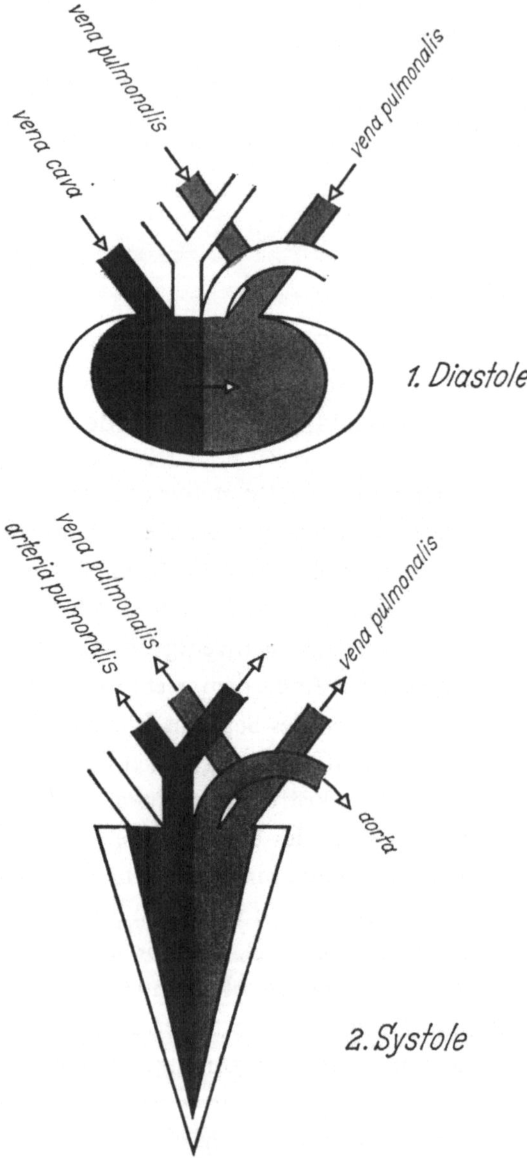

Abb. 3. Diastole und Systole der Ventrikel („des Herzens") nach GALEN (vgl. Text, ferner Abb. 10, S. 77)

— Ausströmenlassen, nicht dagegen kräftiger und bis in die Peripherie wirkender Ausstoß des Blutes! Daraus folgt, daß das Blut im Körper in relativer Ruhe verharren muß. HARVEY täuscht sich, wenn er in der Besprechung der Kreislaufphysiologie GALENS davon ausgeht, daß das Herz auch für GALEN hauptsächlicher Motor der Blutbewegung sei. Die normale Verteilung des Blutes, aber auch seine je nach Lage und Funktion der verschiedenen Organe wechselnde Beschaffenheit werden durch ein kompliziertes System von Kräften herbeigeführt, die regen Stoffaustausch zwischen Arterien, Venen, Hohlorganen und — an der Körperoberfläche — Außenluft bewerkstelligen.

GALEN war ein glänzender Experimentator, wie HARVEY. Aber er lebte in einer anderen Zeit. ARISTOTELES, von dem er, wie später HARVEY, viele Anregungen übernahm, waren jene älteren atomistischen Vorstellungen, die wir im Zusammenhang mit der Lehre von der tierischen Wärme skizziert haben, für die Erklärung der Sonnenwirkung so evident erschienen, daß er sie für diesen meteoren Bereich als wissenschaftliche Theorie, wenn auch in wesentlich veränderter Form, aufrechterhielt. Im übrigen jedoch, insbesondere in der Physiologie, hat er die Frage nach der Kausalanalyse nie mit ganzer Konsequenz verfolgt; solch Streben war in seinen Augen unfruchtbar. Er entwickelte stattdessen eine gänzlich neue Methode, die das Besondere, Spezielle, Typische komplexer Naturprozesse erkennen und auf „Ursachen" anderer Art zurückführen sollte. Auf naturgetreue Erfassung charakteristischer *Merkmale* und typischer *Verläufe* kam es ihm an. Enge Verwandtschaft mit der diagnostischen Methode der hippokratischen Schule ist vermutet worden; aus ihr könnte ARISTOTELES entscheidende Anregungen gewonnen haben (s. S. 84).

Später hat man dann vor allem in der Stoa versucht, von diesem rein beobachtenden Verfahren, das vorwiegend Verhalten und Reaktionsweise ins Auge faßt, wieder stärker zu den zugrunde liegenden Ursachen, zu den bewegenden Kräften vorzudringen. In diesem Zusammenhang tauchen bekanntlich unter anderem erstmals Begriffe wie der des Tonus, als Spannkraft, und der Hexis, als Kohäsionskraft, auf.

GALEN hat in seiner Physiologie vieles aus der überreichen und zu seiner Zeit noch so lebensfrischen antiken Tradition übernommen. Mit Entschiedenheit behauptet er, es sei unmöglich, sämtliche vitalen Phänomene auf das Wirken *einer einzigen Bewegung* zurückzuführen [6]! Die Organe, wie auch der Organismus als Ganzes, stellen komplizierte dynamische Gleichgewichte dar. Es sind — in bestimmten Grenzen — bewegliche und anpassungsfähig einregulierte Systeme, dirigiert von verschiedenartigen Kräften. Damit wandte er sich gegen die Mechanisten in der Physiologie der Antike. Für die Art und Weise, in der HARVEY die traditionelle Medizin, zu seiner Zeit also vor allem die Physiologie GALENs, kritisch beurteilte, ist das ein entscheidender Punkt.

Man muß noch ein Stück weiter in die dynamische Physiologie GALENs vordringen, wenn man Ausgangspunkt und Sinn der in De motu cordis mitgeteilten Experimente und Überlegungen verstehen will. GALEN beruft sich auf HIPPOKRATES — mit der gleichen fragwürdigen Berechtigung, mit der ihn HARVEY als Kronzeugen für seine ganz andere Auffassung heranzieht (S. 78) —, wenn er als ein Grundgesetz der Physiologie postuliert, daß das jeweils „stärkere", d. h. funktionsfähigere und funktionsbegierigere Organ anziehende Kraft auf das jeweils „schwächere" ausübe[7]. GALEN erwähnt in diesem Zusammenhang Hohlorgane, so Herz, Arterien und Venen, Magen und Darmkanal, aber auch z. B. die Leber.

Wenn beispielsweise der Magen nach reichlichem Essen eine Menge Nahrungsstoff enthält und er sozusagen für diesmal seine Funktion im Organismus erfüllt hat und eine Weile ausruht, so wird auf ihn von der seit der letzten Mahlzeit untätig auf Beschäftigung wartenden Leber, dem blutbildenden Organ, ein kräftiger Zug ausgeübt. Umgekehrt kann, sobald die Leber mit Chymus des Magens reichlich gefüllt worden ist, sie ihr Blut gebildet und sich dabei ausgedehnt hat, wiederum vom leeren und inzwischen gleichsam wieder arbeitslos gewordenen Magen eine attractio auf die Leber erfolgen. Die Ebbe- und Fluttheorie der Stoffbewegung im Portalsystem findet in diesen zentralen Theorien der Physiologie GALENs ihre Grundlage.

All das klingt wie blühende Phantasie, und doch ist es der Versuch eines erfolgreichen Experimentators, alte mechanistische Theorien mit einer wirklichkeitsnäheren allgemeinen Physiologie und Pathologie zu überwinden.

Das geschilderte dynamische Prinzip gilt nun für Transportvorgänge im Organismus überall und immer. Das jeweils stärkere, d. h. nach Ausübung seiner Funktion strebende Organ zieht kräftiger als der jeweils schwächere Körperteil bewegliche Stoffe an.

Andererseits verfügt das jeweils „stärkere" Organ aber auch über eine Kraft, die in das jeweils „schwächere" überflüssige Stoffe deponiert. In der galenischen Pathologie spielt dieses Prinzip eine führende Rolle, denn ein krankhaft geschwächtes Organ ist solch deponierender Kraft sämtlicher übrigen, d. h. gesunden Körperteile schutzlos ausgeliefert. So strömen denn rheumata, fluxiones, von überall her aus dem Organismus mit Macht auf diesen Schuttabladeplatz zu.

Aus dem gleichen Grunde schießt Blut aus dem gesamten Körper in Mengen aus offenen Wunden. In das komplexe Zusammenspiel anziehender und deponierender Kräfte ist plötzlich eine Lücke gerissen worden, und alle Gewebe — im Vergleich mit dieser umschriebenen Zerstörung der Körperhülle allesamt von relativ stark deponierender Kraft — entleeren nunmehr überschüssige Stoffe über die Blutwege nach außen. Der Überwindung dieser Theorie widmet HARVEY einen großen Teil von De motu cordis. Nicht attractio, sondern impetus treibt nach ihm das Blut durch den Organismus.

Die Arterien beziehen ihre Fähigkeit zu rhythmischer Kontraktion und Dilatation nach GALEN aus dem Herzen [8]. Diese facultas pulsificans fließt ihnen durch die Gefäßwand zu, und beide Aktionen, Erweiterung wie Verengerung, erfolgen im gesamten arteriellen Gefäßbaum auf einen Schlag, und gleichzeitig mit der Diastole bzw. Systole des Herzens. HARVEY wendet ein, wenn das stimmen sollte, so dürfte sich Blut überhaupt nicht in nennenswerter Menge von der Stelle bewegen und aus dem Herzen in die Lungen und in die Peripherie hinausströmen. Doch darauf eben kam es GALEN an! Das Vorrücken peripherwärts erfolgt vorwiegend gemäß a. Blutverbrauch und b. spezifischer attractio der Gewebe [9].

GALENs Vorstellung von der Funktionsweise der Herzklappen veranschaulicht, daß Blutbewegung auf Kontakt-Nahwirkung beruht, das Herz also nicht wie eine Druckpumpe wirkt. Die Klappen der zum Herzen führenden Gefäße, Tricuspidalis und Mitralis, sind stärker als die der wegführenden am Austritt der arteria pulmonalis und der Aorta. Sobald sich das Herz — wie geschildert: aktiv — dilatiert, werden nun diese hymenes, membranae = die drei bzw. zwei Zipfel der Segelklappen, passiv von ihren kräftigen Sehnen ventrikelwandwärts gezogen, so daß das Blut in der Vena cava und die Luft in den Pulmonalvenen der diastolischen Anziehung der Ventrikel folgen können (Abb. 4). Ex vacuo werden weitere Portionen aus beiden Gefäßen automatisch nachgezogen, da die Gewalt der Ventrikel-Diastole die aller anderen Zugkräfte in Herznähe übertrifft. GALEN schließt eine allgemeine Bemerkung an: alles in allem habe man bei Ortsbewegung stets an drei Modi zu denken, nämlich 1. anziehende Kraft, 2. abstoßende Kraft und 3. fortführende-geleitende Kraft (wie z. B. ein Rohr die Fortleitung flüssiger Materie in bestimmter Richtung freigibt). Hier bei der Blutbewegung ins Herz sehe man nun alle drei Modi gemeinschaftlich am Werk. Denn der Ventrikel zieht an, die Herzohren stoßen ab (S. 77) und die Blutgefäße leiten das Blut in die Kammer. Doch werden diese ganzen Bewegungen letzten Endes einzig und allein *von der starken anziehenden Kraft der aktiven Diastole des Ventrikels* hervorgerufen. „... Anfang und Ursache der Bewegung aller dieser Arten ist einzig die aktive Diastole des Herzens (selber) ..." [10].

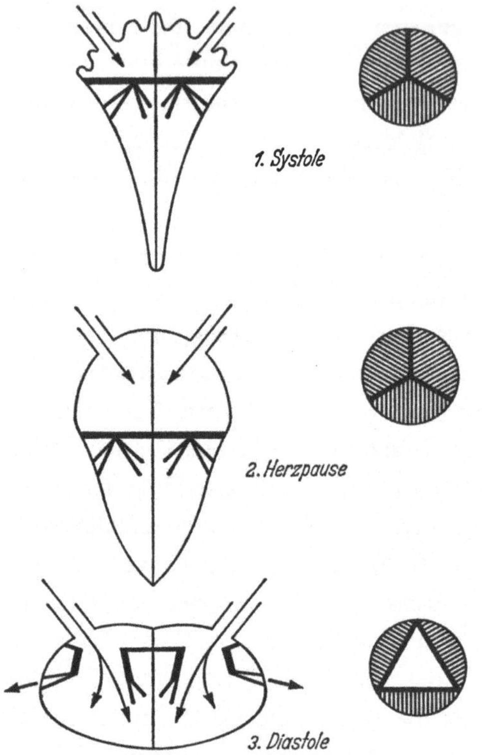

1. Systole

2. Herzpause

3. Diastole

Abb. 4. Funktionsweise der Trikuspidalis und der Mitralis nach Galen (vgl. Text)

Im übrigen gilt: Wenn Arterien und Venen nicht mehr, wie ehedem in der alexandrinischen Physiologie, verschiedene Stoffe transportieren und nicht erst in der äußersten Peripherie beider Gefäßbäume Blut und calor zu einer Energie liefernden Reaktion zusammentreten lassen, d. h. aber, wenn sie nicht mehr *durch ihre Zahl und ihr Kaliber* den vorhin geschilderten vitalen Grundprozeß exakt zu steuern vermögen, so muß konsequenterweise ein anderer Regulationsmechanismus diese entscheidende Aufgabe übernehmen, d. h. Belieferung mit Blut und vitaler Wärme überallhin in jeweils physiologischer Menge, wohldosiert, garantieren.

Unter dem Einfluß anziehender Kräfte wird die Qualität des Blutes in einer dem jeweiligen Organ angemessenen Weise variiert. Nahe der Hautoberfläche gelegene Arterien ziehen äußere Luft an, in der Nähe großer Venen verlaufende Arterien hingegen feinste und reinste Anteile des venösen Blutes. Nur die großen Arterienstämme in unmittelbarer Nähe des Herzens beziehen ihr Blut direkt aus dem linken Ventrikel [11].

Wenn diese anziehende Kraft der Arterien auf benachbarte Venen, und der Gewebe auf die zuführenden Gefäße einsetzt, so wird eine bestimmte Reihenfolge in der Entnahme von Blutbestandteilen via — nach Galen — zahlreiche

Anastomosen eingehalten [12]. GALEN illustriert den Vorgang an einem physikalischen Experiment. Wenn man auf ein mit Wasser und Sand gefülltes Gefäß saugende Kraft ausübe, so würden die feinsten und leichtesten Bestandteile zuerst austreten. In ähnlicher Weise werden aus dem Blut durch anziehende Kräfte, durch attractio, zuerst die allerfeinsten luftartigen Stoffe, sodann ein feuchter Dunst, schließlich dünnes und zu allerletzt dickes gröberes Blut angezogen. So sei es denn auch kein Wunder, sondern ganz natürlich, daß die Arterien des Magens zuerst, und bei kurzer Verweildauer der Speisen überhaupt, nur die feinsten Stoffe aus dem Magenlumen aufnehmen.

Man erkennt aus solchen Angaben die empirische Basis dieser dynamischen Theorie, und sieht, wie raffiniert eine Vielzahl qualitativer Unterschiede allein aus anziehender Kraft, aus attractio abgeleitet wird. Thorax- und Halsregion erhalten das frisch von der nahen Leber gelieferte und das im Herzen perfekt gemachte arterielle Blut. Sie ziehen infolgedessen, da sie bei attractio aus den großen Gefäßstämmen als erste an die Reihe kommen, die allerfeinsten Nahrungsstoffe des Blutes an, aus denen eben deswegen das feine weiche Zentralnervensystem gebildet und versorgt wird. Bis das Blut in die anderen Partien gelangt, ist dann längst alles Feinere abgesaugt worden. Die Gefäße liefern nunmehr vorwiegend gröberes Blut. Aber das ist gerade recht als Baumaterial für festere Gewebe, für Muskulatur, Membranen, Knorpel und Knochen.

Durch diese Dynamik wird auch die Wärme des Organismus, entsprechend der Menge und der bereits zurückgelegten Wegstrecke des zugeführten Blutes, zweckentsprechend verteilt. Die geschilderten Austauschvorgänge machen separate Zuleitung eines rein „arteriellen“ und eines rein „venösen“ Blutes in die Peripherie unnötig und unmöglich. Das Blut darf auch nicht mit Gewalt durch die Gefäße schießen, das Herz kann also nicht als Pumpe wirken.

Eindrucksvoll veranschaulicht die Pathologie des Wärmehaushaltes diesen grundsätzlichen Wandel in der Physiologie, den GALEN herbeigeführt hat. Ehemals war eine Entzündung, eine Phlegmone, auf arterio-venösen Kurzschluß zurückgeführt worden, — traumatisch oder, falls spontan auftretend, durch arteriovenöse Anastomosen bedingt, die eine folgerichtig überlegende Pathologie zu eben diesem Zweck erfand (Abb. 2). Zuviel Blut und zuviel Wärme stoßen dann aufeinander und rufen eine abnorm starke Verbrennungsreaktion hervor. Für GALEN kann es sich hingegen bei einer Entzündung nur um eine Störung der *Verteilung* des Blutes handeln, die irgendeine lokale Schädigung oder eine spontan aufgetretene Organschwäche hervorgerufen haben. Eine unphysiologisch große Blutmenge, und das bedeutet auch: ein zu großes Wärmequantum sammelt sich an. Die erwähnten Austauschvorgänge zwischen Arterien und Venen führen nun aber dazu, daß Blut beider (!) Gefäßbäume peripherwärts Wärme transportiert. Wärme jedoch zieht zu ihrer Nahrung Blut an; je heißer desto stärker. Ein circulus vitiosus entsteht, zuviel = zu heißes Blut zieht noch mehr Blut an. Die entzündliche Anschwellung kommt so zustande, und der Aderlaß-Übereifer bei allen lokalen Entzündungen wie bei Fiebern ist begreiflich.

Daß sich aus traumatisch oder im Tierversuch eröffneten Arterien Blut mit größerer Kraft als aus angeschnittenen Venen ergießt, geht aus der oben skizzierten Dynamik der Arterien von selbst hervor, üben sie doch aktiv anziehende, in diesem Falle also aktiv Blut aus dem Körper ansaugende Kraft aus.

Die Therapie bleibt die gleiche wie in alter Zeit, was auf den ersten Blick überrascht. Mit dem Aderlaß wurde ehedem das Reaktionsprodukt der tierischen Wärme, Blut, entfernt, gleichsam die Kraftstoffzufuhr gedrosselt. Der GALEN folgende Arzt hingegen bemüht sich, Brennstoff und Wärme *miteinander* herauszubefördern. Und da die Gewebe automatisch, dank ihrer in schwächere Körperpartien deponierenden Kraft, überflüssige, unresorbierbare, also schädliche Stoffe ins „schwache" Organ — und ganz besonders gründlich in Richtung Aderlaßwunde — abschieben, so wird außerdem mit diesem Eingriff eine vorzügliche Reinigung des Gesamtorganismus erzielt. Prophylaktische Aderlässe, beliebt im Zeitalter der galenischen Pathologie, drängen sich geradezu auf. Sie erhalten Jung wie Alt gesund und munter [13].

4.

Wärme und Bewegung in De motu cordis et sanguinis

Als HARVEY nachwies, daß das Blut mit großer Gewalt aus der linken Herzkammer in die Peripherie geworfen wird und von dort rasch zum Herzen zurückströmt, war diese alte galenische Physiologie der Blutverteilung unhaltbar geworden. Aber auch GALENs Vorstellungen von der Wärmeproduktion ließen sich mit der Kreislaufidee nicht vereinbaren. Die allgemeine Physiologie und Pathologie mußte von Grund auf erneuert werden. Widerstände waren kaum zu vermeiden [1].

Galen muß zu dem Schluß gekommen sein, daß in der linken Herzhälfte ein regelrechtes Feuer brennt. Fetthaltige Teile des Blutes bilden den Brennstoff [2], ähnlich wie Öl in der antiken Lampe. Blut der rechten Herzkammer tritt, infolge der anziehenden Kraft der Diastole, in den linken Ventrikel über, — nicht etwa unverändert, sondern die Poren im Septum haben konische Gestalt (auf der rechten Herzhälfte weit geöffnet und zur linken hin eng auslaufend), so daß nur kleine und feine Partikel nach links hinüber gelangen (Abb. 5) [3]. Die aus den Lungenvenen herbeiströmende Luft scheint, nach Galen, nicht zur Aufrechterhaltung des Feuers beizutragen; er meint, dies sei jedoch die Ansicht des Hippokrates gewesen. Stattdessen spielt bei ihm die über den Bronchialbaum und die Lungenvenen eintretende Luft eine Rolle bei der Produktion des Pneumas, der spiritus (s. später S. 91 ff.). Doch trägt Luft auch zur Kühlung des Herzens bei, ebenso wie die Luft der Lungen, die wie ein Kühlapparat das Herz umgeben. Einen Schutz gegen zu starke Hitze, die das Herz austrocknen und dadurch schädigen könnte, stellt überdies das an der Herzbasis liegende Fettpolster dar. Abnorme Mengen, also hohe Grade, von Hitze würden nämlich das Herz und den Anfangsabschnitt der großen, aus dem Herzen hervortretenden Gefäße verdorren und dadurch zum Bersten bringen, wenn es für diesen Fall nicht vorsorglich mit fettiger Feuchtigkeit „geschmiert“ wäre.

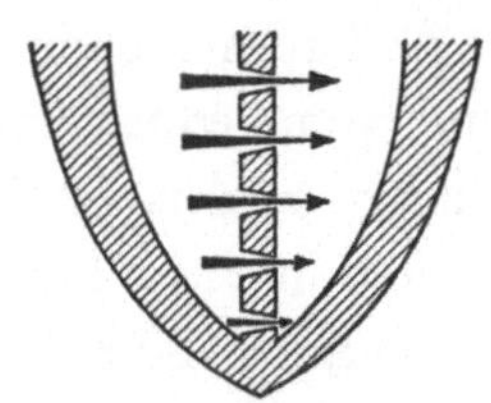

Abb. 5. Nach Galen haben die Poren des Septums konische Gestalt, mit der weiten Öffnung zur rechten, der engen Öffnung zur linken Kammer hin gerichtet. Nur „feinste“ Teile des aus der Leber kommenden Blutes können infolgedessen in den linken Ventrikel übertreten

Wie jedes andere mit offener Flamme brennende Feuer, so erzeugt auch das „brennende Herz“ schließlich einen rauchartigen Rückstand, der während der Ausatmung durch Lungenvenen und Bronchialbaum entfernt wird. Die Theorie der kardialen Wärmeproduktion als des allen anderen Funktionen zugrunde liegenden vitalen Prozesses beherrscht die physiologische Theorie in erstaunlichem Maße.

Es ergibt sich aus alledem, daß die Annahme Galens, Blut müsse vom rechten in den linken Ventrikel übertreten, nicht unbedingt nur eine Konsequenz aus Beobachtung und Experiment gewesen sein muß. Die Wärmeproduktion des

Herzens setzt eben laufenden Zufluß von Blut in den linken Ventrikel voraus, sofern man mit GALEN annimmt, daß ein regelrechtes Feuer brennt, das der Brennstoffzufuhr bedarf [2]. Zu diesem Zweck muß das Blut gefiltert und dosiert werden, damit zweckentsprechende Qualität und rechtes Maß des Brennmaterials gewährleistet sind und die eingeborene Wärme in physiologisch richtiger Menge produziert wird. Die Filterung ist auch erforderlich, damit intrakardial keine festeren Gewebsteile entstehen, wie sie das gröbere Blut in der Körperperipherie hervorbringt.

Außerdem muß in diesem Zusammenhang — Blutübertritt, unter Blutverfeinerung, vom rechten zum linken Ventrikel — an die Dreistufentheorie GALENS [4] erinnert werden. In einem ersten Stoffwechselprozeß wird Blut aus der Nahrung bereitet, in einem zweiten übergeordneten Verfahren entsteht sodann das feinere und leichtere Blut der linken Herzhälfte, aus dem innere Wärme und spiritus hervorgehen. Dieses perfektionierte Blut dient endlich auf der dritten und höchsten Stufe als Ausgangsmaterial für den spiritus animalis des Gehirns, das allerfeinste Produkt des Stoffwechsels, das die willkürliche Motorik und die Sensibilität unterhält. Auch aus diesem Grunde ist also eine nochmalige Veredlung, Verfeinerung des Blutes beim Durchtritt vom rechten zum linken Ventrikel vonnöten.

Schließlich ist zu bedenken, daß nach GALEN Arterien- und Venensystem im gesamten Organismus durch unzählige Stomata, Anastomosen, miteinander in Verbindung stehen. Nicht getrennte Zuleitung arteriellen und venösen Blutes in die Gewebe, sondern im Gegenteil: reger Stoffaustausch zwischen beiden Gefäßbäumen, und zwar in ihrer gesamten Länge, keineswegs nur an den Endverzweigungen, ist der Angelpunkt der GALEN'schen Gefäßphysiologie. Die Schlußfolgerung liegt nahe, daß dieser selektive „semipermeable“ Stoff-Wechsel um so intensiver an der breitesten Berührungsfläche der arteriellen und venösen Strombahn, durch das Septum hindurch, stattfinden sollte [5].

Auch ein quantitativ-morphologischer Faktor wird übrigens für den Blutdurchtritt durch die Herzscheidewand ins Feld geführt. Die vena cava führe dem rechten Herzen deutlich mehr Blut zu, als die arteria pulmonalis in die Lungen transportiere. Ferner sei das Kaliber der Aorta ein Hinweis, denn es wäre weiter als das der Lungenvenen [6].

Wenn also HARVEY in De motu cordis sagt, GALEN habe zwar richtig erfaßt, daß Arterien und Venen Blut enthalten, aber unbegreiflicherweise die Verbindung zwischen den beiden Gefäßbäumen durch das Septum hindurch gesucht, anstatt den — schon im Hinblick auf das große Kaliber der beteiligten Gefäße — so naheliegenden Weg über die Lungen zu wählen, so kann man jedenfalls aus dem oben erwähnten Grunde erwidern, daß eine solche Lösung mit der Wärmetheorie GALENs unvereinbar gewesen wäre. Das Feuer im linken Ventrikel hätte von der ungehemmt zuströmenden Blutfülle erstickt werden müssen, oder es wäre zu einer Explosion gekommen.

Vielleicht ist dies ein Fingerzeig, daß in der Physiologie GALENs der Wärmehaushalt stärkeres Gewicht hatte als Probleme der Blutverteilung. Auf alle Fälle hängen die erwähnten Theorien eng miteinander zusammen. Eine ist ohne die andere nicht zu denken.

So ist es kein Zufall, daß sich HARVEY vollständig von GALENs Vorstellungen von der Wärmeproduktion und der Wärmeverteilung abwendet. Wenn das Blut mit großer Gewalt und in dementsprechend großen Mengen pro Zeiteinheit zirkuliert, so kann es nicht den Brennstoff, die trophē, das pabulum, eines im Herzen brennenden Feuers liefern. Eine Steuerung dieses Prozesses wäre ausgeschlossen.

Im Herzen brennt bei HARVEY keine Flamme mehr, die eines Brennstoffes bedürfte und deren rauchartige Rückstände durch Lunge und Bronchialbaum in die Außenwelt abgeleitet werden müßten. *Wärme entsteht im tierischen Organismus durch Reibung, durch Bewegung*[7]. HARVEY greift damit auf die Seite 11 erwähnte Diakrisis-Theorie der aristotelischen Meteorologie zurück. Wohl deshalb, aber auch aus anderen Gründen, steht in De motu cordis an entscheidender Stelle der Hinweis auf die Klima- und Wetterkunde des ARISTOTELES (S. 115).

In De motu cordis stoßen wir aber auch bereits auf quantitative Beziehungen. Je stärker die Reibung, also Bewegung, des Blutes, um so höher die Temperatur[8]. In Kapitel 17 von De motu cordis wird, hierauf gestützt, eine Theorie der Phylogenese entwickelt, die sich eng an ähnliche Vorstellungen des ARISTOTELES anlehnt. Je fleischiger das Herz, je kräftiger infolgedessen die von ihm erzeugte Blutbewegung, um so hitziger wird das Blut. Das wärmere und dementsprechend lebhafter sich bewegende Tier ist das lebendigere, das heißt das vollkommenere. Ja, die Tatsache, daß erst von einem bestimmten Niveau der phylogenetischen Stufenleiter an in der Tierwelt dem — bis dahin einkammerigen — Herz ein zweiter Ventrikel, der rechte mitsamt den Lungen[9], hinzugefügt wird, weist nach HARVEY darauf hin, daß dieser Hilfsapparat einer zusätzlichen Steigerung der Bewegung und damit der Wärmeerzeugung, also der Vitalität dient.

Schon in den Notizen zu HARVEYs Londoner Vorlesungen, also aus der Zeit vor Abfassung von De motu cordis, spielt diese *thermodynamische Stufentheorie der Phylogenese* eine Rolle. Ohne eingeborene Wärme, ohne calor innatus, ist Leben unmöglich, und je stärker differenziert, je aktiver und lebendiger ein Organismus ist, um so größerer Wärmemengen bedarf, und d. h. um so heißer ist er [10]. Alle vitalen Funktionen hängen vom calor ab, auch die seelischen, und so stellt HARVEY den Satz auf, der im Mittelpunkt seiner Psychologie und Psychopathologie steht: *anima corpus sequitur* [11]. Es ist der Körper, der Vitalität, Charakter, Leistung und Intelligenz eines Lebewesens bestimmt, d. h. der artspezifische Grad der inneren Wärme, die das Herz produziert [12]. Je wärmer, desto differenzierter, desto freier und mannigfaltiger beweglich ist ein Organismus. Das Geheimnis dieser vitalen thermodynamischen Wechselwirkung liegt jedoch beschlossen in der „Umschaltung", d. h. sinnvollen Reaktion zwischen calor und motus, und vice versa. Es wird sich in späteren Abschnitten dieser Studie zeigen, daß, und wie, infolgedessen nach HARVEY calor mit sensus gekoppelt sein muß (S. 71).

Man kann sich das erwähnte phylogenetische „Gesetz", wonach *jedem Grad organischer Differenzierung ein bestimmtes calor-Niveau entspricht,* durch ein Koordinatensystem veranschaulichen, und da nach HARVEY außerdem die relative Herzgröße im Vergleich zu der Größe des Gesamtorganismus eine Rolle spielt — kleine kräftige Herzen schlagen heftiger, große träger —, so läßt sich mit dieser Beziehung nicht nur für jedes Tier das phylogenetische Wärmeniveau bestimmen, sondern auch der lebendigere und aktivere, andererseits der trägere und passivere Typus auf jeweils gleicher Stufe eintragen (Abb. 6). Es sei angemerkt, daß graphische Darstellungen mit Koordinatensystemen zuerst im elften Jahrhundert vorkommen. Das hier abgebildete Schema ist also so zeitfremd nicht.

Die Medizin hat ein kurzes Gedächtnis, weil sie so rasch fortschreitet, und wohl auch deswegen, weil sie nicht gern an ihre vielen Fehler von gestern erinnert wird, die sich zu Bergen türmen (wovon Medizinhistoriker ein Lied zu singen wissen). Anders die Umgangssprache! Sie bewahrt zäh, was ihr die hohen Schulen während Jahrhunderten als wissenschaftliche Weisheit mit aller erdenklichen Autorität eingeschärft haben.

Drum sprechen auch wir heute noch, wie einst die Medizinprofessoren vom hohen Katheder herab, von weitherzigen Menschen, wenn wir Leuten begegnen, die gemächlich und gemütlich allen Hindernissen in sachten Kurven ausweichen

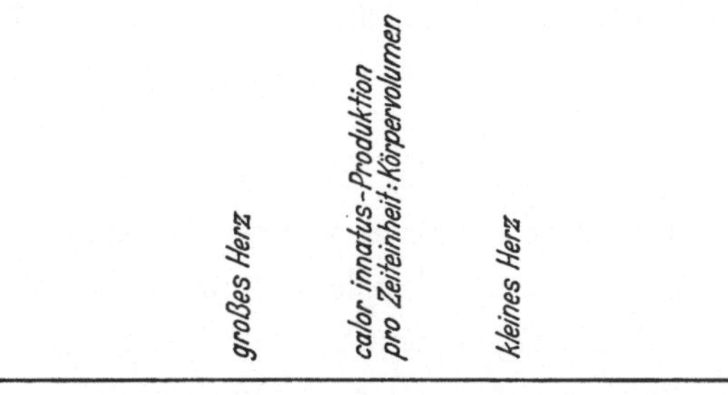

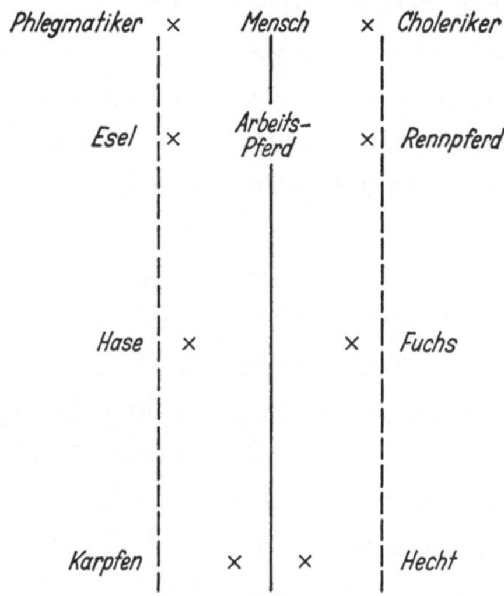

Abb. 6. Anima corpus sequitur. Höher organisierte „Bluttiere" sind, je nach Volumen des zu durchblutenden belebten Gewebes, durch Produktion einer bestimmten und konstant gehaltenen artspezifischen calor innatus- sowie impetus-*Gesamtmenge* pro Zeiteinheit charakterisiert (vgl. Kap. 6, Anm. 53). Beide, impetus und calor, regulieren sich wechselweise und automatisch mittels sensus (s. S. 66). Die intra*kardiale* Temperatur hängt hingegen ab von der relativen Herzgröße. Ein im Vergleich zu Größe und Gewicht eines Tieres, oder z. B. eines Menschen, kleines Herz muß kräftiger und häufiger (oder eins von beiden) schlagen, und d. h., dieses kleine Herz muß auf ein höheres calor-Niveau eintariert, also heißer sein als ein — relativ — großes Herz. Sonst wird pro Zeiteinheit nicht die für diesen Organismus erforderliche Menge Wärme produziert und in die Peripherie abtransportiert. Nun hängt aber anima, die psychische Konstitution, von der Temperatur des Zentralorganes Herz ab (nicht von der — im großen und ganzen — gleichbleibenden calor-Produktion der Art pro Zeiteinheit). Deswegen sind Leute und Tiere mit relativ kleinem Herzen agiler, lebhafter, helleren und schärferen Geistes und Temperamentes als „großherzige" Stammesverwandte

und still auf ihrer Lebensbahn daherziehen. Hingegen gilt als engherzig, wer heftiger als nötig und schicklich auf kleine und unvermeidliche Püffe des Alltags reagiert.

In kitzligen Lagen bewahrt kühles Blut = weise Zurückhaltung, wem das gütige Schicksal ein weites Herz bescherte, während in solchen Augenblicken unangenehm auffällt, wer ein enges, allzu leicht und heftig ansprechendes, heißblütig eingestelltes Herz sein eigen nennt. Aber wenn es dann schließlich um Leben und Tod gehen sollte, so ist zu allen Zeiten ganz vorn an der Front gerade recht gewesen als Vorkämpfer für die weiter hinten gruppierten weiten Herzen jener jugendliche Heißsporn, dessen kleines Herz selbst in tödlicher Gefahr fest — und stets genau auf dem richtigen Fleck — bleibt, sich in äußerster Not bis zu Steineshärte zu kontrahieren vermag und infolgedessen gegen außen gänzlich unempfindlich wird (vgl. das S. 58 ff. über sensus Gesagte!), während nunmehr dem weitherzigen Manne, der in normalen Tagen als bequemer Zeitgenosse wohl gelitten ward, sein großräumiges Hasenherz (s. ds. Kap., Anm. 12) so schwer werden kann, daß es in Hose oder Schuhe rutscht, wie der Volksmund meint. Sein Herz ist im Falle solch peinlichen Versagens eben einfach zu schwer vom vielen kühlen Blut geworden, das es nicht schnell genug mit hartem Schlag erwärmen und zwecks Entäußerung heldenhafter Angriffslust in Arme und Beine hinausbefördern kann, so daß ein Hasenfuß resultiert! Dieses zu schwer gewordene Herz rutscht, und es versinkt dabei unweigerlich in Schwermut. Der weitherzige Mann tut mithin recht daran, wenn er in Kriegsnöten zu Hause bleibt.

Alles in allem kommt vielleicht nicht am besten, doch am fröhlichsten durch die Welt, wer mit eher kleinem heißem Herzen lebt und liebt, wenn er auch mitunter aus nichtigen Gründen lästig, weil zu hitzig wird. Doch per saldo ist sein kleines Herz voll Feuer ein wahres Geschenk des Himmels, denn es strahlt jederzeit Herzenswärme in reichlicher Menge aus. Solch ein herzhafter, beherzter Mensch, d. h. mit einem kräftigen, festen, kleinen, heißen Herzen in der Brust, wird stets Respekt und „warme“ Zuneigung finden, während auf den weitherzigen Erdenbürger in Krisenzeiten eben leider kein rechter Verlaß ist.

Im intimen Kontakt unter nahen Verwandten und Freunden ist endlich wichtig, ob sich ein Herz — sei es klein, sei es groß — a. allzu leicht verschließt oder — das andere Extrem — b. aus geringstem Anlaß bis auf den Grund entleert, d. h. ob ein solcher Mensch andauernd sein Herz ausschüttet. Mitmensch Nummer eins wird kalt und herzlos erscheinen, Mitmensch Nummer zwei uns dagegen plump-offenherzig mit überschwenglicher Glut an sein inkontinent überlaufendes feucht-warmes Herz drücken. Was übrigens atembeklemmende Folgen haben kann, denn die Lungen, dieser Kühlapparat der klassischen Physiologie, kommen gegen derartig wild überkochende heiße Herzensergüsse (s. Kap. 7, Anm. 36) einfach nicht mehr an. Überquellende Herzlichkeit verschlägt uns den Atem. Erstickung droht.

Kurzum, zu viel und zu wenig sind nicht gut, wie auch sonst im Leben. Am besten ist gesunde Mittellage. Dann breitet sich nämlich jene angenehme wohlige zwischenmenschliche Wärme aus, in der man miteinander ein Herz und (d. h. =) eine Seele wird.

Psychosomatiker von heute müssen die alten Ärzte um diese einfache Lösung ihres soviel Kopfzerbrechen verursachenden Problems beneiden. Calor intracardialis macht, er ist Temperament.

Wärme ist wie gesagt ein Stoff. HARVEY schildert, wie das im linken Ventrikel optimal erhitzte Blut im Kurzschluß, durch die Koronararterien, in die an sich kalte Herzsubstanz geleitet wird, und wie sich die Wärme 1. von dort, aus den Kranzgefäßen der rechten Herzseite, in das aus der Peripherie in den rechten Vorhof zurückströmende kühle Blut ergießt. Die Gewalt der Herzmotorik schlägt ferner 2. aus dem Blut Wärme heraus, wie die Zündvorrichtung in einem Gewehr dem Stahl den Funken „entlockt". HARVEY folgt hier offenbar, wie erwähnt, der Diakrisis-Theorie der aristotelischen Schrift De caelo.

Die Reibungstheorie des calor innatus konnte für die *Pathophysiologie der Entzündung* nicht ohne Folgen bleiben. Übermäßige Ansammlung von Blut, im Sinne von Brennstoff, war als pathogenetisches Prinzip wissenschaftlich nicht mehr tragbar. Wenn calor innatus durch Bewegung, durch Reibung, entsteht und wenn das Blut in raschem Tempo zirkuliert, so muß Entzündung mit vermehrter Reibung zu tun haben. Tatsächlich schlägt denn auch die Lehre von der inflammatio in den auf HARVEY folgenden Jahrzehnten diese Richtung ein. Attritus = Reibung, d. h. zuviel und zu heftige Bewegung wird das Zauberwort [13]. Das unaufhörlich durch den Organismus eilende Blut wird irgendwo in der Peripherie in kleineren oder größeren Gefäßen durch ein Hindernis aufgehalten. Es stockt. Die Stase wird erfunden, sozusagen als Kehrseite des vom Herzen applizierten Blut-impetus, und die Mikroskopiker haben dann später mit Staunen konstatiert, eine wie gute Idee das gewesen war! Das Blut reibt sich also, schloß man konsequent, an den jenem Hindernis benachbarten Partien des Gefäßbaumes, es wird gleichsam heiß gescheuert und in atypischer Weise hin- und herbewegt. Der Kranke verspürt infolgedessen Hitze, Klopfen, und der betroffene Bezirk schwillt an.

So strikt mechanistisch dachten aber nur die Mechanisten, d. h. die DESCARTES folgenden Iatromechaniker. Nach HARVEY *muß* dagegen hier wie überall *ein vitaler Prozeß* vorliegen. Zwar ist mir keine HARVEY-Stelle bekannt, die detailliert auf die Vorgänge bei lokaler Entzündung eingeht. Doch zeigt das S. 74 ff. in bezug auf die Pathogenese der Fieber Gesagte zur Genüge, daß HARVEY eine rein physikalische Erklärung kaum akzeptiert haben würde.

Die Lehre von der Entzündung erfuhr im 17. und 18. Jahrhundert weitere und grundlegende Umgestaltung. Insbesondere die Neuraltheorie brachte neue Beobachtungen und neue Gedanken. Aber noch um 1800, in den letzten Auflagen des Hallerschen Lehrbuches der Physiologie, lebt Attritus als pathogenetisches Prinzip der Entzündung munter fort. Und seine Zwillingsschwester Stasis blüht, wie erwähnt, noch heute, weil sie nicht nur in den Köpfen der alten, sondern sogar vor den mikroskopisch geschärften Blicken der modernen Pathologen glanzvoll bestehen konnte.

Doch kehren wir zur Physiologie, zu HARVEY zurück. Aus den bis hierher entwickelten Beispielen ging hervor, daß nach HARVEY Leben, analog dem Naturgeschehen im Makrokosmos, auf einem energieliefernden thermodynamischen Prozeß beruht. Wie funktioniert er? Und wie wird er gesteuert?

5.

Produktion und Wirkungsweise der eingeborenen Wärme

FRANKLIN führt in der Vorrede zu seiner Übersetzung von De motu cordis aus, HARVEY rechne die Vorhöfe nicht zum Herzen. Das ist richtig, insofern der auricula (dem Herzohr, wie man damals den Vorhof nannte) nach HARVEY eine andere Funktion zukommt als der Kammer. Andererseits legt HARVEY aber Wert auf die Feststellung, daß Vorhöfe und Kammern als ein Ganzes, einer Flinte ähnlich funktionieren [1], d. h. jede Teilaktion ruft die ihr folgende hervor, und alle miteinander laufen so schnell ab, daß der Eindruck eines *einzigen* Vorganges resultiert. Davon abgesehen gehören nach HARVEY Vorhof und Ventrikel auch deswegen zusammen, weil beide durch die Koronararterien mit optimal erhitztem Blut versorgt werden [2].

Die Erfahrung, daß die Herzmotorik, wie ganz allgemein jede heftige Bewegung, Wärme erzeugen kann, ist alt. GALEN erwähnt gelegentlich, aber bezeichnenderweise (falls ich nicht wichtige Stellen übersehen habe) nur bei unphysiologisch heftiger Herzaktivität diese Möglichkeit. Fettpolster in der Nähe des Herzens sollen, wie erwähnt, für diesen Fall bereitliegen und das Organ vor Austrocknung schützen. Im 16. Jahrhundert findet man, wohl infolge des großen allgemeinen Interesses an Problemen der Dynamik, zumal in Italien, bei den eklektisch verfahrenden humanistischen Ärzten Hinweise darauf, daß die Wärmeproduktion in den Lebewesen u. a. mit der Herzmotorik in Zusammenhang stehe. Wie gesagt, — es gab solche Ansichten bereits vor HARVEY, aber solange GALENS Physiologie und Pathologie dominierten, herrschte die spätantike Verbrennungstheorie.

Es kann nicht Aufgabe dieser Studie sein, auf die Geschichte der Lehre vom calor innatus mit allen Details einzugehen. Kehren wir zu HARVEY zurück. Die Wärme des Blutes wird durch Bewegung, und zwar nur durch Bewegung des Blutes hervorgerufen. Die kräftige und unaufhörlich pulsierende Herzmuskulatur sorgt dafür. Die Arterien verfügen nicht über eigene Motorik. Sie werden lediglich passiv durch den Anprall des aus dem Herzen geschleuderten Blutes erweitert. Initial, beim Eintritt des Blutes in das Herz, also im rechten Vorhof, strömt aber zunächst Wärme unmittelbar, durch Konvektion, aus dem heißen Koronarblut in das aus der Peripherie zurückkehrende kalte Blut ein. Außerdem spielen die Lungen nach HARVEY bei der Wiederauffrischung des Blutes und der Regulation der Wärme eine Rolle, worauf noch einzugehen sein wird (S. 35 ff., 72 ff.).

Das Blut kommt abgekühlt und zähflüssig aus der Körperperipherie zum Herzen zurück. *Alle Gewebe entstehen aus Blut* [3]. Noch heute erinnert der Begriff Parenchym (das neben — ein Gefäß — Ausgegossene) an diese alte Vorstellung, die aus der Antike stammt. Dieses zwecks Bildung, Wachstum und Regeneration des Gewebes aus den Arterien ausgetretene Blut macht zwar im Laufe der Keimentwicklung, und auch danach, zahlreiche Veränderungen durch, aber es bleibt Blut „im Prinzip", — eine Formulierung der Umgangssprache, die HARVEYS Auffassung in einem sehr realen Sinne kennzeichnet (vgl. S. 55). Auch hierin ist er ganz und gar Aristoteliker. Und eben weil die Organe und Gewebe aus Blut hervorgegangen und letztlich Blut sind, bedürfen sie, wie genauso das im Kreislauf strömende Blut, ständiger Wiederauffrischung, d. h. unablässiger Wärmezufuhr. *Blut produziert und transportiert calor innatus durch Bewegung*[4].

Die alchemistischen Ärzte nahmen, mit PARACELSUS, an, daß Teile des Organismus selbständig, autochthon, ihren Stoffwechsel in spezifischer Weise dirigieren und zu diesem Zweck über vitale Spezialzentren mit je einem Archeus verfügen. Wohl spricht auch HARVEY einmal davon, daß die inneren Organe je nach Wärmezufuhr, d. h. je nach dem Kaliber der zuführenden Arterien, ihren besonderen „Alchemisten" haben. Aber das bedeutet bei ihm lediglich: Hitze wechselnder Menge = Intensität. Das heißt, die qualitativ verschiedenen Funktionen z. B. der Leber oder des Magens sind abhängig bzw. werden unterhalten und reguliert durch jeweils bestimmte Mengen, also Grade der Hitze, der Energie, so wie die diversen alchemistischen Prozeduren von unterschiedlicher Temperatur des chemischen Ofens abhängen[5].

Die principia, die „Ursachen" der Gewebsbildung, der Gewebserneuerung und der lebendigen Aktivität aller Gewebe liegen im Blut, sie sind eine Potenz des Blutes. Aber hinreichende Wärmezufuhr ist zu ihrer Aktualisierung notwendig. Ist diese Voraussetzung erfüllt, so läuft alles von allein ab, — wie im bebrüteten Hühnerei. HARVEY sieht mit Verachtung auf die Alchemisten herab, deren Bestreben, den Stoffumwandlungen kausalanalytisch auf die Spur zu kommen und gar in sie aktiv einzugreifen, groteske Verkennung der Grenzen naturwissenschaftlicher Arbeitsmöglichkeiten offenbare.

Diese Gedanken, von HARVEY ganz im Geiste des ARISTOTELES entwickelt, machen es leicht, zu begreifen, warum das Blut zwischen Herz und Peripherie mit hoher Geschwindigkeit zirkulieren muß. Nur auf diese Weise können alle Gewebe und Organe warm, d. h. lebendig und funktionstüchtig bleiben.

Stoffzufuhr zu den Organen ist also nur *eine* Aufgabe des Blutes unter anderen. Aus mehreren Gründen, die in dieser Studie noch später erwähnt werden, ist HARVEY der Überzeugung, daß der reine Stoff-Wechsel, An- und Abtransport von Aufbaustoffen und verbrauchter Materie zu bzw. von den Geweben nicht einer so hohen Blutgeschwindigkeit bedarf, wie sie im Kreislauf herrscht. Bei den Pflanzen genüge ja auch tatsächlich ein sehr langsamer Zu- und Abstrom von Nahrung. Es gebe Leute, die aus solchen Gründen meinten, daß zur Ernährung tierischer Gewebe schneller circuitus nicht nötig sei, sondern allen Teilen des Körpers würde, wie im Organismus der Pflanze, ihre Nahrung langsam mittels anziehender Kräfte zugeführt, „... sunt aliqui, qui existimant, sicut ad plantarum nutritionem, impulsu alimentum non eget, sed sensim ab indigentibus particulis attrahitur ...“ [6]. Aber so verhält es sich eben nicht, weil das Blut nicht nur *Nahrung* herbeischafft, sondern in erster Linie *calor nativus.* Während die Pflanzen starke Temperaturschwankungen ohne weiteres ertragen können, ist tierisches Leben auf gleichbleibende Wärmezufuhr angewiesen. Je feiner differenziert, umso empfindlicher ist ein tierischer Organismus für Temperaturschwankungen, und umso höher liegt sein artspezifisches Temperaturniveau. Umso mehr calor muß infolgedessen unaufhörlich in raschem Tempo an alle Gewebe geliefert werden. „... calidum influens perpetim requiritur ad animalium membra fovenda et in vivis vivifico calore conservanda ... non ad nutritionem duntaxat [6].“

Wird die Blutversorgung der Gewebe gedrosselt, beispielsweise durch eine stark angezogene Aderlaßbinde, so wird die betroffene Extremität kühl, verliert außerdem bald Sensibilität und motorische Kraft. Für HARVEY ein Beweis, was alles das Blut vermag und worin die Aufgabe des Blutkreislaufes zu sehen ist. Für GALEN bedeutete Anlage der Aderlaßbinde: passagere Quetschung, Schädigung = Schwächung dieser Region. Sofort deponieren alle „stärkeren“ Körperteile überschüssiges und unbrauchbares Blut.

Zwischen dem Blut der Arterien und dem der Venen besteht ein starkes Temperaturgefälle, denn das frisch aus dem linken Ventrikel zugeführte heiße Blut gibt in der Peripherie seine Wärme ab. Zähflüssig und abgekühlt bewegt es sich dann durch die Venen zum Herzen zurück. Es handelt sich um passive Bewegung, was durch die von HARVEY verwendeten Begriffe unterstrichen wird, so z. B. „... sanguinem circumire, revolvi propelli et remeare, a corde in extremitates et inde cor rursus ...“ [7]. Passive Bewegung des venösen Blutes ist auch deswegen anzunehmen, weil nur das arterielle Blut Gewebe nähren und am Leben erhalten kann. Würde das Blut auch in Venen unter Druck stehen, so müßte es in Organe und Gewebe austreten. Das geschieht nur in geringem Umfang, denn das wäre ja sonst ein sinnloser Vorgang [8]. Überall in HARVEYs Schriften zeigt sich, daß Experiment und konsequente theoretisierende Überlegung gleichwertige Methoden der Naturforschung sind.

Der Rückstrom des venösen Blutes zum Herzen soll beruhen vor allem auf der, wie wir heute sagen würden, Oberflächenspannung der Blutflüssigkeit. In der Nähe einer Flüssigkeitsansammlung haben kleinere Mengen jener Flüssigkeit, erläutert HARVEY, das Bestreben, dem größeren Quantum entgegenzufließen. So strömt das Blut natürlicherweise zu seinen Sammelbecken, Herz und Lungen, zurück. Eben darum auch muß es mit Gewalt aus dem Herzen in die Peripherie geworfen werden; die Kontraktion des linken Ventrikels überwindet die natürlicherweise *zentripetale* Richtung der Blutbewegung.

Zweitens führt HARVEY die Venenklappen an, die sein Lehrer FABRICIUS entdeckt hatte. Dieser Klappenapparat könne, insbesondere während körperlicher Aktivität, deswegen raschen Rückfluß bewerkstelligen, weil Muskelaktivität das Venenblut verschiebt, — dank den Venenklappen aber eben ausschließlich in zentripetaler Richtung. HARVEY umgeht anziehende Kräfte, die bei GALEN, mit der aktiven Diastole, die Blutfüllung des Herzens besorgen. GALEN war in diesem Teilstück seiner Kreislaufphysiologie der Realität also näher als HARVEY!

Wenn nun das kalte und zähflüssige Blut die Einmündungsstelle der Cava in den rechten Vorhof erreicht hat [9] und mit der Herzhitze in Berührung kommt, so tritt wegen des in diesem Moment starken Temperaturanstiegs Verflüssigung, Verfeinerung und beträchtliche Volumenvergrößerung dieses Quantums Blut ein, ähnlich dem Überkochen erhitzter Milch [10]. Das Blut dehnt sich, lehrt HARVEY, unter dem Einfluß von Wärme leicht und stark aus. Dabei strömt Wärme ins Blut. Bei diesem, wie sich zeigen wird, für die Kreislauffunktion besonders wichtigen Vorgang sind also auseinanderzuhalten 1. die starke Vergrößerung des Blutvolumens infolge plötzlicher Erhitzung, eine für das Blut charakteristische Fähigkeit, und 2. „ergießt" sich die Wärme ins Blut.

Dieses plötzlich und stark vermehrte Blutvolumen stößt auf die Wand des Vorhofs, und die resultierende Dehnung der Vorhofsmuskulatur, dieser motus, ist der auslösende Reiz, sozusagen der „Anlasser" der Vorhofskontraktion und aller von nun ab automatisch ablaufenden weiteren Herzaktionen (Abb. 7) [11]. Wie der Mechanismus einer Flinte allein durch Bedienung des Abzughebels in Gang gesetzt und alles weitere sodann, Schritt um Schritt, bis zum Abschuß der Kugel automatisch, eins durchs andere verursacht wird — HARVEYs schon erwähnter Vergleich [1] —, so auch hier! Die muskulöse Vorhofwand perzipiert den Impuls des sich plötzlich ausdehnenden Blutquantums und reagiert darauf mit einer Kontraktion. Das Blut wird mit Gewalt durch die sich öffnende Trikuspidalis geworfen, und dieser impetus wiederum, auf die Kammerwand treffend und sie dehnend, ist der adäquate Reiz für die Kontraktion des Ventrikels. „... Certum ... cordis auriculum ... a distendente sanguine ad constrictionis motum irritari [12]."

Gleichzeitig, und in gleichem Rhythmus, folgen aufeinander die Kontraktionen in der linken Herzhälfte. HARVEYs Ansichten über die Funktion der Lungen sind nicht leicht auf einen Nenner zu bringen (S. 72 ff.). Die besondere Schwierigkeit für ihn lag darin, daß er den Kreislauf als ein geschlossenes System betrachtet, wie sich aus dem Fortgang unserer Untersuchung immer stärker zeigen wird. Diese für HARVEY zwingende Konsequenz seiner Kreislauftheorie würde zerstört, wenn in den Lungen ein Stoffwechsel zwischen Blut und Atmungsluft erfolgte. HARVEY hält die Lunge für einen Blutspeicher, auf den sich Impulse aus dem rechten Herzen übertragen. So ist die Weiterbeförderung von Blut in die linke Herzhälfte begreiflich. Doch ist in seinen Schriften die Frage zuletzt unbeantwortet geblieben, wie der linke Vorhof von den Lungen her in Gang gesetzt wird. Vielleicht hielt er auch die rhythmische Ein- und Ausatmung für den Motor der Blutbewegung von den

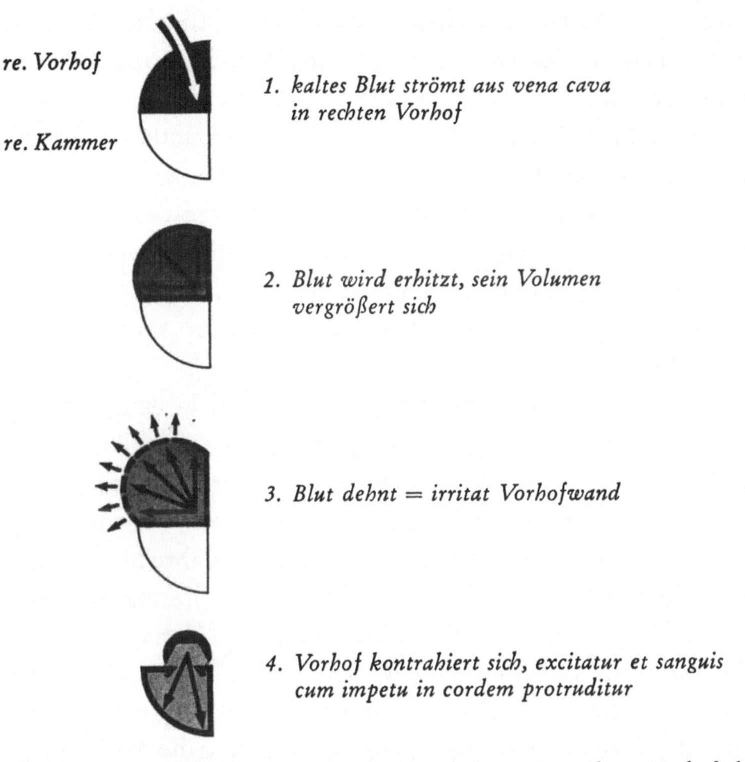

Abb. 7. Thermodynamische und dynamothermische Umschaltung im rechten Vorhof des Herzens (vgl. Text)

Lungen in den linken Vorhof. Jedenfalls gerät das Blut in der Lunge in der Exspiration unter erheblichen Druck, weswegen es — wie im Herzen infolge des vom Herzmuskel hervorgerufenen impetus — mittels Reibung perfektioniert wird (S. 72). Es ist, wie gesagt, nicht ganz klar, was HARVEY zu diesem Punkt meint [13].

An einer wichtigen Stelle heißt es, daß Blut ständig vom rechten Herzen in die Lungen gepumpt und „ähnlich von den Lungen ins linke Herz gezogen wird". Danach könnte es so aussehen, als habe HARVEY hinsichtlich der linken Herzhälfte, im grundsätzlichen, auf GALENs Vorstellungen zurückgegriffen [28]. Aber HARVEY hat wohl am ehesten Ein- und Ausatmung als Motor der Blutbewegung aus den Lungen ins linke Herz betrachtet, denn in der Auseinandersetzung mit RIOLAN spricht er von der Übertragung der Lungenbewegungen auf das Blut, und da die Semilunarklappen der arteria pulmonalis den Rückweg des Blutes in die rechte Herzhälfte versperren, fließt es in den linken Vorhof weiter, „... ex quibus auricula sinistra, simul et pariter cum auricula dextra motum rithmum, ordinem et functionem peragans, eundem in sinistrum pariter ventriculum sanguinem intromittit ..." [14].

HARVEY leitet bei alledem die Überzeugung, daß in einer solchen kunstvoll aufeinander abgestimmten Folge von Vorgängen, wie sie die Bewegung des Blutes durch das Herz, vom rechten Vorhof bis in die Aorta darstellt, *die zuerst auftretende Tätigkeit die Ursache aller weiteren ist* [15]. Wofür — wie er experimentell zeigt — die Tatsache spricht, daß jede Herzaktion während des ganzen Lebens mit jener Bewegung beginnt, die einst während der Ontogenese als erste aufgetreten war, nämlich mit der thermisch bedingten Volumenvergrößerung des Blutes, die mit dem punctum saliens den Beginn tierischen Lebens markiert (S. 44). Dieser zu allererst vorhandene Funktionsapparat „schafft sich" im weiteren Verlauf der Keimentwicklung Hilfsorgane „an", die von ihm geleitet und reguliert werden.

Darum HARVEYs embryologische Studien, von Anfang an im Zentrum seiner Interessen stehend, und deswegen auch die Kritik an seinem Lehrer FABRICIUS, der dem großen Vorbild der Hochschule von Padua, ARISTOTELES, in diesem so wichtigen Punkt bei bestimmter Gelegenheit untreu geworden war (S. 93)! Es geht um die archai, die principia, als Anfang und Ursache zugleich (vgl. S. 54 ff.).

Tierisches Leben setzt ständige Produktion und Regulation von calor innatus voraus, bei höheren Tieren konstant bleibendes und spezifisches Wärmeniveau. Das leistet, nach ARISTOTELES, das Herz, und eben darum wird es als erstes Organ zu Beginn der Ontogenese gebildet. Wäre das nicht so, ergänzt GALEN mit einem seiner zahllosen anschaulichen Vergleiche, so verhielte sich der Organismus wie ein unheizbares Haus zur Sommerzeit[16]. Jäher Witterungsumschwung wäre mit — sommerlichem — Leben und Treiben seiner Bewohner unvereinbar. Viel empfindlicher gegenüber Temperaturschwankungen als ein solches primitives Wohnhaus sei jedoch der Organismus höher differenzierter Tiere. Jedenfalls, so wie in einem Hause normales Leben von gleichbleibender Temperatur abhängig sei, so bilde das wärmeerzeugende Herz das energetische Zentrum des tierischen Körpers. Diese Wärmequelle muß, nach ARISTOTELES, zuerst da sein, bevor die Ontogenese einsetzt. Aber dann regiert sie, postuliert ARISTOTELES, den Organismus von Anbeginn bis zum Tode. In diesem Sinne ist das Herz Anfang und Ursprung (archē, principium) der Tiere und des Menschen.

GALEN widersprach dieser zuletzt erwähnten Schlußfolgerung des Stagiriten. Einmal meinte er aus eigenen embryologischen Studien schließen zu müssen, daß als erstes Gebilde nicht das Herz, sondern Gefäße zu Beginn der Ontogenese auftreten. Vor allem aber mußte seit der Entdeckung des Zentralnervensystems diese alte aristotelische Theorie ins Wanken geraten, wonach das Herz die alles beherrschende archē des Organismus bis zu seinem Tode bleibt. Beide Einwände unterstreicht denn auch GALEN, und er fügt die Bemerkung an, daß es schließlich auch gar nicht einzusehen sei, warum der Organismus lebenslang von jenem Gebilde beherrscht werden müsse, das am Anfang der Embryogenese zuerst entstand[16]. GALENs Ablehnung der aristotelischen archē-Theorie erscheint also durch Zuwachs neuen faktischen Wissens gut begründet.

Man muß diese Bedenken im Auge haben, wenn man sieht, daß auch HARVEY hinsichtlich der Frage, welches Organ in der Ontogenese zuerst entsteht, ARISTOTELES nicht folgt. Doch hebt er dann, wie noch im einzelnen darzulegen sein wird, diese Kontroverse zwischen ARISTOTELES und GALEN durch eigene Erkenntnisse in einer, theoretisch-wissenschaftlich gesehen, eleganten Weise wieder auf, indem er zur Bestimmung der archē der Keimentwicklung ein Stück weiter zurückgreift. Er verlegt sie ins Blut (Kap. 6, S. 55).

Wichtig war, daß HARVEY nicht nur Beobachtung des Naturobjekts im Stile der embryologischen Studien des ARISTOTELES wieder aufgreift und dabei zu dem Schluß kommt, daß tatsächlich zuerst in der Keimentwicklung das rechte Herzohr entsteht, und daß sich erst danach, sozusagen als Hilfsmechanismen des Vorhofs, die übrigen Teile des Herzens entwickeln[17]. HARVEY hat außerdem am erwachsenen Tier den Nachweis erbracht, daß agonal in umgekehrter Reihenfolge wie bei der Ontogenese anfangs die Ventrikel aufhören zu schlagen, und zwar der linke zuerst, und daß dann erst zu allerletzt, wenn schon alle übrigen Herzabschnitte ruhen, endlich auch der rechte Vorhof seine Kontraktionen einstellt [18].

Viermal wird also im Ablauf einer Herzaktion, während Blut das Herz durchströmt, durch einen Impuls, auf taktilen (Dehnungs-)Reiz hin, eine Kontraktion der Herzmuskulatur ausgelöst. Harvey *spricht von irritari und excitari.* Es sind diese heftigen Bewegungen, die Erwärmung und damit Wiederauffrischung des Blutes hervorrufen. Bewegung, Reibung erzeugt Wärme. *Ausmaß des motus und Menge (= Intensität) des calor entsprechen sich* und sorgen gegenseitig, durch einen aus experimentellen Erfahrungen und scharfsinnigen Überlegungen erschlossenen Regulationsmechanismus, für Aufrechterhaltung der art- und individualtypischen thermodynamischen Konstanz.

Die durch koronaren Kurzschluß stets auf optimaler Höhe gehaltene Herztemperatur (Abb. 8) verleiht zuerst dem in den rechten Vorhof einströmenden kühlen Blut einen diesem Wärmegrad entsprechenden Impuls [19]. So kann Harvey sagen: *der Puls entsteht aus dem Blut;* diese sanguinis principalitas leuchte ein, „quod pulsus ex eo ortum ducat . . .“ [2]. Dieser Impuls wiederum löst eine ihm entsprechende kräftige Kontraktion der Vorhofmuskulatur aus; d. h. der Impuls wird variiert hinsichtlich Frequenz und Stärke entsprechend 1. dem stabilen artspezifischen Temperaturniveau des Koronarblutes und 2. entsprechend der je nach Aktivität des Organismus wechselnden Menge des aus der Körperperipherie zurückströmenden kühlen Blutes (denn je größer dessen Volumen, desto größer das Quantum Wärme, das es aus den Koronarien in sich aufnimmt; desto stärker die Erhitzung, desto kräftiger folglich die Volumenzunahme; desto intensiver sodann die Dehnung der Vorhofswand und — schlußendlich — desto heftiger die auf diesen Reiz hin ausgelöste Kontraktion, und das heißt: der dem Blut applizierte impetus [20]), „ . . . ab interno principio regulante natura . . .“ [21]. Diesen vitalen Regulationsmechanismus vergleicht Harvey in De generatione mit einem Koch, der das Herdfeuer — jeweils zweckentsprechend für die verschiedenen Speisen — drosseln oder stärker anfachen muß; und auch mit einem Arzt, der kräftige Wirkungen von Heilpflanzen in therapeutisch wirksamer und zugleich unschädlicher Weise kunstvoll dosiert [15].

Sodann übernimmt also der Anstoß des schnell durch die übrigen drei Kammern transportierten Blutes diese Reizfunktion, d. h. es wird nunmehr per impetum nacheinander ein Dehnungsreiz auf die Muskulatur der drei folgenden Herzhöhlen ausgeübt. Es ist also, alles in allem, *die Volumenvergrößerung des Blutes im rechten Vorhof, die die Kraft der Kontraktion und damit das Ausmaß der Wärmebildung hervorruft!* Sie ist der Auslöser, — letztlich sämtlicher physiologischen Prozesse des gesamten Organismus, ohne Ausnahme, nicht nur der Herz-

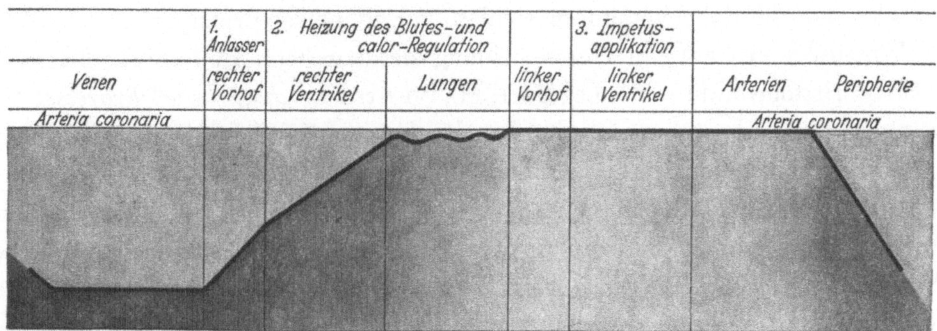

Abb. 8. Versuch einer schematischen Darstellung der physiologischen „Temperaturkurve" des Kreislaufes. Das kalt und zäh aus der Peripherie zum Herzen zurückfließende Blut wird im rechten Vorhof zunächst durch Konvektion, aus den Koronararterien, erhitzt und erreicht per impetum (des rechten Vorhofes) wie vor allem des rechten Ventrikels sowie in den Lungen (die sowohl durch Reibung wärmen wie als Kühlapparat kühlen, mithin die Regulation abschließen) seine art- und individual-typische Maximaltemperatur. Sodann folgt Ausstoß per impetum durch die linke Herzhälfte. Während das zur Peripherie strömende und dann von der Peripherie zurückkehrende Blut, infolge Wärmeabgabe in allen Geweben, starken Temperaturschwankungen unterliegt, bleibt das Koronarblut, dank Kurzschluß der Koronararterien, stets auf art- und individualtypischer Maximalhöhe konstant. Alle anderen Organe haben, je nach Kaliber der zurückführenden Arterien, entsprechend niedrigere, für sie charakteristische und jeweils konstante Temperatur

aktion. Denn Schlagkraft und Wärmebildung des Herzens entscheiden über alle nachfolgenden, nur von ihnen abhängigen Funktionen insofern, als sie — energetisch — Zeitpunkt und Ausmaß aller Verrichtungen bestimmen [20].

Wie angedeutet, werden nicht nur körperliche Aktivität und Leistungsfähigkeit, sondern auch — anima corpus sequitur — seelische Funktionen durch diese auf art- und individual-typischer Höhe einregulierte Thermodynamik gesteuert, — der Begriff Seele in jener umfassenden Bedeutung genommen, die ihm in HARVEYS Schrifttum zukommt.

Harvey *gebraucht den Ablativus absolutus „regulante natura"* (Abb. 9). Das Blut ist also nicht nur 1. Muttersubstanz aller Gewebe und, als Transporteur der Wärme, 2. Kraftquelle aller somatischen und psychischen Funktionen, sondern es verfügt außerdem, und hiervon unabhängig, 3. über die Fähigkeit, sich unter dem Einfluß von Wärme, d. h. in strikter Korrelation zu ihr und dem je nach Arbeit, Ruhe usw. wechselnden Volumen des ins Herz zurückströmenden Blutes, stark auszudehnen; dies ohne qualitative Veränderung, d. h. ohne daß sich dessen forma, eidos kai morphē, dabei verändern, sondern nur ab interno principio [22].

Wir stoßen hier auf eine Unterscheidung, der man beim Studium des Harveyschen Schrifttums nicht selten begegnet. Harvey trennt *„natürliche" Prozesse*, die eine gewisse Zeit benötigen, sich in einer bestimmten Stufenfolge entwickeln und dabei nacheinander qualitative Veränderungen der beteiligten Materie erkennen lassen [23], — von *„zufälligen" Veränderungen*, die blitzschnell, in einem einzigen Augenblick eintreten, ohne wohlgeordnete Stufenfolge, ohne Entwicklung. Solche Produkte des „Zufalles" sind keineswegs nur einfache Gebilde, sondern die generatio spontanea gehört beispielsweise dazu, oder — ein weiteres Beispiel — die Metamorphose der Schmetterlinge aus der Raupe [24].

Der initiale, jede einzelne Herzaktion auslösende und zugleich regulierende Schritt, nämlich die thermisch bedingte starke und plötzliche Vermehrung des Blutvolumens im rechten Vorhof, ist bereits im Altertum wie auch einige Zeit vor und nach Harvey als Erklärung für Systole und Diastole herangezogen worden. Aristoteles hat eine solche Theorie als einzige Erklärung für die Blutbewegung vorgeschwebt. Vorhöfe und Klappenapparat waren ihm nicht bekannt. Tierische Wärme, die dem Herzen innewohnt, erhitzt das Blut, das infolgedessen wie kochende Milch überläuft und auf diese Weise in die Körperperipherie getrieben wird [25]. Vieles, was im aristotelischen Schriftenkorpus zur Herzphysiologie überliefert ist, hat seit der Spätantike Kopfzerbrechen verursacht. Beispielsweise spricht Aristoteles von drei Herzventrikeln. Was er meint, ist trotz vielen, aber alle miteinander nicht überzeugenden Deutungsversuchen unklar geblieben.

Das liegt wohl daran, daß Aristoteles in erster Linie nicht eine Kausalanalyse der physiologischen Vorgänge anstrebt, wie sie dem Physiologen von heute selbstverständlich wäre. Es geht um sorgfältige Beobachtung biologischer Abläufe. Der Ausgangspunkt ist etwa — ein grober Vergleich — dem der heutigen Verhaltensforschung ähnlich; aber daran wird eben nicht systematisch eine Untersuchung der Ursachen und Wirkungen geknüpft.

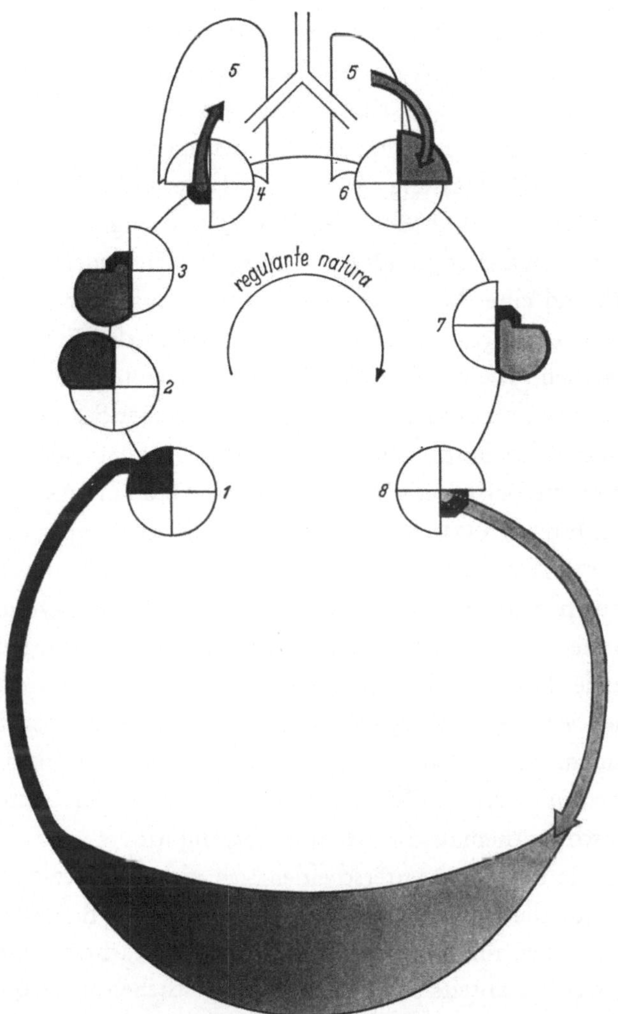

Abb. 9. Versuch einer schematischen Zusammenfassung des 1. (oben) „kleinen Kreislaufes" der Energie*produktion* und 2. (unten) „großen Kreislaufes" des Energie*transportes* durch den Organismus. *1.* Das kalte Cavablut erreicht den rechten Vorhof; *2.* Erwärmung und Volumenvergrößerung im rechten Vorhof durch Koronar-calor, Anspannung = Irritation der Vorhofwand; *3.* Kontraktion (excitari) des rechten Vorhofes und Einstrom des Blutes per impetum in den rechten Ventrikel, Irritation der Ventrikelwand; *4.* Exzitation des rechten Ventrikels, Austritt des Blutes per impetum in die Lunge; *5.* weitere Perfektionierung und Erwärmung in den Lungenkapillaren (+ Austritt von Abgasen? per Ausatmung) sowie Kühlung durch Luft in den Lungen: = Abschluß der Temperaturregulation; *6.* Eintritt per Lungenvenen in den linken Vorhof; *7.* Vorhofkontraktion; *8.* Kontraktion des linken Ventrikels und Auswurf des Blutes per impetum in die Kreislaufperipherie

So darf man sich nicht darüber wundern, wenn ARISTOTELES z. B. gelegentlich ausführt, daß man im warmen Wasser die Wärme nicht vom Wasser unterscheiden könne, daß also Wärme sozusagen eine Eigenschaft des Wassers sei. Dahinter verbirgt sich nicht eine den Vorstellungen der heutigen Physik, oder denen des DESCARTES, verwandte Auffassung; ARISTOTELES operiert vielmehr mit zwei voneinander zu trennenden Methoden der Naturforschung. Es ist grundsätzlich zweierlei, ob z. B. Erwärmung und Abkühlung verschiedener Organe und Teile des Körpers während einer bestimmten Versuchszeit miteinander *verglichen und zueinander in Beziehung gesetzt* werden, oder ob man der Frage nachgeht, wie, aus welchen Ursachen, Wärme *entsteht*. Aus dem aristotelischen Schriftenkorpus geht hervor, daß die zuletzt erwähnte Fragestellung seiner Schule praktisch nur im Rahmen meteorologischer Studien sinnvoll erschien. Die zuerst angeführte Methode hingegen bestimmt die peripatetische Biologie und Medizin; ARISTOTELES hat sie, wahrscheinlich an HIPPOKRATES anknüpfend, gedankenvoll entwickelt (S. 84).

Die auf ARISTOTELES zurückgehende Theorie, wonach die Bewegung des Blutes allein durch wärmebedingte Vergrößerung des Blutvolumens hervorgerufen wird, hatte vor HARVEY bereits CAESALPIN wieder aufgegriffen, und nach HARVEY wurde sie dann von DESCARTES mit dem ganzen Gewicht seines hohen wissenschaftlichen Ansehens energisch verfochten[26]. DESCARTES war frühzeitig, aus vielen Gründen, zu der Überzeugung gelangt, daß der tierische Organismus, — alles, auch dessen seelische Phänomene inbegriffen — ein Automat ist, ganz und gar mechanisch-mathematischer Analyse zugänglich.

Leben und Seele der Tiere unterscheiden sich nicht in spezifischer Weise von lebloser Natur. Nur die menschliche Vernunft stellt etwas Besonderes dar. Sie ist jedoch am Naturprozeß nicht beteiligt, von da her betrachtet reiner Luxus. Und eben deswegen, weil sie abseits steht, dem Naturgeschehen nicht unmittelbar verbunden ist, erhebt sich zwangsläufig die Frage, inwiefern sie dann überhaupt Natur erkennen und verstehen kann? HARVEY müssen derartige Gedanken recht verstiegen vorgekommen sein. Für ihn waren Naturprozeß und menschliche Erkenntniskraft einander angepaßt, und stetig — wie GOETHE sagen würde — „steigernd" entwickeln sich in Phylogenese und Ontogenese höhere seelische Vermögen aus jenen elementaren vitalen Funktionen, die schon im allerersten Beginn der Embryogenese so eindeutig in die Augen springen!

Es ist andererseits verständlich, daß DESCARTES an dem geheimnisvollen Zusammenspiel von Reiz und Reaktion in der Kreislaufphysiologie HARVEYs Anstoß nahm. Geht man nämlich mit HARVEY davon aus, daß die Herzmuskulatur auf taktile Reize mit kräftiger Kontraktion reagiert, so wird eine vitale, exakt-naturwissenschaftlich nicht weiter aufzulösende Eigenschaft des Gewebes postuliert, die sich der von DESCARTES entwickelten mathematisch-mechanistischen Methode in der Biologie des siebzehnten Jahrhunderts entzieht. HARVEY fällt in scholastische Gewohnheiten zurück, warf ihm DESCARTES, um die Allgemeingültigkeit seiner Methode kämpfend, vor, wenn er mit excitari und irritari nicht weiter analysierbare Eigenschaften vitaler Gewebe, facultates, als Ursachen in die Wissenschaft vom Leben einführt [27].

6.

Das Blut bewegt sich selbst

Wer in De motu cordis erste physiologische Untersuchungen modernen Stils erwartet, erlebt eine besondere Überraschung, wenn er im vierten Kapitel erfährt, daß sich das Blut zu Beginn der Embryonalentwicklung von selbst, aus eigener Kraft, bewegt. Erst später, sagt HARVEY, entstehe das Herz. In dieser weiteren Phase der Ontogenese werden zuerst die Vorhöfe gebildet, die das Blut, das sich bis dahin selbst fortbewegte, in sich aufnehmen und ihm in der Vorhof-Systole einen kräftigen Impuls verleihen. Die Natur hat es, lesen wir, so weise eingerichtet, daß dieser Hilfsmotor der Blutbewegung genau dann fertig wird und seine Funktion aufnimmt, wenn der Embryo so groß und sein Gewebe so dicht und fest geworden ist, daß die dem Blut innewohnende bewegende Kraft nicht mehr ausreichen würde, um den werdenden Organismus zu durchströmen, und d. h. zu ernähren, zu erwärmen und zu beleben [1].

Mit dieser Ansicht, daß sich Blut ursprünglich aus eigener Kraft bewegt, widerspricht HARVEY seinem Lehrmeister ARISTOTELES, der aus Beobachtungen am bebrüteten Hühnerei geschlossen hatte, daß in der Ontogenese zunächst das Herz gebildet wird. Erst danach entstehe das Blut, meinte ARISTOTELES, das durch die dem Herzen innewohnende Hitze „gekocht" wird, unter Hitzeeinwirkung sein Volumen vergrößert und auf diese Weise, also passiv, bewegt wird.

Beide, ARISTOTELES wie HARVEY, beobachteten das punctum saliens. Doch nicht nur im bebrüteten Hühnerei sieht man nach HARVEY als erstes Produkt des

Entwicklungsprozesses sich selbst bewegendes Blut. Es gibt auf niederen Stufen der Tierreihe Lebewesen, die so klein und deren Gewebe so locker und weich sind, daß das Blut dank seiner Eigenbewegung mühelos alle Teile des Organismus während der gesamten Lebenszeit durchfließen kann [2].

Aus Studien der ersten experimentierenden Embryologen, die in der Renaissancezeit antike Untersuchungen am bebrüteten Hühnerei wieder aufnahmen, vor allem von ALDROVANDUS, COITER, FABRICIUS, aber auch von HARVEY, geht hervor, welche Schwierigkeiten ihnen allen begreiflicherweise die Feststellung allererster Anfänge der Keimentwicklung bereitet hat. HARVEY standen als optische Hilfsmittel nur einfache Vergrößerungsgläser zur Verfügung, „... ope perspicilli ad res minimas discernendas“ [3]. Die Mikroskopiker konnten dann später einen tüchtigen Schritt vorwärts tun. Allerdings war an stetige Aufwärtsentwicklung der Embryologie erst zu denken, seit es für alle Forscher Mikroskope gleich guter Qualität in Serienfabrikation gab. Das war nicht früher als in den zwanziger und dreißiger Jahren des neunzehnten Jahrhunderts möglich. So hat HARVEY nicht mehr sehen können als seine Vorläufer, und darüber waren sie sich wohl auch alle im klaren. Warum widerspricht er dann aber ARISTOTELES mit solcher Entschiedenheit in diesem wichtigen Punkt? Warum ist nach HARVEY zuerst das Blut da, und warum bewegt es sich selbst? Wie kommt diese Bewegung zustande?

Wiederum ist Wärme im Spiel. Die Brutwärme aktiviert den dem Ei inhärenten, in der cicatricula [4] gelegenen calor innatus. Er verflüssigt Teile des Eiweißes und des Eidotters zum wasserhellen Colliquament. Erste deutliche Spuren dieser Flüssigkeit sind das allerfrüheste Zeichen dafür, daß die innere Wärme, der calor innatus, die Ontogenese eingeleitet hat. Unter dem stimulierenden Einfluß der Brutwärme nimmt die Menge dieser Flüssigkeit stetig zu, bis am vierten Tage aus Colliquament Blut entsteht.

Das ist, nach HARVEY, der entscheidende Wendepunkt in der Embryonalentwicklung! Bis zu diesem Augenblick herrschte im bebrüteten Ei Leben auf pflanzlicher Stufe; auch im nicht befruchteten Windei läuft alles bis zum vierten Tage in gleicher Weise ab. *Mit der Blutbildung beginnt schlagartig tierisches Leben.* Es ist nur im befruchteten Ei möglich. Sein Kennzeichen ist Eigenbewegung, d. h. sich selbst bewegendes Blut.

Unter dem Einfluß der Brutwärme ist in diesen ersten vier Tagen der Keimentwicklung im Ei aus dem anfänglich in der cicatricula ruhenden minimalen Funken calor innatus so viel innere Wärme entwickelt worden, daß spontane Blutbewegung ausgelöst werden bzw. die Umwandlung des Colliquamentes in das sich selbst bewegende Blut stattfinden kann. Das aus eigener Kraft sich bewegende Blut erwärmt, erfrischt und belebt sich von nun an bis zum Tod dieses Organismus selbst, durch eben diese ihm von Natur eigene Bewegung [5]. *Die allem tierischen Leben zugrunde liegende thermodynamische Automatie hat eingesetzt.*

Noch ist der im Entstehen begriffene Organismus auf gleichbleibende Außentemperatur, Brutwärme, angewiesen. Aber er steuert seine Ontogenese selbst. Vorhöfe, und später dann die Ventrikel, werden zur rechten Zeit gebildet und funktionstüchtig, damit die für höhere Stufen der embryonalen Differenzierung notwendige Verstärkung der genuinen Blutbewegung, und damit die erforderlichen höheren Grade innerer Wärme erzielt werden.

Leben ist Bewegung, und Bewegung wird durch Wärme hervorgerufen [6]. Sonnenwärme unterhält das Wachstum und die Stoffbewegung in den Pflanzen. Für die Aufrechterhaltung dieser relativ niedrigen Grade von Leben genügt es, wenn die dem Samen der Pflanze und dem späteren Pflanzenorganismus innewohnende, für den Naturwissenschaftler nicht spürbare Wärme von der Sonnenhitze im Rhythmus der Jahreszeiten, und im Rhythmus von Tag und Nacht, stimuliert wird, genauso wie in den ersten vier Tagen der embryonalen Entwicklung des Huhnes die in der cicatricula lokalisierte und dem Ei eingeborene Wärme, von der Brutwärme angeregt, als Motor der Ontogenese ausreicht. Die am vierten Tag einsetzende thermodynamische Autonomie des Blutes markiert dann den Beginn tierischen Lebens. Nur das befruchtete Ei vermag diesen Schritt zu tun, im unbefruchteten Windei setzt am vierten Tage Fäulnis ein [7].

Voraussetzung differenzierten Lebens ist stetige „Energie"(= Wärme)-Zufuhr in einer dem jeweiligen Entwicklungsstadium bzw. dann dem fertigen Organismus entsprechenden Menge, „... omnium in corpore autor (auctor) calidum nativum" [8]. Mißlingt der entscheidende „Energie"sprung vom pflanzlichen zum tierischen Leben am vierten Tage, so zerfällt die bis dahin im bebrüteten Ei gebildete Muttersubstanz des eben entstehenden Lebewesens, das Colliquament. Dieser für das früheste Stadium der tierischen Entwicklung spezifische und ständiger und wachsender Energiezufuhr bedürftige Stoff löst sich in niederorganisierte Bestandteile auf [7].

Interessanterweise nahm die alte Physiologie zur Erklärung der Stoffwechselprozesse bei der Entstehung und Aufrechterhaltung hochorganisierter Bildungen, außer steliger und dem jeweiligen Grade der Differenzierung entsprechender

Wärmezufuhr, *Membranen* zu Hilfe. Das ist die wichtigste Funktion der Eihäute. Wenn im Laufe der Embryonalzeit immer größere Mengen des a) feineren, b) gröberen Eiweißes und des c) Eidotters durch tierische Wärme verflüssigt werden, so verhindern die zwischen diesen Stoffreservoirs liegenden Häute unphysiologisches und deletäres Zusammenfließen. Absterben des Foeten und Fäulnis des Eies während späterer Stadien der embryonalen Entwicklung können demzufolge auf einem Trauma, auf Zerreißen der Eihäute beruhen.

Zweckmäßige, von einer Stufe der Keimentwicklung zur nächsten ständig wechselnde Qualität des Colliquamentes, später des Blutes, ist für den regelrechten Ablauf der Ontogenese erforderlich. Sobald am vierten Tage Blut entstanden ist, bilden sich rasch feine Gefäße, die ins Eiweiß und in den Dottersack eindringen, vermittels der dem Blut innewohnenden Wärme die jeweils erforderlichen Anteile beider Stoffreserven verflüssigen und damit für Nachschub genügender und qualitativ zweckentsprechend zusammengesetzter Stoffe für die Blutbildung sorgen. Am Anfang der Keimentwicklung, wenn weiche, transparente und wenig differenzierte Gewebe gebildet werden, überwiegt der Anteil des Albumen. Je weiter die Ontogenese fortschreitet, desto stärker wird Eidotter verflüssigt[9, 7].

Erinnern wir uns der früher geschilderten thermodynamischen Automatie des Blutes im wachsenden Organismus und nehmen wir nun diese, hier nur kurz gestreiften, Prozesse am Anfang der Embryonalentwicklung hinzu, so stoßen wir auf eine zentrale allgemeinbiologische Idee HARVEYs, die in allen seinen Studien wiederkehrt.

Lebewesen sind geschlossene Systeme[10], so darf man diesen Gedanken vielleicht in Anlehnung an einen Begriff der physikalischen Chemie umschreiben. Das Ei enthält, wie das Samenkorn der Pflanze, alles, was zur Entwicklung des Organismus und zur Aufrechterhaltung seines Lebens erforderlich ist. Das wird erst anders mit der späteren Nahrungszufuhr aus der Außenwelt, wenn das Hühnchen geschlüpft ist, bzw. bei höheren Tieren post partum. Das heißt, die vollständige Autonomie des Lebewesens bleibt auch dann erhalten. Die Aufgabe, die in der Foetalzeit die Membranen, die Eihäute, erfüllten, können nunmehr die am stärksten durchbluteten und herznahe gelegenen Verdauungsorgane dank der jetzt, im erwachsenen Organismus, voll entwickelten artspezifischen thermodynamischen Automatie übernehmen. Die uralte „Kochung", pepsis, sorgt dafür, daß aus der angebotenen Nahrung nur der assimilierbare, dem Organismus zuträgliche und für ihn in spezifischer Weise erforderliche Chymus aus Magen und Darm aufgenommen wird. *Dieser in großen Mengen Wärme verbrauchende Prozeß* kann also erst dann funktionieren, wenn das Lebewesen seine volle Reife, und das heißt arteigene thermodynamische Konstanz am Abschluß der Foetalperiode erreicht hat. Bis dahin muß es vor Stoffwechselzufuhr von außen geschützt bleiben [7].

Wie wichtig und wie notwendig es ist, a) die energieliefernde und b) die alle Gewebe ernährende, Aufbaustoffe transportierende Funktion des Blutes strikt zu unterscheiden, zeigt sich nach HARVEY bei verhungerten Tieren und Menschen. Trotz extremer Kachexie ist die Energieautomatie bis zuletzt voll erhalten, denn das Kreislaufsystem ist auch nach dem Hungertod noch mit reichlich unverändertem Blut gefüllt [11].

Eingeborene Wärme und Bewegung, also Leben, ferner die unter dem Einfluß dieser Wärme in der Ontogenese sich entfaltenden formbildenden und bewegenden Kräfte und endlich auch alle erforderlichen Nahrungsstoffe sind im „primordium", im Ei, potentiell enthalten. Das heißt aber auch: *der fertige Organismus ist potentiell im Primordium angelegt.* Er muß es sein, denn erst am Ende der Ontogenese, die letzten Endes stetige Aufwärtsentwicklung auf der thermodynamischen Stufenleiter bedeutet, ist eine Auseinandersetzung des Organismus mit der Umwelt ohne Gefahr möglich. Anders ausgedrückt: das Lebewesen vermag nunmehr, infolge hohen und artspezifischen Grades vitaler Thermodynamik, auch unter stark schwankenden Einflüssen der Umwelt seine Autonomie zu wahren.

Lebewesen sind gleichsam Monaden. Man kann mit HARVEY biologische Vorgänge unterteilen in 1. die für das jeweilige Lebewesen spezifischen vitalen Funktionen, die im primordium dieses Genus, jedoch ohne präformierte Struktur, potentiell angelegt sind [12]; 2. automatisch sich selbst regulierende thermodynamische Prozesse, die der Realisierung jener Lebensäußerungen dienen; 3. *Auslösemechanismen,* die potentiell angelegte Lebensäußerungen aktualisieren bzw., was dasselbe bedeutet, *Sperrmechanismen* [13], die bewirken, daß die potentiell angelegten vitalen Äußerungen normalerweise ruhen und nur dann realisiert werden, wenn sie in den Ablauf des jeweiligen größeren Ganzen sinnvoll und zweckmäßig eingreifen [14]. So arbeitet z. B. das Herz entsprechend momentanem Energiebedarf; es wird geschont, schlägt langsamer und weniger heftig, solange minimaler impetus ausreicht.

Weil das, nach HARVEY, so ist, ergeben sich besondere *Schwierigkeiten bei der Erklärung der Befruchtungsvorgänge* [15]. HARVEY hatte aus vielen Beobachtungen, insbesondere an Jagdtieren [10], aber auch an Hühnern, geschlossen, daß die Bildung des Eies, des primordium, unmöglich im Moment der Kopulation stattfinden könne. Zwischen Kohabitation und Beginn der Embryonalentwicklung verstreicht, stellte er tierexperimentell fest, mitunter geraume Zeit. Die Befruchtung muß also nicht selten noch vor Bildung des primordium stattgefunden haben. Zum gleichen Schluß war sein Lehrer FABRICIUS gekommen, der beim Huhn ein Rezeptakulum für das Sperma fand. Dort würde es, meinte er, bis zum Moment der Befruchtung aufbewahrt. HARVEY wies anatomisch nach, daß FABRICIUS irrt[17]. Bei Jagdtieren findet man ferner kurz nach der Kohabitation keinerlei Sperma in den Genitalwegen des weiblichen Tieres. Offensichtlich verschwinde das Sperma rasch. HARVEY macht FABRICIUS den Vorwurf, daß er in seiner Sektionstechnik nicht konsequent genug der aristotelischen Methode folge (S. 93).

In anderen Fällen wieder kommt die Befruchtung offensichtlich erst einige Zeit nach Fertigstellung des primordium zustande, d. h. wenn keinerlei Übertragung von Stoffen und Kräften auf dieses autonome „Keimzentrum" mehr erfolgen kann.

Alle diese Beobachtungen bestätigten allgemeinphysiologische Theorien des ARISTOTELES, dessen Methodik und empirisches Korrelat HARVEY wiedergewinnen wollte, damit die Biologie nach zweitausend Jahren literarischen Dornröschenschlafes von neuem in die Rätsel des Lebens vordringen könne. Denn ganz im Sinne der aristotelischen Lehre von dynamis, energeia und entelecheia, derzufolge in der Natur ablaufende Prozesse potentiell im jeweiligen Gewebe angelegt sind, und wonach deren Aktualisierung durch einen Reiz-Reaktions-Mechanismus ausgelöst wird, ohne daß dabei Stoffe von der Umwelt auf den Organismus übertreten, — so verhält es sich auch hier!

HARVEY wendet sich infolgedessen gegen Embryologen, die Übertritt von Teilen des Spermas auf das Ei postulieren[18]. Dem widersprechen seine eben erwähnten Beobachtungen an Tieren. Eine solche Annahme ist ferner unvereinbar mit HARVEYs Überzeugung von der Autonomie aller vitalen Prozesse, die genauso in der von ihm fortentwickelten Thermodynamik des Kreislaufes zum Ausdruck kommt. Leben ist nur möglich als ein kompliziertes und für jeden einzelnen vitalen Prozeß charakteristisches Verhältnis von a) potentiell angelegtem typischem Verlauf, b) ihn auslösenden bzw. normalerweise sperrenden Mechanismen, und c) einer allen Phasen des Verlaufes adäquaten Energieproduktion. In jeder dieser drei Hinsichten ist es notwendig, daß *der vitale Prozeß sich selbst steuert und vor Eingriffen von außen geschützt wird.*

Wie der Einfluß der Befruchtung auf das primordium und den mütterlichen Organismus zu verstehen ist, umschreibt HARVEY mit Vergleichen aus anderen Bezirken des Naturgeschehens. Sie haben Embryologen späterer Zeiten Kopfzerbrechen bereitet. HARVEY operiert, lediglich analogisierend, mit der Theorie der Ansteckung, der Effluvien der Atomisten, die in der Geschichte der Infektionstheorie mit dem Kontagion-Begriff des FRACASTORO eine so große Rolle gespielt haben [19]. An anderer Stelle vergleicht er die Befruchtung mit der Einwirkung eines Magneten auf Eisen, das lediglich durch diese Berührung ebenfalls magnetisch werde [20].

Aber wie eng *die Parallele zwischen Befruchtungsvorgang und Kreislauffunktion* ist, wird klar, wenn man das in beiden Fällen, bei der Auslösung der Herzaktion im rechten Vorhof wie bei der Befruchtung, von HARVEY verwendete Wort excitari beachtet. Ja, die Verwandtschaft geht noch weiter: so wie das kalte, aus der Körperperipherie zurückströmende Blut unter Einwirkung der Herzhitze aufschäumt, und dadurch, infolge Vergrößerung seines Volumens, der Wand des rechten Vorhofes den initialen, die Herzkontraktion auslösenden impetus versetzt, ebenso wird der in den Samenblasen in latent-inaktiver Form gespeicherte Same während der Kohabitation durch (Reibungs-)Wärme in Schaum umgewandelt und, infolge dieser plötzlichen Volumenvermehrung, mit impetus aus der Urethra befördert, „... turgeat et cum impetu prosiliat“ [21]. Hier wie dort ist es der impetus, den ein auf Hitze mit Volumenvermehrung reagierender vitaler Stoff hervorruft, der den adäquaten Reiz für die Auslösung eines latenten vitalen Prozesses liefert. Herzaktion wie Generationsvorgänge setzen ein.

Das männliche Tier kann bei der Zeugung also keinen Stoff, auch keine danach dem primordium innewohnende Kraft übertragen. Die gleiche Schwierigkeit bestand für HARVEY hinsichtlich der Funktion der Atmung. Es widerstrebt ihm, Übertritt eines Stoffes aus der äußeren Luft in das zirkulierende Blut anzunehmen, weil dadurch die Selbstregulation des energieliefernden Prozesses von Außenfaktoren abhängig und somit unmöglich gemacht würde. Auch deswegen, und nicht nur als Folge der Kreislauftheorie, lehnt er schon zu Beginn von De motu cordis jene Vorstellung GALENs ab, wonach die Arterien der Körperoberfläche äußere Luft in den Organismus aufnehmen (vgl. S. 14).

Das Blut entsteht in der embryonalen Entwicklung zuerst. Es enthält das Prinzip des Lebens, was heißt: *Beginn* (embryonal) und später, bis zum Tode, *Ursache* animalischer Vitalität (vgl. S. 55). Es ist die pars prima et praecipua, idque tum natura tum generationis ordine[22]. Blut bewegt sich selbst und „trachtet danach", sich immer stärker und heftiger zu bewegen, je weiter sich der Embryo differenziert. Ontogenese ist dieses „trachten danach"; in der für die Embryonalentwicklung zur Verfügung stehenden Frist muß das für das jeweilige genus typische thermodynamische Niveau erreicht werden. Phylogenetisch höher stehende Tiere wie ontogenetisch fortgeschrittene Stadien eines stärker differenzierten Tieres zeichnen sich außerdem dadurch aus, daß Strukturen unterschiedlicher Dichte und Festigkeit entstehen. Es bedarf eines entsprechend heftigeren impetus des Blutes, damit sie alle ausreichend von ihm durchströmt, ernährt und ständig belebt werden. Darum entsteht das Herz, damit es starke und anhaltende Bewegung des Blutes garantiert.

Aus De generatione erfahren wir, daß embryonal nicht nur deswegen zuerst Blut gebildet wird, weil eine optimal wandlungsfähige und bewegliche, potentiell alles Folgende enthaltende Muttersubstanz sämtlicher Gewebe vorhanden sein muß. Sondern auch, weil ständige Bewegung des Blutes jene Menge von Wärme erzeugt, die nötig ist, um Colliquament und neues Blut durch thermische Verflüssigung von Eiweiß und Eidotter herzustellen[23]. Verdauung — und die Bildung des Colliquamentes aus Albumen und Vitellus ist, als Wärme verbrauchender Resorptions- und Alterationsprozeß, Verdauung — setzt im Foeten wie im erwachsenen Tier eben stetige Bildung der notwendigen Wärmemengen voraus. Wenn das Hühnchen seine Eischale verlassen hat, so schleppt es zunächst noch einen Rest Eidotter als Nahrungsquelle mit sich herum[24]. Aber nun ist, nach Bildung des Vorhofes, etwas später auch des Ventrikels, Wärmeproduktion auf voller artspezifischer Höhe erreicht, so daß Magen und Leber jetzt auch aus von außen zugeführter Nahrung Blut, und d. h. die das Blut konstituierenden, im Blut enthaltenen und zum Gewebsaufbau dienenden Stoffe bilden können.

Aus alledem ergibt sich, daß die Befruchtung und die Vorgänge im rechten Vorhof den Naturforscher nicht nur vor ähnliche Fragen stellen. Beide — HARVEYs beide große Themen! — *Keimentwicklung und Blutfunktion bedürfen gleicher Methodik und stellen im Grunde ein einziges Problem dar!* Embryologie und „Haematologie" im Sinne HARVEYs, das sind nur zwei Aspekte ein und derselben Sache. „Eadem inquisitio est, quid sit in ovo, quod illum foecundum reddit, quid in ... ovario, quid in femina, quid denique in semine et gallo ipso; et quid sit in sanguine, puncto saliente, sive prima pulli particula genitali unde postea reliquarum partium ortus, fabrica et ordo promanent, quid in pullo ipso ..."

So faßt HARVEY in De generatione die von ARISTOTELES übernommene und fortentwickelte Principium-Theorie zusammen. *Was in der Embryonalentwicklung zuerst entstand, ist Werkstätte und Regulator aller folgenden Prozesse.* Die archē, das principium, der Anfang, — ob man vom befruchteten Ei ausgeht oder vom Blutpunkt am vierten Tage der Bebrütung: was zuerst da war, das läßt aus sich selbst alles weitere hervorgehen, als ortus und fabrica. Es reguliert die arttypische Abfolge der Embryogenese, wie genauso später den Ablauf aller physiologischen und pathologischen Prozesse im voll ausgereiften tierischen und menschlichen Organismus, bis zum Tode[25].

Als Mysterium bleibt die initiale Blutbewegung „aus eigener Kraft". Hat HARVEY tatsächlich eine so nebelhafte, unpräzise Vorstellung von den Ursachen räumlicher Bewegung?

Offensichtlich wurde in Harvey-Studien bislang nicht genug beachtet, daß die klassische Mechanik zur Entstehungszeit von De motu cordis noch nicht existierte. Es gibt, wie erwähnt, auch keinen Hinweis darauf, daß HARVEY Vorlesungen GALILEIs in Padua gehört oder dessen Schriften gelesen hätte. In Betracht käme der Siderius Nuntius, 1610 erschienen, und der Dialog über die Weltsysteme aus dem Jahre 1632.

Alles spricht dafür, daß sich HARVEY mit der physikalischen Fachliteratur seiner Zeit nicht intensiver beschäftigt hat. Aber wenn man in den erwähnten Schriften GALILEIs nachliest, was über die Entstehung von Bewegung gesagt wird, so stellt man fest, daß HARVEY nach solcher Lektüre kaum Anlaß gefunden hätte, seine Ansichten zu ändern. Denn auch GALILEI beruft sich häufig auf ARISTOTELES und stimmt ihm in wesentlichen Punkten zu. Salvati setzt in den Weltsystemen die Lehren des ARISTOTELES über natürliche und gewaltsame Bewegungen umständlich auseinander. „Natürlicher"weise, kraft einer ihnen zukommenden und nicht weiter analysierbaren Eigenschaft, bewegen sich beispielsweise Feuer aufwärts und Erde abwärts. Und auch die einst von ARISTOTELES auf die Himmelssphäre beschränkte „natürliche" Kreisbewegung komme sublunar vor, was vor GALILEI bereits CUSANUS und COPERNICUS angenommen hatten.

Mechanik und Dynamik des späteren Mittelalters und der beginnenden Neuzeit sind seit langem ein Hauptthema der Historiker der Naturwissenschaften. Es waren seit dem 16. Jahrhundert ungemein populäre Fragen; alle Gebildeten interessierten sich lebhaft dafür, zumal in Italien. Daß eine „natürliche", d.h.

keiner äußeren bewegenden Kraft bedürftige Kreisbewegung im Organismus der höheren Tiere und des Menschen vorkommt, mußte als Analogon zu den übrigen und seit langem bekannten „natürlichen“ Bewegungen Interesse, ja Aufsehen erregen.

Wenn man — ein weiteres Beispiel — KEPLERS „Harmonices mundi libri V“ aus dem Jahre 1619 zur Hand nimmt, die übrigens König Jakob I. von England gewidmet sind, dessen Leibarzt HARVEY war, so wird man auch in diesem Buch viele Ansichten HARVEYS sozusagen „bestätigt“ finden. KEPLER war davon überzeugt, daß mathematisch-mechanische Methodik und metaphysische Betrachtung in der Astronomie gleichrangige wissenschaftliche Verfahren sind. Eigenbewegung beweist Leben. Die Sterne sind eben deswegen beseelt. Diese alte biologisierende Physik, einst in der stoischen Schule entstanden, hatte sich auf vielen und verschiedenen Wegen erhalten (S. 105).

Auch in der „Astronomia nova“ KEPLERS würde HARVEY manche seiner Anschauungen bestätigt gefunden haben. Hier schreibt KEPLER, daß die Sonne, Mittelpunkt des Weltsystems, Quelle der Bewegung und der Wärme sei, die auf Erden alles belebe.

Entlehnungen und Abhängigkeiten ließen sich, wie die erwähnten Beispiele zeigen, beinahe nach Belieben spinnen. Nichts ist eindeutig belegt; Versuche eines solchen Nachweises dürften auch keine interessante Aufgabe sein. HARVEYS Vorstellungen bewegen sich so vollkommen im Rahmen seiner Zeit, daß es müßig wäre, über konkrete Beziehungen zu dem einen oder anderen Autor zu spekulieren. Es ist lediglich unser Vorurteil, das in HARVEY einen Vorläufer moderner naturwissenschaftlicher Physiologie sehen will und eben deswegen echtes Verständnis behindert.

Die „natürliche“, keines Antriebes bedürftige Kreisbewegung des Blutes, die HARVEY im bebrüteten Hühnerei entdeckt haben wollte, ist jedenfalls für jene Zeit nichts Unmögliches, sondern ein physikalisch naheliegender Befund [26].

Und doch ist es HARVEY nicht um solche Übereinstimmung mit den Physikern zu tun. Er will, im Gegenteil, die Eigengesetzlichkeit biologischer Vorgänge nachweisen und eine an ARISTOTELES anknüpfende Methodik der physiologischen Forschung entwickeln. Er will nicht zeigen, daß in der Physiologie die gleichen Gesetze gelten wie in der Mechanik und Dynamik. Es ist also im Grunde nicht richtig, entspricht nicht HARVEYS Intentionen, wenn ihn die neuere physikalische Physiologie als Vorläufer bezeichnet. Dabei hat HARVEY selbst, in scharfer

Kritik an der Atomistik des 16. Jahrhunderts und wohl bereits der Biologie des DESCARTES, eine solche Fehlinterpretation zurückgewiesen und in den erwähnten beiden Mitteilungen an RIOLAN wie in De generatione nachdrücklich bekämpft.

HARVEY will also nicht die Physiologie den Methoden der Mechanik und Dynamik ausliefern; er will sie vielmehr vor solchem Schicksal bewahren. Er will aber andererseits, wie jeder kritische Gelehrte in seiner eigenen Zeit, hinsichtlich aller in der Physiologie selbstverständlich enthaltenen mechanischen und dynamischen Teilprobleme nicht den anerkannten Resultaten der Naturwissenschaften widersprechen. Und das tut er, wie dargelegt, hinsichtlich der Eigenbeweglichkeit des Blutes eben nicht. Im Gegenteil[27].

Doch warum, zu welchem Zweck, bewegt sich Blut aus eigener Kraft? Aderlaßblut, dem lebenden Organismus entnommen, zeigt keinerlei Bewegung, koaguliert rasch und ist der Fäulnis ausgesetzt. HARVEY weist häufig darauf hin: eben dadurch erklärt sich die Kreislauffunktion! *Nur das in ständiger Bewegung gehaltene Blut bleibt warm, flüssig, beweglich, lebendig*. Deswegen auch sterben Teile des Körpers ab, die nicht mehr vom Blut durchströmt werden. Alle Gewebe sind aus Blut entstanden und werden deshalb durch ununterbrochene Zufuhr von calor innatus, aus den Arterien, warm, in gehöriger Konsistenz und Funktionstüchtigkeit erhalten.

Blut muß sich aber auch deswegen aus eigener Kraft bewegen, sagt HARVEY, weil es zu Beginn der Ontogenese zuerst entsteht, bevor Vorhöfe und Ventrikel des Herzens gebildet werden. Es pulsiert vom ersten Moment an, in dem man es erkennt (um es zu wiederholen: HARVEY stehen lediglich Vergrößerungsgläser fraglicher Qualität zur Verfügung). Hier wie überall zieht er phylogenetische Beobachtungen vergleichend zu Rate, denn er ist aus Beobachtung und experimenteller Erfahrung von der Richtigkeit der Theorie der archai überzeugt, wonach in der für einen bestimmten biologischen Prozeß charakteristischen Kette von Erscheinungen das jeweils vorangehende Glied „Ursache“ aller folgenden ist[28]. Deswegen das große Interesse an der Embryologie in der auf ARISTOTELES schwörenden naturwissenschaftlich-medizinischen Hochschule von Padua! HARVEY erwähnt kleine und undifferenzierte Tiere, die an Stelle des Herzens über einen eben noch sichtbaren Blutpunkt verfügen. Der Schluß sollte naheliegen, daß hier mit einem sehr feinen pulsierenden Herzen, an der äußersten Grenze der Sichtbarkeit, als Motor des Blutes zu rechnen ist. Warum zieht HARVEY diesen Schluß nicht? Verfügte er über weitere Indizien für seine These, wonach sich Blut von selbst bewegt[29]?

Die tierexperimentelle Methode, der HARVEY nach eigenem Zeugnis besonders wichtige Ergebnisse verdankt, war das Studium von Bewegungsvorgängen am absterbenden Herzen. HARVEY hatte in seinen vergleichend-physiologischen Untersuchungen festgestellt, daß die Bewegungen des Herzens auf phylogenetisch niedriger Stufe, also mit einer auf niedrigem Temperaturniveau arbeitenden animalen Thermodynamik, sehr viel langsamer ablaufen als am Herzen des Warmblüters. An solchen Tieren, z. B. Fischen, könne man leicht und überzeugend nachweisen, daß sich zuerst der Vorhof und, nach einer kurzen Pause, der Ventrikel zusammenzieht. HARVEY fand nun heraus, daß durch einen Kunstgriff der gleiche Effekt bei höheren Tieren erzielt werden könne; man müsse nur mit experimentell stark gesenktem Temperaturniveau arbeiten, d. h. kurz ante finem untersuchen, weil sich dann die Herzaktion verlangsamt und dadurch die Wärmeproduktion vermindert[30].

In solchen Studien, die in De motu cordis eine große Rolle spielen, wollte HARVEY eindeutig erkannt haben, daß sich das Blut mitunter noch, zu allerletzt, allein bewegt, nachdem alle Teile des Herzens ihre Kontraktionen bereits eingestellt haben. Er sah nicht, konnte ohne die uns heute selbstverständlichen Hilfsmittel nicht erkennen, daß es sich um feine fibrilläre Zuckungen im rechten Vorhof handelte.

Vielleicht hätte HARVEY diese Feststellung nicht so vollkommen überzeugt, und wahrscheinlich hätte sie für seine Kreislauftheorie und alle seine Forschungen nicht eine so enorme Bedeutung gewonnen, wenn sie für ihn nicht der experimentelle Beweis für die Richtigkeit der archē-Theorie gewesen wäre!

Der pulsierende und sich, infolge der bei jeder Bewegung auftretenden Wärme, rhythmisch vergrößernde und wieder verkleinernde Blutpunkt[31] ließ HARVEY am frischen lebendigen Naturobjekt, zweitausend Jahre nach dem von ihm so sehr bewunderten antiken Naturforscher, erkennen, wie diese Vorstellung von der archē als Anfang und Ursache eines jeden komplexen Naturgeschehens dereinst entstanden war. Es war das gleiche Naturobjekt gewesen, das bebrütete Hühnerei, an dem auch ARISTOTELES dieses „Gesetz" entdeckt hatte, nach dem, *was in der Ontogenese zuerst entstanden ist und dann die weitere Keimentwicklung sowie die Vitalität des reifen Organismus geleitet, unterhalten und reguliert hat, agonal zu allerletzt stirbt.* ARISTOTELES zieht diesen Schluß in De generatione animalium aus seinen embryologischen Herzstudien und fügt das bekannte Gleichnis an: es sei so wie auf dem Sportfeld, wenn der Schnelläufer, am Ziel angekommen, sich umwendet und wieder zum Startpunkt zurückgeht[32].

ARISTOTELES war davon überzeugt, daß mit den Methoden der Atomistik in der Biologie nichts zu erklären ist. In seinen zoologischen Studien hatte er ein neues, den komplexen physiologischen Prozessen besser angepaßtes Untersuchungsverfahren gefunden und aus ihm eine neue Art von „Ursachen" abgeleitet. Biologische Abläufe bilden ein Ganzes. Es herrscht eine sinnvolle Ordnung, und was zeitlich zuerst auftritt, ist nicht in mechanischem Sinne, wie es die Atomisten haben wollten, sondern in dieser teleologischen Betrachtungsweise Ursache, „Auslöser" sämtlicher in dem jeweiligen Zusammenhang nachfolgenden Phänomene.

Hier schien sich den Augen eindeutig darzubieten, was die aristotelischen Schriften überliefert hatten. Bevor sich nach dem vierten Tag der Keimentwicklung im bebrüteten Hühnerei die ersten Strukturen zeigen, ist *das Blut als aller Gewebe Anfang, archē oder principium* da. Es erfüllt das Postulat der aristotelischen teleologischen Biologie, wonach es als erstes vitales Gebilde die Muttersubstanz des gesamten Organismus ist und bis zum Tode bleibt. Nicht nur wird der tierische und menschliche Körper, unterstreicht HARVEY, aus dem Blut geschaffen; die Gewebe bleiben, als Produkte des Blutes, koaguliertes Blut, das ihr principium ist. *Und eben das beweist der Kreislauf!* Deswegen die rasche ständige Durchströmung des ganzen Organismus mit dem immer von neuem im Herzen erhitzten und vitalisierten Blut! Alle Gewebe, als Tochtergebilde des Blutes, können nur dann funktionstüchtig bleiben, wenn ihnen innere Wärme, ihre vitale Grundeigenschaft, unaufhörlich zugeführt wird.

Das Blut ist aber auch insofern „Anfang und Ursache", als es jede einzelne Herzaktion auslöst und je nach augenblicklichem Energiebedarf der Körpergewebe Schlagvolumen und Schlagkraft reguliert (vgl. S. 38). Und das Blut ist schließlich deswegen prior, weil das Herz als lebenspendendes Wärmezentrum des Körpers nur wirkt, solange seine Koronararterien mit vitalisiertem heißem Blut gefüllt sind. Die Herzmotorik frischt das Blut auf, gewiß, aber es ist dann eben *dies wieder belebte und belebende Blut,* nicht das Organ Herz, von dem als allererstem principium (S. 39) die Produktion neuer Lebensenergie ausgelöst wird.

HARVEY hat hiermit, sozusagen, ARISTOTELES, der das Herz ontogenetisch und physiologisch als archē, als Anfang des Organismus betrachtete, mit aristotelischer Methodik übertroffen. Er muß es als besonders schönen Erfolg empfunden haben, daß es mit dieser von ihm am Naturobjekt wiedergewonnenen, nun schon zweitausend Jahre alten Methode gelang, ein Hauptproblem der alten Biologie, die Frage nach der archē des Organismus, eindeutiger zu präzisieren und zu beantworten, als es einst ARISTOTELES gelungen war.

Nur aus diesem Zusammenhang ist die physiologische Bedeutung des Blutkreislaufes verständlich! Und das alles hat, wie man sieht, nicht gerade viel mit der Kreislaufphysiologie unserer Tage zu tun.

Wie sehr HARVEY glaubte, den Sinn und die Bedeutung der aristotelischen archē-These als einer ursprünglich physiologischen Theorie erfaßt zu haben, geht aus einer weiteren Eigenschaft hervor, die er dem Blut zuspricht. Das Blut ist nicht nur infolge seiner thermo-dynamischen Autonomie und Automatik Motor und Quelle der Vitalität. Seine Bedeutung erschöpft sich auch nicht darin, daß es Nährstoffe für die Keimentwicklung und den Ersatz verbrauchten Gewebes während des ganzen Lebens liefert. ARISTOTELES hatte vielmehr dem Herzen, das in seiner Physiologie die archē, die Ursache des Lebens ist, außerdem Sensibilität zugesprochen [33]. Er kannte das Nervensystem und seine Funktion nicht. Doch selbst wenn er sie gekannt hätte, würde er gewiß dem Herzen, als der archē des Organismus, aisthēsis, Empfindung in latenter Form zugeschrieben haben, entsteht doch das Zentralnervensystem in der Ontogenese später als das Herz [34].

Für HARVEY spielte diese Frage eine wichtige Rolle, weil eben das Herz, nach ARISTOTELES Quelle auch der Sensibilität, nicht primär entsteht, sondern sekundär aus dem Blut gebildet wird. Das Herz ist für HARVEY nicht mehr archē des Organismus. Es verfügt jedoch, nach den Resultaten seiner Tierexperimente, über die Fähigkeit, durch einen Impuls taktil gereizt zu werden (irritari) und auf diesen taktilen Reiz mit einem erheblich kräftigeren Impuls, einer Kontraktion, zu reagieren (excitari). *Das Herz ist ein Impulsverstärker.* Man kann es auch so sagen: weil Leben mit motus localis, mit impetus beginnt, muß der erste sensus, die ursprüngliche Art der Sensibilität sensus tactilis sein [35]. Sonst wäre die thermodynamische Selbstregulation, Voraussetzung animalischen Lebens, nicht möglich.

Kontraktilität, d. h. die vitale Fähigkeit, sich auf einen Reiz hin zusammenzuziehen, kennzeichnet jenes Organ, das sämtliche Bewegungen bei Tier und Mensch hervorruft, nämlich den Muskel. Das Herz ist ein Muskel wie jeder andere auch. Das war — in diesem Sinne — bereits GALEN bekannt und wahrscheinlich auch ARISTOTELES, meint HARVEY. Nur gehört das Herz zu denjenigen

Muskeln, die dem Einfluß des Willens entzogen sind und entzogen bleiben müssen, denn die Kreislaufautomatik steuert sich selbst in einem eigenen, in sich abgeschlossenen „Reglerkreis". Sie darf deshalb nicht durch Eingriffe gestört werden[36].

Nur das Muskelparenchym kontrahiert sich, nicht dagegen die mit ihm verbundenen Sehnen und Ligamente; letztere dienen vielmehr gewissen extrem beanspruchten Muskeln als fester Halt, damit sie besonders kräftige Bewegungen sowie Bewegungen gegen starken Widerstand ausführen können. So bilden Muskelfleisch und zugfeste verstärkende Fasern das spezifische Gewebe aller vitalen Motorik. Das contractile dabei ist jedoch (magis, sagt HARVEY vorsichtig) das Muskelparenchym, caro. Das sei rein morphologisch nicht leicht festzustellen, doch gelinge diese für die allgemeine Biologie so wichtige Unterscheidung, sagt HARVEY, eindeutig im physiologischen Experiment, d. h. wenn man Strukturen in Funktion untersucht[37].

Nach der archē-Theorie, jenem eigentümlichen Grundgesetz der aristotelischen Physiologie, kann *dem Herzmuskel die taktile Reizbarkeit wie auch die Kontraktilität nur das Blut vermittelt* haben. Hierfür sprechen aber auch Beobachtungen, die nach HARVEY jeder Arzt an seinen Patienten tagtäglich macht. Sobald der Zustrom des Blutes in einen Teil des Körpers gestoppt wird, beispielsweise beim Anlegen der Aderlaßbinde, tritt nicht nur Abkühlung ein, sondern es lassen auch nach einiger Zeit zuerst Sensibilität und später motorische Kraft nach. HARVEY führt diese Wirkung nicht auf eine Störung der — bald nach ARISTOTELES entdeckten — sensiblen Nervenleitung zurück, sondern auf Unterbindung der Blut- und damit Wärmezufuhr, wodurch das versorgte periphere Gewebe devitalisiert und folglich die periphere Rezeption der Sensibilität außer Betrieb gesetzt wird[38].

Diese elementare Sensibilität des Blutes funktioniert also nur, wenn genügend Wärme vorhanden ist[39]. Hier zeigt sich ein letzter bedeutsamer Zusammenhang hinsichtlich der Vorgänge im rechten Vorhof. Die art- und individualtypisch auf bestimmtem Niveau einregulierte Umschaltung der Thermodynamik an diesem Ort, dem principium des Herzens, bedarf gleichmäßiger optimaler Temperatur. Andernfalls müßte sie, dieser elementare sensus, versagen. Also setzt sensus calor voraus. Caliditate ad sensum, sagt HARVEY in diesem Kapitel von De motu loc. an. über die Bedeutung der caro, des Muskelfleisches, der Muskulatur. Durch Muskelbewegung wird (dynamothermisch!) Wärme erzeugt. Sie ist notwendig für die Sensibilität, für den sensus. Er fügt in Klammern bezeichnenderweise an,

„ergo corde sensus"! Der (durch motus erzeugte) calor ist ferner nötig ad motum. Das heißt ohne sensus, ohne impetus-regulierte Vorhofsaktion (und sensus seinerseits funktioniert eben nur bei hinreichendem calor) ist Muskelaktivität unmöglich. Ohne calor-Zufuhr aus dem Herzen in die Peripherie wird die Körpermuskulatur zur impetus-Erzeugung unfähig, sie wird schlaff und starr (segnis und torpidus). Die ganze Stelle in De motu locali animalium, Seite 88, so charakteristisch für die extrem verdichteten abstrahierenden Schlußfolgerungen HARVEYs, noch einmal im Zusammenhang: „Caliditate ad sensum: ... (ergo corde sensus); deinde calor ad motum et ad fovendum partes reliquas musculi quae segnia (es) et torpida (ae) sine calore." Schon in den Prelectiones von 1616 steht „calore tam ad sensum tam ad cibi concoctionem opus"[40].

Wie nahe war HARVEY mit dieser Annahme der *Hallerschen Lehre von der Irritabilität und der Sensibilität!* Es ist gewiß kein Zufall, daß GLISSON, Begründer der neueren Irritabilitätslehre, als einer der ersten De motu cordis zugestimmt und sich HARVEYs Ergebnisse zu eigen gemacht hat[41]. Aber HALLERS Sensibilität (der Begriff entspricht also, verwirrenderweise, HARVEYs Irritabilität[42]) ist eben nach HARVEY nicht ausschließlich eine Funktion des Zentralnervensystems, sondern sensibel sind auch die Muskeln sowie im Frühstadium der Ontogenese, entsprechend der archē-Theorie, bereits das Blut, von dem diese Fähigkeit des irritari, sensus, auf das Herz als das erste vom Blut gebildete Organ, sodann auf alle später entstehenden Muskeln und endlich das Zentralnervensystem übertragen wird.

Motorik und Wärme, in der biologischen Thermodynamik zum sich selbst regulierenden Blutkreislauf vereinigt, bewirken alle Vitalität. Daß drittens auch die *Sensibilität nach* HARVEY *ein vitales Elementarphänomen* ist, ergibt sich zwingend aus der S. 34 ff. geschilderten Herzautomatik. Wie dort ausgeführt, reicht die dem Blut eigene Bewegung, und dementsprechende Wärmebildung, nicht zur Entwicklung und Aufrechterhaltung höher differenzierter Lebewesen aus. Deswegen wird das Herz gebildet, als Verstärker der Thermodynamik des Blutes. Dieser „Hilfsmotor", der größere Energiemengen erzeugt, kann sich nun elastisch, in weiten Grenzen, den Anforderungen des Organismus während Arbeit und Ruhe anpassen, muß dabei jedoch dessen artspezifische thermodynamische Konstante innehalten. Diese grundlegende Funktion wird von HARVEY, wie erwähnt, der Irritabilität, d.h. der taktilen Sensibilität der Herzfaser zugeschrieben. Sie vermag Frequenz und Ausmaß der Kontraktion in der oben geschilderten Weise entsprechend dem Andrang des ins Herz zurückströmenden Blutes, und damit den Anforderungen der Körperperipherie, zu regulieren. *Exzitabilität ohne sie steuernde Irritabilität ist undenkbar.* Beide zusammen, d. h. also Kontraktilität mit Sensibilität, sind infolgedessen die unzertrennlichen Grundphänomene der animalischen Physiologie, „... animal ab inanimali ... difert sensu motu“ [43].

S. 51 ff. war erwähnt worden, daß es die klassische Mechanik zu jener Zeit noch nicht gegeben hat. HARVEY ist noch ganz der Ansicht des ARISTOTELES, daß bestimmten Grundstoffen, mag man sie nun für Elemente im Sinne der Atomistik halten oder nicht, eine „natürliche“ Bewegung eigen ist. Jede nicht natürliche, sondern gewaltsam einem Körper aufgezwungene Bewegung kommt hingegen dadurch zustande, daß dem bewegten Körper von seinem Beweger, beispielsweise beim Abschuß eines Projektils von dem zum Wurf ausholenden Schützen, bewegende Kraft übertragen wird. Die Diskussion um das Wesen dieses Vorganges, der Übertragung bewegender Kraft auf „natürlicherweise“ unbewegte Körper, begann in der späteren Antike und wurde seit dem 14. Jahrhundert erneut mit Leidenschaft aufgegriffen. Man kam jedoch lange Zeit nicht über — uns heute — verschwommen erscheinende Vorstellungen hinaus. Die bewegende Kraft sollte eine Art Qualität sein, eine geheimnisvolle Eigenschaft, die auf den bewegten Körper transplantiert wird. Später bemüht man sich nur darum, sie zu messen. Was diese vis motrix eigentlich ist, wird nicht früher als Ende des 17. Jahrhunderts gefragt. Gelöst werden konnte das Problem erst nach der Publikation der Arbeiten NEWTONS, — ein halbes Jahrhundert nach HARVEYS Tod [44]!

Während die Galenisten noch an der alten antiken Annahme festhielten, daß Bewegung nur in ständigem Kontakt mit dem movens zustande kommen kann, was hinsichtlich der Blutverteilung die aktive attractio der Arterien garantiert, hatte HARVEY experimentell nachgewiesen, daß das Herz mittels Kontraktion des linken Ventrikels eine Fernwirkung per impetum hervorruft. So erklären sich die uns etwas umständlich anmutenden Versuche, z. B. an dem von allen Gefäßen befreiten Herzen, und so wird wohl auch verständlich, warum HARVEY nicht die Frage beschäftigt, ob und wie in der Gefäßperipherie regulierende Kräfte die Blutverteilung steuern. *Die Fernwirkung des mit Gewalt sein Blut auswerfenden Herzens war die große und den Zeitgenossen einleuchtende Entdeckung* [45]. Sie war in mühsamer Überwindung obsoleter Vorstellungen von einer aktiven Mitwirkung der Arterien experimentell verifiziert und gesichert worden (S. 19). Das aus eröffneter Arterie oder eröffnetem Ventrikel im Strahl heraussspritzende Blut bewegt sich in der Luft wie ein Projektil, angetrieben durch den vom Herzmuskel applizierten impetus [46]. Versuche mit Ligaturen beweisen das gleiche [47].

Das Problem der vitalen Fernwirkung ist so alt wie Biologie und Medizin. Wie ist es möglich, daß der Organismus als Ganzes, als Einheit funktioniert? Die frühe materialistische Naturforschung nahm ihre Zuflucht zu beweglichen, alle Strukturen des tierischen Körpers mühelos durchdringenden Stoffen, d. h. zu Flüssigkeiten und dem windartig, gasförmig vorgestellten Pneuma. Humores und Pneuma erreichen über das Gefäßsystem jeden fernsten Ort des Körpers, und da sie in einem zentralen, den übrigen Geweben übergeordneten Organ — Herz oder Hirn oder Leber — als einheitlicher Stoff produziert und von dort aus über den gesamten Organismus verteilt werden, so erklärt es sich, daß alle Teile zusammenwirken, — gleich ob man diesen Effekt z. B. dem Pneuma oder dem Blut ohne weiteres zuschreibt oder solch einen schnell beweglichen Körperbestandteil lediglich als Transporteur entsprechender Kräfte betrachtet.

Die Frage nach den Fernwirkungen im tierischen Körper wurde einer neuartigen Antwort nähergebracht, seit man in Alexandrien genaue Kenntnis des zentralen und peripheren Nervensystems erarbeitet hatte. Entscheidenden Fortschritt brachte jedoch erst *der Begriff der Sympathie*, der aus der Schule der Stoa stammt [48]. Von dort übernahm ihn Galen; er verknüpfte diese allgemeinbiologische Theorie mit dem Nervensystem.

Hingegen konnte man mit *mechanischen* Fernwirkungen nicht mehr rechnen, seit Aristoteles in einer die Nachwelt offenbar fast ganz und gar überzeugenden Weise gelehrt hatte, daß Ortsbewegung nur in ständigem und unmittelbarem Kontakt zwischen bewegender Kraft und bewegtem Objekt stattfinden könne. Es blieb der Impetustheorie, die auf Hipparch zurückgeht, aber erst seit dem 14. Jahrhundert in der Naturforschung voll wirksam wurde [44], vorbehalten, der „exakten", d. h. der mit physikalischen Methoden arbeitenden Biologie neue Impulse zu geben. Sie setzten vor Harvey ein, doch erst die Lehre vom Blutkreislauf hat die Physiologie in diesem Sinne revolutioniert, weil sie *das zentrale Problem der Blutbewegung mit der Impetustheorie verband* und weil sie in der Lage war, die Richtigkeit dieser Theorie tierexperimentell zu beweisen (vgl. Kapitel 7, S. 65 ff).

Man hatte sich schon lange vor Harveys Zeit Gedanken über quantitative Beziehungen bei der Übertragung motorischer Kraft gemacht. Buridan stellte im

14. Jahrhundert die These auf, daß in streng quantitativer Relation ein umso stärkerer impetus erfolgt, je schneller die bewegende Kraft auf das Projektil wirkt. Der in Bewegung gesetzte Körper kann ferner umso stärkere Impulse aufnehmen, je mehr Materie, Masse, er hat bzw., falls es sich um einheitlichen homogenen Stoff handelt, entsprechend dessen Volumen [49].

So ist es zu begreifen, daß HARVEY quantitative Beziehungen zwischen Kraft der Herzkontraktion und impetus des durch die Herzkammern beförderten und endlich vom linken Ventrikel in die Kreislaufperipherie ausgeworfenen Blutes annimmt. Am eröffneten Herzen oder nach Arteriotomie wird deutlich, daß sich das Blut in der Luft rhythmisch jeweils stärker bzw. schwächer in der Systole bzw. der Diastole fortbewegt. Als Aristoteliker bewundert er daran die Zweckmäßigkeit, die auf göttlichen = natürlichen Intellekt hinweisende vitale Leistung. Daß es sich um eine experimentell faßbare, quantitativ-mathematisch auszudrückende Relation handeln könne, dieser Gedanke ist HARVEY in den langen Jahren der circuitus sanguinis-Forschung bis 1628 nicht gekommen (S. 66).

Die Impetus-Theorie, in der seit dem 14. Jahrhundert entwickelten Form, ist eine wichtige Voraussetzung der Harveyschen Kreislauftheorie. Zu ARISTOTELES' wie auch noch zu GALENs Zeit herrschten andere Vorstellungen vom Wesen der Übertragung bewegender Kräfte.

Impetus im Organismus setzt taktile Sensibilität voraus, wie wir sahen. D. h. Steuerung motorischer Fernwirkung, wie sie in dem vom Herzen erzeugten gewaltigen Blut-impetus vorliegt, kann in einem Lebewesen, das auf spezifischem thermodynamischem Niveau einreguliert sein muß, nur erfolgen, wenn ein vitaler Rezeptor regulierend eingreift. So zwingt die Entdeckung des Blutkreislaufes zur Annahme von nicht nur einer, sondern von zwei verschiedenen vitalen Grundeigenschaften, nämlich irritari und excitari. HARVEYs glänzende Reduktion des bis dahin für äußerst verwickelt gehaltenen Vorganges der Blutbewegung auf eine einzige mechanisch wirkende Kraft kompliziert sich infolgedessen für die mit mathematisch-physikalischer Methodik arbeitenden Biologen der auf die Publikation von De motu cordis folgenden Jahrzehnte in enttäuschender Weise. Solange in der Physiologie der strengen Galenisten „natürliche" organische Bewegungsvorgänge auf Situationen beschränkt bleiben, in denen bewegender und bewegter Körperteil miteinander in unmittelbarem Kontakt stehen, also abstoßende und anziehende Kräfte *per continuitatem* innerhalb einer Körperregion (und schließlich Zug um Zug und Druck um Druck auch im gesamten Organismus) auf dehnbare

Gewebe und insbesondere Körperflüssigkeiten übertragen werden, ist ein rein mechanischer, allein durch die anatomische Struktur des Organismus bedingter Gleichgewichtszustand denkbar. So ist es auch zu begreifen, daß GALEN hinsichtlich der „natürlichen“ Organ*motorik* — Verdauung, Atmung, Blutbildung, Blutverteilung, calor innatus-Produktion usw. — ohne Nervensystem auskommt. Übergeordnete zentrale Steuerung ist für ihn nicht erforderlich. Ganz in diesem Sinne vergleicht er Blutleitung und Blutverteilung im Körper mit der künstlichen zentralen Bewässerung eines zweckentsprechend angelegten Terrassengartens[50]. HARVEY andererseits, überzeugt davon, daß als principium des erwachsenen Lebewesens die vom Herzen übertragene gewaltsame Blutbewegung wirkt, muß nach einem „Regler“, einem Regulator für automatische, von äußeren Einflüssen unabhängige Steuerung dieses impetus suchen[51]. Er findet ihn in taktiler Sensibilität, sensus, anfänglich (in der Ontogenese) des sich selbst bewegenden Blutes, später der Muskulatur des rechten Vorhofes.

Die Herzmotorik dient, wie wir sahen, der Erzeugung vitaler Wärme, der Bewegung und Verteilung des sämtliche Gewebe und Organe ernährenden Blutes und damit deren ständiger Belebung. Auf höherer Stufe wiederholt sich das Problem der vitalen Regulation dann noch einmal im Zusammenspiel der Körpermuskulatur[52]. Das 1959 veröffentlichte unabgeschlossene Arbeitsmanuskript HARVEYs De motu locali animalium setzt sich mit diesen Fragen auseinander. *Das Zentralnervensystem dient der Koordination der gesamten Körpermotorik,* nicht nur der zum Bewußtsein vordringenden Sensibilität und der Willkürmotorik. HARVEY untersuchte aus diesen Gründen Anomalien der Körpermotorik bei Störungen der Sensibilität[53]. Darauf und auf antike Vorstufen einzugehen würde hier zu weit führen.

Der tierische Körper unterscheidet sich, wie dargelegt, nach HARVEY von dem der Pflanze und von der unbelebten Welt durch diese Fähigkeit gewisser Gewebe, nämlich der Muskulatur, auf Außenreize in Form von Stoß und Zug mit Kontraktion und Dilatation zu reagieren. *Der tierische Organismus vermag impetus zu übertragen, impetus zu verstärken und impetus zu regulieren,* indem sich seine Muskeln aktiv zusammenziehen und wieder erschlaffen, und all das in wohlregulierter, durch Sensibilität zweckentsprechend abgestimmter Weise. Diese Fähigkeit des „... dilatari et contrahi . . . ad pulsum tractum“ bildet, so folgert HARVEY, das geheimnisvolle Medium, das Bindeglied, *den Übergang zwischen Körper und Seele,* „unde medium inter animam et corpus“. Und er fügt, wie so oft, einen anschaulichen Vergleich hinzu, — nämlich die Seele wirke auf den Körper ein „sicut flexus medium quod movetur et movet et facillime patitur ...“; genauso wie ein Gelenk das, was bewegt wird, mit dem, was diese Bewegung verursacht, verbindet (Gliedmaße und bewegender Muskel), d. h. wie es diese Wirkung des movens aufs motum mit größter Leichtigkeit spielend überträgt[54].

7.

Omnes motus a contractione[1]

Harvey war die Impetus-Theorie wohlbekannt, was sich in seiner Zeit, und für einen Doktor der venezianischen Hochschule, von selbst versteht. Er verwendet den terminus technicus „impetus“ (als Synonyma auch impulsus, ictus, vis oder vis et impetus) in allen seinen Schriften an zahlreichen Stellen im Sinne der Impetus-Theorie. Er resümiert die Impetuslehre außerdem in De generatione, und zwar am klassischen Beispiel der Impulsübertragung auf ein Projektil.

Fassen wir aus dem bisher Entwickelten zusammen: Leben ist ein energetisches Problem. Leben tut sich andererseits kund, und ist, Bewegung. Alle Bewegung höherer Lebewesen stammt jedoch von Zusammenziehung eines vital-kontraktilen Gewebes, des Muskelparenchyms. Omnes motus a contractione. Bewegung aber erzeugt Wärme, und Wärme vermag wiederum Bewegung hervorzurufen.

Der Ort im Organismus des erwachsenen Menschen und der höheren Tiere, wo Anfang und Ursache, archē, principium des Lebens lokalisiert werden müssen, ist das Herz. Es entläßt das lebenspendende Blut aus dem linken Ventrikel mit optimaler Hitze, d. h. gemäß dem jeweiligen artspezifischen und individualtypischen Temperaturniveau, und zusätzlich mit einem kräftigen — für Harveys Zeit: überraschend gewaltsamen — impetus, „wie mit einer Spritze herausgeschleudert“[2]. Das ursprünglich, und natürlicherweise, aus eigener Kraft sich fortbewegende Blut wird während der Herzpassage durch den von der Herzmuskulatur erzeugten impetus erhitzt und zum Schluß von der Wand des linken Ventrikels mit einem kräftigen Impuls in die Arterien befördert.

Nun ist aber alles wissenschaftliche Streben HARVEY's letztlich auf die archai im Sinne des ARISTOTELES gerichtet. Er bemüht sich, die breiten Lücken zwischen dessen abstrakten Begriffen und den Phänomenen, wie man sie am Naturobjekt beobachten kann, lebensfrisch auszufüllen, um zu zeigen, wie eins mit dem anderen zusammenhängt.

Im Hinblick auf dieses Ziel ist seine am Anfang dieser Untersuchung erwähnte und auf den ersten Blick erstaunliche Schlußfolgerung zu begreifen, daß nicht nur 1. das Herz Blut unter hohem Druck auswirft, sondern daß es 2. außer diesem Impuls der Ventrikel keine anderen, Blutströmung und Blutverteilung regulierenden Kräfte gibt. Diese kühne Behauptung überrascht, da HARVEY, wie wir sahen, alles daran lag, die Eigengesetzlichkeit biologischer Prozesse gegenüber denen der leblosen Natur nachzuweisen. Und bezeichnenderweise hat dann auch GLISSON in dieser Hinsicht bereits eine wichtige Korrektur der Kreislauftheorie vorgenommen [3].

Für HARVEY ist es einzig und *allein der impetus, den das Herz dem Blut verleiht,* der letztlich Leben erzeugt und somit — als Anfang und Ursache vitaler Phänomene — Leben ist. Beginnt doch tierisches Leben beim Hühnchen am vierten Tag der Embryonalentwicklung mit „natürlicher" Kreislaufbewegung des Blutes, — ein Mysterium wie die „natürliche" Aufwärtsbewegung leichter und die „natürliche" Abwärtsbewegung schwerer Stoffe. Stetige Zunahme des impetus kennzeichnet sodann, wie wir sahen, und verursacht Phylogenese und Ontogenese höherer Tiere. Bewegung liefert Wärme, Energie für die übrigen Lebensäußerungen, die allesamt im Blut (und in allen, letztlich vom Blut gebildeten, Geweben und Organen) potentiell angelegt sind und, unter Energiezufuhr, nach einer von Gott vorherbestimmten Ordnung aktualisiert werden können.

Wo sich zu Beginn der Embryonalentwicklung Bewegung zeigt, *wo impetus wirkt, ist Leben* entstanden. Drum „lebt" der Vorhof des Herzens früher als dessen Ventrikel. Und wo sich im sterbenden Organismus zuletzt noch Bewegung kundtut — ebenfalls im rechten Vorhof —, dort weilt noch kurz ante finem, nachdem der ganze übrige Organismus bereits abgestorben ist, ein allerletzter Funke Leben [4]. Wenn man bei Versuchen am bebrüteten Hühnerei, so berichtet HARVEY, den Augenblick erwischt, in dem erstmals das punctum saliens, der pulsierende Blutpunkt, zu sehen ist, so kann es vorkommen, daß er jeweils in der „Systole" verschwindet, in der „Diastole" aber wieder zu sehen ist, so daß dies Geschöpf „... die erste Lebenszeit gleichsam zwischen Gesehenwerden und

Nichtgesehenwerden wie zwischen Sein und Nichtsein verbringt". Hier kommt und geht, entsteht und vergeht tierisches Leben, so scheint es, mit jeder einzelnen rhythmischen Aktion.

In diesem Zusammenhang beschäftigt sich HARVEY auch mit jenen wenig differenzierten Tieren, die kein Herz und kein Blut haben. Sie widersprechen seinen Thesen keinesfalls. Sie benutzen nämlich ihren ganzen Körper als Herz [5]. Austern beispielsweise oder Schwämme pulsieren mit dem gesamten Leib, rufen dadurch Bewegung und Wärme hervor, und so ist „ein solches Tier gleichsam ganz und gar Herz". Ja, es gibt Tiere, die im Winter keine Pulsationen zeigen, dann also wie Pflanzen leben. Im Frühjahr setzt jedoch der Puls wieder ein. Nun sind sie wiederum Tiere. Man könne sie als „Pflanzentiere" bezeichnen [6].

Im Hinblick auf diese, mit aristotelischer Methodik (S. 81 ff.) erforschte „Ursache" tierischen Lebens, den impetus als vitale Grundkraft, wendet sich HARVEY gegen die Ansicht GALENs, daß es die Leber sei, die Blut bilde und darum „Anfang und Ursache" sämtlicher Lebensprozesse sein solle. „In der Leber ist nichts nachzuweisen, was impetus ausüben könnte, keinerlei antreibende Kraft [7]."

Diese biologische Impetus-Theorie ist unvereinbar mit der Physiologie GALENs. HARVEY bringt aber durch sie Physiologie und Pathologie in Einklang mit den exakten Naturwissenschaften seiner Zeit, und eben deswegen ist der ganze Aufruhr um seine Kreislauftheorie im siebzehnten Jahrhundert so begreiflich! HARVEY befand sich dabei übrigens nicht in ausgesprochenem Widerspruch zu ARISTOTELES, denn gewisse Textstellen in den aristotelischen Schriften deuten darauf hin, daß phora, räumliche Bewegung, die allem Geschehen ursprünglich zugrunde liegende Veränderung ist. Naturerkenntnis ist infolgedessen in allererster Linie Erkenntnis des motus, d. h. seiner Ursache, seiner Regulation, seiner Wirkungen. „. . . de motu cognoscere est maxime Naturam cognoscere . . . [8]."

Nicht genug kann man darauf hinweisen, daß der Physiologe von heute in HARVEYs De motu cordis niemals Kenntnis der klassischen Mechanik voraussetzen darf! Ein Fehler, der in der Regel mehr oder weniger deutlich gemacht wird und die Interpretation dieser klassischen Schrift verfälscht. Schon in ihren ersten Arbeiten über die Impetustheorie hat ANNELIESE MAIER bekanntlich betont, daß man sich merkwürdigerweise lange Zeit über das Wesen der vis impressa, diesen impetus, völlig im unklaren war. Früher, so noch in HARVEYs De motu cordis, gilt er — für unser Gefühl reichlich verschwommen — als eine Art Qualität. Später wird er nur gemessen. Erst Ende des siebzehnten Jahrhunderts wurde gefragt, was er ist. Für das Verständnis von De motu cordis ist es daher besonders wichtig zu beachten, daß HARVEY trotz umfangreicher jahrelanger experimenteller Forschung *keinen Versuch einer genaueren Messung der durch die Herzmotorik bewegten Blutmengen vorlegt*. Er gibt lediglich eine merkwürdig grobe, und falsche, Schätzung. Man begreift diese Zurückhaltung aber sofort, wenn man sich vor Augen hält, daß HARVEY mit Kraftübertragung im Sinne der klassischen Mechanik nicht rechnet, eben gar nicht rechnen kann! An dieser Stelle, an der für den modernen Physiologen die Meßkunst zu sprechen hätte und eine mathematisch exakt faßbare Relation mit Selbstverständlichkeit erwartet würde, steht für HARVEY der sensus, die vitale irritari-Funktion der Herzmuskulatur. Hier, „medium inter anima(m) et corpus" (S. 62), wirkt Natur = Gott (S. 69), d. h. es liegt *ein vitales Phänomen* vor, nicht weiter analysierbar. Gewiß lassen sich vom Herzen geförderte Blutmengen bestimmen, aber was HARVEY fasziniert, ist die sinnvolle und doch für den Naturforscher unergründlich-wunderbare Regulation als solche [9].

HARVEY verwendet bezeichnenderweise dieselbe Formulierung — und nur in diesen beiden Fällen — bei der Charakterisierung des Eies, des primordium, „... est medium inter animatum et inanimatum" [10]. Denn wie im kalten leblosen Blut Vitalität = calor potentiell schlummert und bei jeder Herzaktion durch den initialen Wärmestoß und die darauf folgenden Kontraktionen geweckt wird, so ist das Ei Bindeglied zwischen zwei Generationen eines genus, — leblos, bis durch den impetus der Zeugung pflanzenhafte, vom vierten Tage der Bebrütung an animale Vitalität aktualisiert wird (S. 44). Gewiß kündigt HARVEY in De motu cordis an, er wolle später publizieren, „quantum in unoquoque protrudatur singulis pulsationibus, et quando plus et quando minus, et qua de causa ...", aber es heißt eben bezeichnenderweise, *wann* mehr und *warum* mehr [11]. Hätte HARVEY hier ein vorwiegend quantifizierbar-mathematisches Problem gesehen, so würde er sich frühzeitig darauf konzentriert und sich nicht über zehn Jahre lang experimentell alle nur denkbaren Fragen, diese ausgenommen, vorgelegt haben [12].

Macht man sich das klar, so versteht man also, warum HARVEY den Vorgang der Befruchtung mit der Impetuserzeugung im rechten Vorhof vergleichen konnte. *Beide Male handelt es sich um vitale, um dynamische Einwirkung*, nicht um physikalisch — in unserem Sinne — faßbare Mechanismen. So wie per impetum der sensus der Herzmuskulatur, in letztlich unerforschlicher Weise, aktiviert wird, so löst impetus im Ei die Befruchtung vitaldynamisch aus, — ohne materielle, ohne stoffliche Wirkung [13], ähnlich wie in der aristotelischen Triebphysiologie orexis durch ein spezifisches orekton immateriell ausgelöst wird.

De motu cordis setzt sogleich zu Beginn der Darlegung eigener Befunde, im zweiten Kapitel, mit Beweismaterial für diese neue physiologische Impetustheorie ein. In dem streng und klar systematisch disponierten Gedankengang taucht dann frühzeitig das aus der Impetustheorie abgeleitete Postulat auf, daß es im Organismus keinerlei anziehende Kräfte geben könne. Und im letzten Kapitel heißt es dann an entscheidender Stelle, „... neque cor neque aliud quidquam se ipsum distendere sic potest, ut in se ipsum attrahere ... possit ... sed omnem motum localem in animalibus ... constat a *contractione* alicuius particulae ...“

Dieser *Ausschluß anziehender Kräfte aus der Physiologie und Pathologie* widerspricht radikal der Physiologie GALENS [14]. HARVEY ist sich dessen vollkommen bewußt. So spielt dann begreiflicherweise diese kühne — und wie wir wissen: falsche — These eine besondere Rolle in der Auseinandersetzung mit der Medizin seiner Zeit.

Als GALEN in der römischen Kaiserzeit seine allgemeine Biologie schuf, blickte er auf jahrhundertealte Entwicklung medizinischer Theorien zurück. Der Versuch, die Rätsel des Lebens auf einen einzigen Stoff oder eine einzige Kraft zurückzuführen, hatte viele Ärzte vor seiner Zeit bewegt. GALEN stand allen diesen älteren Hypothesen ablehnend gegenüber [15].

Vergegenwärtigt man sich, daß HARVEY, recht ähnlich wie ARISTOTELES und auch GALEN, eine rein mechanische Theorie physiologischer Vorgänge zurückweist, so ahnt man den besonderen Reiz der medizinhistorischen Fragestellung, deren weiterer Rahmen mit der vorliegenden Studie nur angedeutet werden kann. HARVEY, der Aristoteliker, sucht — durch umfangreiches experimentelles Material angeregt oder bestärkt — Methodik und Erkenntnisse des ARISTOTELES mit der Impetustheorie seines Jahrhunderts in Einklang zu bringen. Dies ist ein Kernpunkt nicht nur des Themas dieser Untersuchung, sondern es ist überhaupt eines der interessantesten medizinhistorischen Probleme der beginnenden Neuzeit. Denn mit HARVEY verlagert sich die Kernfrage der allgemeinen Biologie, die Frage nämlich, was letztlich Leben kennzeichnet und von der leblosen Natur unterscheidet — in eigentümlicher und sehr starrer Weise einerseits durch die aristotelische Methodik, andererseits durch die Impetustheorie fixiert — auf das von ihm klar erfaßte und in dieser Form neue Problem der impetus umsetzenden und regulierenden Irritation und Exzitation, oder, um mit HALLER zu sprechen, der Sensibilität und der Irritabilität.

Anziehende Kräfte, attractio, gibt es nicht [16]. Ausgedehnt werden bedeutet Erleiden [17]! Das heißt dort, wo anziehende Wirkung zu beobachten ist, muß es sich um die Folge eines impetus handeln. Wie ein Schwamm durch impetus zusammengedrückt wird und dann sekundär, wenn er sich wieder zu seiner natürlichen Größe ausdehnt, Wasser anzieht, so ist es überall im Organismus, wo wir attractio bemerken [18]. Ein Vakuum gibt es nicht [19]. Wo also durch stoßende Kräfte ein in sich abgeschlossener Raum passiv, durch „Erleiden" erweitert oder schwammartiges Gewebe zusammengepreßt wurde, folgt scheinbar aktive Anziehung beweglicher Stoffe. Alle attractio, folgert HARVEY, kommt in dieser Weise zustande, „... pulsus prior tractu, promittere enim necesse trahens" (pulsus, impetus geht stets voran, alle Anziehung ist Folge eines impetus, und was zieht, muß sich zuvor dehnen; HARVEYs Latein ist mitunter etwas seltsam) [20].

Die enorme, HARVEY wie alle seine Zeitgenossen überraschende Gewalt des vom linken Herzventrikel erzeugten impetus stellt eine so starke Kraft dar, daß hierdurch nach der Meinung dieser Forscher das „Energiebedürfnis" des Organismus vollauf gestillt wird. Wie in einen Handschuh geblasene Luft augenblicklich, mit einem Schlag, alle Finger gleichmäßig prall füllt, so wird dieser gewaltsame impetus ungehemmt auf den ganzen Organismus übertragen, „... universum corpus arteriae respondet as my breth in a glove" [21].

Die Impetustheorie, so wie sie nun im siebzehnten Jahrhundert entwickelt wurde, verdankt HARVEY viel. Er hatte, so meinte man, nachgewiesen, daß Physiologie und Pathologie letzten Endes auf diese eine Kraft, auf den impetus zurückzuführen sind. Sieht man genauer hin, so ist das alles aber eher eine Konsequenz der aristotelischen Physik und Biologie, jedenfalls im stärker kausalgenetisch eingestellten Zeitalter HARVEYs. Diese (HARVEYs) Vorstufe der modernen Naturforschung wäre also noch von ARISTOTELES ausgegangen. Eben das ist CROMBIEs Meinung [22]. Diese Folgerung, wonach alles Geschehen impetus ist, wird dann im siebzehnten Jahrhundert in den Naturwissenschaften zum Dogma erhoben. Deswegen weigerte sich beispielsweise GALILEI, anziehende Kräfte als Erklärung von Naturvorgängen gelten zu lassen. Und noch NEWTON hat sich, am Ausgang dieser Epoche, nicht entschließen können, attractio als Naturkraft anzuerkennen, obgleich er dank seinen Studien über die Gravitation das exakte Beweismaterial in Händen hielt. Aber das wäre eben ein Rückfall in barbarismum physicum et occultas Scholasticorum qualitates gewesen, wie LEIBNIZ das Bleigewicht dieses für die ganze Fortentwicklung der Naturwissenschaften so folgenschweren Postulates seines Jahrhunderts charakterisiert hat [23].

Versetzen wir uns noch einmal in HARVEYs Situation, nachdem früher oder später, auf alle Fälle vor Niederschrift von De motu cordis, die bisher aufgeführten Gedanken seine Arbeitsweise bestimmt hatten. *Alle bewegende Kraft reduziert sich auf impetus, und impetus liefert die für sämtliche vitalen Prozesse erforderliche „Energie", den calor innatus.* Aber es wäre lächerlich, meint HARVEY, aus einem so einfachen und letztlich alles Geschehen in der Welt hervorrufenden Prozeß die Vielfalt vitaler Erscheinungen erklären zu wollen. Er spottet über die Alchemisten, die meinen, auf derart einfache Weise, ausschließlich und allein mittels Wärme, könne man Stoffe verschiedenartigster Qualität konzentrieren und separieren und dadurch alle — scheinbaren — Umwandlungen der Materie erzeugen. Es ist übrigens, wie nur beiläufig erwähnt sei, interessant, daß der erste und ständige Leibarzt von König Jakob I., TURQUET DE MAYERNE (1573—1655), leidenschaftlicher Alchemist war (auch HARVEY war Leibarzt und wurde dann später, als ebenfalls erster Leibarzt, sein Nachfolger).

Wärme ist = „Energie", aber *sie allein* kann niemals komplizierte und hochdifferenzierte organische Stoffe, geschweige denn Lebenserscheinungen hervorrufen. Hierbei handelt es sich vielmehr um „natürliche" Prozesse, d. h. unerforschliche, von Gott auf geheimnisvolle Weise zu Weltenanfang geschaffene Entwicklungsmöglichkeiten, so „natürlich" wie die „natürlichen" Bewegungen (S. 51), die der Mensch bei all seinen wissenschaftlichen Bemühungen als Elementarphänomene anerkennen muß, — nicht weiter analysierbar und deswegen auch nicht zu beeinflussen [24]. Solche natürlichen Prozesse, insbesondere die in Organismen wirkenden, sind dadurch charakterisiert, daß sie gewisse Zeit benötigen, eine Entwicklung durchmachen, nach einer bestimmten Ordnung und in aufeinanderfolgenden Stufen auf ein für sie charakteristisches Ziel hin ablaufen, und daß die daran beteiligte Materie, deren Masse konstant bleibt, unter Wärmeverbrauch qualitative Veränderungen erleidet.

Alle diese Naturprozesse nehmen also, praktisch von außen unbeeinflußbar, ihren von Gott vorherbestimmten Lauf [25]. So kann HARVEY dem Glaubenssatz der Renaissancephilosophie aus vollem Herzen zustimmen: *Natur ist Gott, Gott offenbart sich dem Menschen in der Natur.* Es ist die den Naturdingen inhärente Ordnung, Voraussicht und Zielstrebigkeit, die Gottes Gegenwart offenbart. Oder anders ausgedrückt: im Aufwärtsstreben leichter, im Abwärtsstreben schwerer Materie nicht weniger als in der Ontogenese nieder- wie hochdifferenzierter Tiere (vgl. Kap. 8, Anm. 15) offenbart sich höchste Intelligenz, die vom Naturforscher lediglich in ihren Wirkungen registriert, niemals aber kausalgenetisch analysiert werden kann, „... cumque omnia summa providentia et intellectu peragantur, divini numinis praesentiam clare comprobari“ [26]. Bevor diese ihnen innewohnende Entwicklungstendenz einsetzen kann, müssen folglich alle dabei wirksam werdenden Kräfte und Stoffe potentiell vorhanden und gegenüber störenden Einflüssen der Umwelt abgeschirmt sein. Eine so komplexe und so streng geordnet ablaufende Entwicklung kann und darf nicht von den stets wechselnden Bedingungen der Umwelt abhängen, sonst könnte sich Leben nicht auf der Erde entfalten. Sie ist aber auch nicht möglich ohne exakt dosierte und gesteuerte Energieproduktion, die ihrerseits undenkbar wäre, wenn das primordium frei mit der Umwelt kommunizierte. *Ein „geschlossenes System“ ist Voraussetzung des Lebens.* Es kann kein Lebewesen entstehen, ohne daß zuvor ein primordium, ein Ei, gebildet worden ist. Ganz gleich, ob es sichtbar als Samenkorn einer Pflanze oder als Ei eines Vogels vor uns liegt, oder ob sich dieses primordium, wie bei höheren Tieren, der Sinneswahrnehmung entzieht. Omne vivum ex ovo, — *ovum als abstrakter Begriff* in der für HARVEY so charakteristischen Weise gemeint [27]!

„Natürlich“ bedeutet bei HARVEY, in diesem Sinne, von Gott gemacht, und das heißt eben: unerforschlich, ein Mysterium [28]. Der flüchtige HARVEY-Leser könnte meinen, der Entdecker des Blutkreislaufes verwische die Grenzen zwischen Biologie und Theologie. Das trifft aber nicht zu. HARVEY selbst spottet, es sei absurd, Götter vom Himmel auf die Erde herabzuzerren und um Hilfe zu rufen, wenn man naturwissenschaftliche Probleme lösen müsse.

Die 1. energieliefernden thermodynamischen Prozesse und die 2. natürlichen Abläufe, „natürlich“ im soeben besprochenen Sinne, reichen nun aber zur Erklärung biologischer Phänomene nicht aus. Es bedarf 3. noch zusätzlich der Auslösung dieses natürlichen, jedoch nur potentiell angelegten organischen Geschehens, und es bedarf ferner 4. andauernder und diesen „natürlichen“ Entwicklungen in allen Phasen gerecht werdender Steuerung der energieliefernden Prozesse. Hierin unterscheidet sich Leben von lebloser Welt, und diese auslösenden und steuernden Prozesse sind, im Gegensatz zu den natürlichen Prozessen, wunderbarerweise menschlicher Experimentierkunst, also naturwissenschaftlicher Kausalforschung im modernen Sinne zugänglich.

HARVEY spricht es immer wieder mit Überraschung aus, wie staunenswert es sei, daß man beispielsweise das herausgeschnittene und abgekühlte Herz durch Applikation irgendwelcher Form von Wärme wieder zum Leben, zur Bewegung erwecken könne, solange es noch einen letzten Funken seiner eigenen eingeborenen Wärme in sich trage. Ein ebenso großes Wunder sei es, daß im allerfrühesten Stadium der Embryonalentwicklung der Experimentator durch Berührung des pulsierenden Blutpunktes mit einer feinen Nadel dessen Rhythmus variieren könne. Kurz, HARVEY weiß nicht, worüber er mehr staunen soll, über die Kunstfertigkeit des Weltenschöpfers oder darüber, daß es Gott dem Menschen ermöglicht habe, in dieses Wunderwerk tierexperimentell einzugreifen.

So wurden, vorherbestimmt durch ARISTOTELES, durch die Impetus-Theorie und vor allem abgeleitet aus HARVEYS Experimenten, Irritabilität und Exzitabilität die großen Themen der Biologie in der auf HARVEY folgenden Zeit. Irritabilität (= Sensibilität in HALLERS Sinn) geht voran, d. h. jeder impetus muß durch sensus gesteuert sein. *Movent animalia sensus,* kann HARVEY in diesem Sinne sagen; es sind die sensus, die „Empfindungen", die alle motus auslösen und dosieren [29].

Das sehr gewagte Postulat, das, wie wir sahen, aus der Impetustheorie gefolgert wurde, wonach es keine anziehenden Kräfte, keine attractio in Lebewesen, wie auch sonst in der Natur, geben dürfe, bereitete HARVEY in seinem Bestreben, der Biologie und Physiologie der Antike das empirische Korrelat und die ihnen angepaßte experimentelle Methodik zurückzugewinnen, große Schwierigkeiten. Er hatte dabei begreiflicherweise nicht immer eine so glückliche Hand wie bei der *Erklärung des Aderlasses* [30]. Legt man eine Staubinde an, so sammelt sich das Blut nicht, wie man bisher annahm, infolge einer attractio an, die von dem durch Kompression geschädigten Gewebe ausgeht. Das Blut läuft nicht deswegen in großen Mengen aus den Venen herbei, weil sämtliche Teile des Körpers dank der deponierenden Kraft, die sie auf geschädigte Partien ausüben, überflüssiges und daher schädliches Blut zum strangulierten Arm entsenden, sondern entsprechend den einfachen, von HARVEY entdeckten Gesetzen der Kreislaufmechanik.

Doch wie wir heute wissen, war schon die Deutung der *Vorgänge im rechten Vorhof,* mit denen sich HARVEY so intensiv beschäftigt hat, im wesentlichen falsch. Das heißt, HARVEY hat zwar richtig erkannt, daß der Schrittmacher des Herzens in der Wand des rechten Vorhofes zu suchen ist, aber das ihn schon bei der Ausarbeitung von De motu cordis in allen Überlegungen beengende Postulat, wonach es keine attractio geben dürfe, erschwerte das Verständnis für die Ursachen jener Bewegungen, die das Blut aus der Peripherie zum Herzen zurückführen.

Besondere Mühe machte HARVEY sodann *die Physiologie der Atmung*. Es ist ihm klar, daß seine Kreislauftheorie nicht komplett ist ohne überzeugende Deutung der Lungenfunktion. Was sagt er darüber?

Die Lungen sind das größte Sammelbecken des Blutes im Körper, und infolge dichter Struktur und feiner Verzweigung ihrer Gefäße tragen sie außerdem zur Perfektionierung des Blutes bei, — wiederum eine Folge der Reibung, der Bewegung des Blutes! Mit jedem Pulsschlag werden, infolge des vom rechten Ventrikel erzeugten impetus, die Gefäße und Porositäten der Lungen erweitert, in der Diastole wieder verengert, und auf diese mechanische Weise, kombiniert mit der Mechanik der Ein- und Ausatmung, wird das Blut, wie im Herzen, durch Reibung gewalkt und dadurch verfeinert. Die hellere rote Farbe des aus der Lunge in den linken Vorhof fließenden arteriellen Blutes erklärt sich hieraus; es ist zusätzlich zur Herzbewegung durch die Lungen gepreßt und dabei weiter vervollkommnet worden.

Die Lungen müssen außerdem, im Gegensatz zum Herzen, mit Blut aus dem großen zuführenden Gefäß, der Arteria pulmonalis, ihre eigene voluminöse Substanz ernähren [31]. Die Bronchialarterien waren noch nicht bekannt.

HARVEY spricht auch vom „Durchseihen" des Blutes in den Lungen [32]; dabei werden irgendwie abgenutzte Partikel im Lungengewebe zurückgehalten. In dem ersten an RIOLAN gerichteten Artikel erwähnt HARVEY schädliche Dämpfe, die die Lunge auswirft. In De motu cordis hieß es andererseits, daß es sich bei dieser Annahme um reine Spekulation handele. Zu HARVEYS thermodynamischer Theorie würden Aufnahme und Abgabe größerer Mengen gasförmiger Stoffe im Blut bzw. vom Blut in die Bronchialwege nicht passen, denn wie sollte dann die fein und exakt abgestimmte thermodynamische Automatik des Blutkreislaufes zuverlässig funktionieren [33]?

In De motu cordis finden wir unter anderem folgende Angaben über die Lungen: Sie bedürfen wegen der ihnen eigenen hochgradigen Eigenwärme und ihrer ständigen Bewegung reichlicherer Nahrung als die meisten anderen Organe. Deshalb ist das Kaliber der Pulmonalarterie so groß. Die in der Lunge enthaltene und ständig erneuerte Luft dient in erster Linie der Abkühlung des vom Herzen erhitzten Blutes. Eben darum haben höhere Tiere eine Lunge, niedere Tiere nicht, denn solche Drosselung der Herzhitze, solche Abkühlung ist naturgemäß nur dann erforderlich, wenn das artspezifische thermodynamische Niveau hoch ist, infolgedessen vom Herzen sehr große Wärmemengen produziert werden, ein Prozeß, der leicht über sein Ziel hinausschießen könnte[34].

In der zweiten Exercitatio an RIOLAN faßt der damals siebzig Jahre alte HARVEY seine Ansicht über die Lungenfunktion folgendermaßen zusammen: Gasförmige Bestandteile, spiritus, werden aus der Einatmungsluft nicht aufgenommen. Eher (potius) könne man annehmen, daß solche spiritus als „effluvia excrementitia sanguinis"[35] von der Lunge während der Exspiration ausgeatmet werden. Es bestehe eine gewisse Wahrscheinlichkeit (probabile), daß auf diese Weise das Blut von Schlacken gereinigt werde. Die Inspiration hingegen diene der Abkühlung des Blutes durch die Luft der Atmosphäre, denn sonst könne das Blut bei Tieren mit hohem „spezifischem" Temperaturniveau leicht überkochen, wie erhitzte Milch[36]. Dann müßte der Organismus ersticken. Aber in De partu, einer in De generatione aufgegangenen Schrift, erscheint HARVEY sogar diese Theorie fraglich. *Ein schwierigeres physiologisches Problem als das der Atmung lasse sich kaum denken,* „... qua sane disquisitione vix aliam scrupulosiorem invenias..."[37,38].

Alles in allem fehlt den Angaben über die Funktion der Atmung die sonst in HARVEYS Schriften so charakteristische klare Linie[39]. Das ist schon seit langem aufgefallen, und da ein in De motu cordis angekündigtes Spezialwerk über die Lungenfunktion nicht ausgearbeitet worden ist, hat man wohl mit Recht geschlossen, daß HARVEY in diesem Punkt keine ihn selbst vollkommen überzeugende Lösung gefunden hat. Er sagt es in anderem Zusammenhang selbst, daß sich eben nicht alles erklären lasse. Daß Aufnahme und Abgabe so gewaltiger Stoffmengen, wie sie Ein- und Ausatmung der Lungen darstellen, ohne eigentlichen Stoffaustausch mit dem Organismus einhergehen sollen, muß HARVEY wohl als gezwungene Annahme erschienen sein. Dagegen sprach für ihn, der die Erkenntnisse der alten Medizin mit so großem Ernst und Respekt aufnahm, auch die antike Lehre vom Pneuma, von den spiritus. Es wird sich allerdings im nächsten Kapitel zeigen, mit welchem — für ihn typischen — abstrahierenden Kunstgriff HARVEY diese alte Pneumatheorie seiner Physiologie einverleibt.

Aus der Impetus-Theorie und der mit ihr verbundenen Ablehnung anziehender Kräfte erklärt sich zum großen Teil HARVEYS *Kritik an den ersten Arbeiten über die Lymphgefäße*[40]. Die Diskussion setzt mit De motu cordis ein und ist in den letzten erhaltenen Briefen HARVEYS aus den Jahren 1652 bis 1655 noch nicht zur Ruhe gekommen. Warum, so fragt HARVEY — wie immer gestützt auf eigene

Experimente —, soll der Chymus, Nahrungsstoff für den ganzen Körper, auf eigenen Wegen transportiert werden, da man doch solche Gefäße keineswegs überall im Körper finde, auch nicht bei allen Tieren, ja nicht einmal regelmäßig und in gleicher Ausprägung bei ein und derselben Tierart, wenn man Kontrollversuche durchführe? Warum, und dies ist der für HARVEY entscheidende Punkt, will man eine eigene Motorik für diese ohnehin vagen Kanäle erfinden (PECQUET hatte hierfür die Respiration in Anspruch genommen)? Warum, so fragt HARVEY, soll nicht der Chymus einfach vom Kreislauf in den Gefäßen von Magen- und Darmwand aufgenommen und mitgeführt werden in dem Moment, in dem das aus den feinsten arteriellen Verzweigungen ausgetretene arterielle Blut im Begriff ist, durch Stomata der venösen Endäste den Rückweg zum Herzen einzuschlagen? Welcher Unsinn gar, ruft er im sechzehnten Kapitel von De motu cordis aus, anzunehmen, daß auf ein und derselben Gefäßstrecke zwei einander entgegengesetzte Bewegungen ablaufen, Chymus aufwärts und Blut abwärts führend! Man spürt den Impetus-Fanatismus des siebzehnten Jahrhunderts [41].

Schließlich wird auch aristotelisches Gedankengut gegen die These ins Feld geführt, daß der Chymus eigene Wege gehe. Wenn Chymus nämlich, wovon HARVEY überzeugt ist, in der Regel beim Übergang von den arteriellen in die venösen Kapillaren in der Magen- und Darmwand *in kleinsten Quantitäten* ins Blut gelangt, so würde dadurch die Qualität des Blutes überhaupt nicht verändert. Ein Wein bleibt sich gleich, wenn nur ganz wenig Wasser zugemischt wird; Wasser bleibt Wasser, wenn man ein minimales Quantum Wein hinzufügt. Falls man in dieser Weise einer Flüssigkeit sehr langsam eine andere zugießt — beginnend mit einem minimalen Quantum —, so stellt man, nach der Überzeugung des ARISTOTELES, einen mehr oder weniger großen Grenzbereich fest, in dem zunächst die charakteristische Qualität der mengenmäßig stark überwiegenden Flüssigkeit ohne jede Alteration voll aufrechterhalten bleibt. Blut wird also durch ständigen Zustrom sehr geringer Chymusmengen nicht verändert, — was außerdem HARVEYS Vorstellungen von der Autonomie und vom „geschlossenen System" der Thermodynamik des Kreislaufes entspricht. Einstrom großer und wechselnder Mengen Chymus ins kreisende Blut würde einen weiteren und komplizierten Stabilisator-Mechanismus erforderlich machen, also HARVEYS straffe allgemein-biologische Konzeption empfindlich stören.

Aufschlußreich hinsichtlich der bereits von HARVEY skizzierten Konsequenzen des Blutkreislaufs für die Pathologie sind seine Vorstellungen über *Prozesse, die bei einer fieberhaften Allgemeininfektion ablaufen.* Eine solche Ansteckung werde, im Sinne FRACASTOROs, durch ein Gift übertragen. Orale Vergiftung, Schlangenbiß oder Infektion mit der Lustseuche sollen allesamt ein toxikologisches Problem darstellen. Der an irgendeiner Stelle des Körpers eingedrungene Infektionsstoff wird rasch mit dem venösen Blut zum Herzen geführt. Immer wird infolgedessen zuerst das Herz, das Zentralorgan, befallen, das den gesamten übrigen Organismus am Leben erhält. Der Infektionsstoff haftet dort, wie auch in den funktionell aufs engste mit dem Herzen verbundenen Lungen (S. 72 ff.), eine Weile fest. So erklärt sich nach HARVEY die Inkubationszeit mit ihren Prodromalsymptomen. Der Patient atmet schwer, fühlt sich beklommen und leidet unter vielerlei Allgemeinbeschwerden, weil „das Lebensprinzip" (= principium, die archē) vom Infektionsstoff angegriffen wird. Das Blut staut sich in den Lungen, es wird eingedickt und stockt in den feinen pulmonalen Gefäßverzweigungen. Das will HARVEY bei Sektionen mit eigenen Augen an Menschen gesehen haben, die zu Beginn einer Infektionskrankheit verstorben waren. Der Puls wird schwach und frequent, mitunter stellt man auch Pulsunregelmäßigkeiten fest [42].

Diese Störungen in den beiden so kunstvoll einregulierten thermodynamischen Zentralorganen Herz und Lunge lassen nun die Wärmeproduktion über das artspezifische Niveau hinaus ansteigen. Hierdurch wird eine Verdünnung des Infektionsstoffes und des eingedickten Blutes erreicht, denn Wärme verflüssigt. Der Weg in die Körperperipherie steht also von neuem offen, und jetzt sehen wir, sagt HARVEY, wie sich die Wärme in alle Teile des Organismus ergießt (Wärme als ein Stoff, vgl. S. 10 ff.!), wie sich infolgedessen der ganze Körper erhitzt und der Puls wieder an Größe und Kraft zunimmt. So kommt der Fieberanfall zustande, der in der geschilderten Weise die Krankheitsstoffe auflöst und unschädlich macht, indem er sie auf den gesamten Organismus verteilt. Auch hier spielt — vgl. S. 137 — die aristotelische Mischungstheorie eine Rolle. Der Infektionsstoff wird dadurch überwunden und unwirksam gemacht, daß ihn die Fieberhitze verflüssigt und im Blut, wie eine Spur Wasser im Wein, unmerklich aufgehen läßt [42].

Diese Untersuchung war wiederholt zu den Vorgängen im rechten Vorhof, dem Schrittmacher des Herzens, zurückgekehrt. Ihnen kommt, wie sich zeigte, in der Kreislaufphysiologie HARVEYs eine Schlüsselstellung zu. So mag es gut sein, die Betrachtungen über impetus und attractio durch einen *Vergleich der Vorstellungen von der Funktion des rechten Vorhofes bei* HARVEY *und* GALEN abzuschließen. Er demonstriert eindrücklich den Gegensatz zwischen der neuen und der alten

Physiologie, wie sie sich nach Erscheinen von De motu cordis im siebzehnten Jahrhundert unvereinbar gegenüberstanden [43].

Seite 15 ff. war ausgeführt worden, daß die Diastole nach GALEN ein aktiver Vorgang ist. Die Herzspitze wird durch gerade verlaufende Herzmuskelfasern an die Herzbasis gezogen, wodurch sich die Ventrikelwände weidenkorbartig ausdehnen und infolgedessen Blut aus der vena cava, sowie Luft aus der vena pulmonalis, in die rechte bzw. die linke Herzkammer hineinziehen. In der Systole wird das Herz hingegen durch zirkulär angeordnete Fasern seiner Muskulatur konusartig zusammengeschnürt und verlängert.

Die Vorhöfe, die „Ohren", des Herzens bleiben während des größten Teils einer Herzaktion schlaff. Nur im Augenblick der Dilatation, wenn sich „das Herz" (= Ventrikel) ausbuchtet, kontrahieren sie sich wie eine straff sich anspannende Membran (Abb. 10). Dadurch wird das zuvor in ihnen angesammelte Blut in die Ventrikel befördert. Es ist interessant zu sehen, daß also auch nach GALEN die Vorhöfe in Aktion treten, bevor sich in der Systole die Hauptmasse der Ventrikelmuskulatur kontrahiert.

GALEN faßt die Funktion der Vorhöfe dahingehend zusammen, daß die Ventrikel dank diesem ihnen vorgeschalteten Hilfsorgan mittels attractio Blut und Luft während der Diastole in ausreichender Menge in sich aufnehmen können [44]. Die Vorhöfe sorgen also dafür, daß sich das (aus der Leber stammende) Blut während ihrer Erschlaffungsphase vor dem Herzen ansammelt, folglich während der Diastole stets in ausreichender Menge in die Ventrikel eintreten kann. Beide Male, bei GALEN wie bei HARVEY, wird mithin viel Scharfsinn auf die Lösung des Problems konzentriert, wie es möglich ist, daß die großen Ventrikelräume zu jeder Zeit ausreichende — wennschon bei GALEN kleinere — Volumina Blut aus den Venen aufnehmen. Ein Fingerzeig auf die schwankenden, und uns so fremd gewordenen alten Vorstellungen von Ursache und Wesen bewegender Kräfte in der Natur! Seit ARISTOTELES bis zur ausgehenden Antike, also noch bei GALEN, herrscht die Lehrmeinung, daß Bewegung nur in unmittelbarem Kontakt bewegender Kräfte mit der bewegten Materie zustande kommen kann. Das ist in den sich aktiv bewegenden Arterien kein Problem, in den nur passiv dehnbaren Venen dagegen nicht so einfach und am Übergang des Blutes aus den Venen ins Herz besonderer Erklärung bedürftig. Aber auch für HARVEY, der nur impetus gelten lassen will, ist eine Kernfrage, wie das Blut aus der herznahen Endstrecke der Cava ins Herz gelangt, d. h. an jener Stelle, an der vom bewegenden impetus als

Abb. 10. Versuch einer grob schematischen Darstellung der Funktion der Vorhöfe nach Galen. Der rechte Vorhof bleibt während *Systole* und *Herzpause* schlaff und füllt sich mit dem aus der Leber zufließenden Blut (der linke mit Luft aus den Lungen via Lungenvenen). Die Vorhofmuskulatur kontrahiert sich dagegen in der *Diastole*. Während sich die Ventrikel — aktiv, durch Annäherung der Spitze an die Basis des Herzens — erweitern, entleert in sie der Vorhof, wie aus einem Reservoir, Blut (re. Ventrikel) bzw. Luft (li. Ventrikel). In der Diastole wirken infolgedessen das von den Ventrikeln a. erzeugte *Vakuum* und die b. *Vorhofkontraktion* in gleichem Sinne; beide befördern Blut in die Herzkammern (vgl. Abb. 3, S. 16).

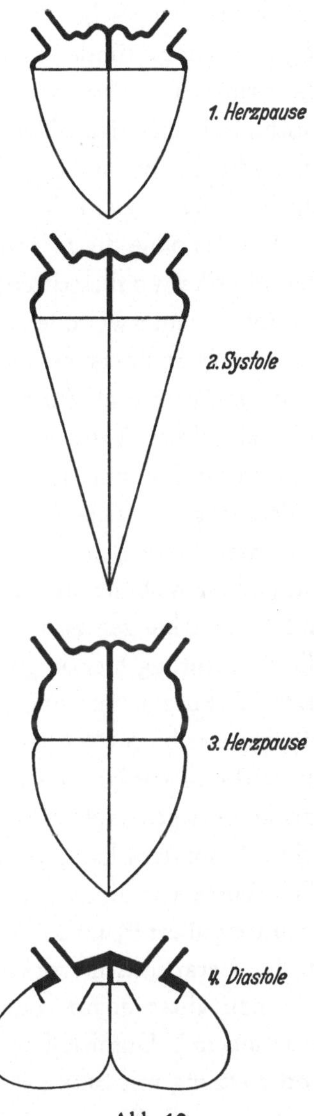

Abb. 10

Antriebskraft des Blutes keine Spur mehr übriggeblieben ist.

Der Klappenapparat des Herzens schließt, wie erwähnt, nach GALENs Überzeugung nicht absolut dicht. Doch verhindert er in der Systole nennenswerten Rückfluß aus den Kammern in die Vorhöfe und gibt, umgekehrt, den Weg in die Arteria pulmonalis und die Aorta frei. Das Blut wird im Herzen nach GALEN zusätzlich, wie in allen Hohlorganen, die mit kontraktionsfähigen Fasern ausgerüstet sind, durch rhythmische Kontraktion schräg verlaufender Fibern festgehalten [14].

So zieht das Herz, alles in allem, Blut und Luft aktiv an. GALEN liebt anschauliche Vergleiche, die auch heute noch das Verständnis seiner Physiologie erleichtern. Das Herz arbeite, sagt er, in der Diastole wie der Blasebalg eines Schmiedes (in der Phase, in der er Luft ansaugt). Oder: das Herz zieht Blut und Luft aktiv an, so wie die brennende Flamme in einer Lampe Öl anzieht. Und auch der Magnet wird, wie so häufig bei GALEN, als eindrucksvoller Beleg für das Wirken anziehender Kräfte in der Natur zitiert.

Wir hatten gesehen, daß HARVEY mehrere, im Zentrum seiner allgemeinen Biologie stehende Gründe veranlaßten, besondere experimentelle und gedankliche Aufmerksamkeit den Vorgängen im rechten Vorhof zuzuwenden. Die nun zum Abschluß geschilderte galenische Theorie der Vorhof-Funktion erscheint klar konzipiert und einleuchtend. Es ist begreiflich, daß es HARVEY nicht leichtfallen konnte, seiner eigenen und ungleich komplizierteren Vorstellung Anerkennung zu verschaffen. Ob das ohne die mächtige Unterstützung der im siebzehnten Jahrhundert bei den Physikern unbestrittenen Impetus-Theorie gelungen wäre?

Interessanterweise lehnt HARVEY den medizinischen Neo-Atomismus, dem zu seiner Zeit SENNERT weiten Widerhall verschafft hatte, auch im Hinblick auf die Impetus-Theorie ab (nicht nur wegen seiner anti-aristotelischen Tendenzen, die mit zahlreichen Tatsachen der Biologie in Widerspruch stünden)[8]. Der Organismus verwende zur Realisierung der im primordium angelegten Funktionen „Werkzeuge", efficientia instrumentalia, von dreierlei Art. Wirkungen kommen entweder dadurch zustande, daß das agens mit dem Organ unmittelbar verbunden ist, „alia non agunt nisi cum priore efficiente coniuncta ...". Andere Effekte sind auf Fernwirkungen zurückzuführen, „alia etiam separata"; beispielsweise gehöre die Befruchtung hierzu. In diesem Falle ist das primum efficiens nicht direkt mit dem Wirkorgan verbunden, „nullus est motus aut actio nisi quae iis a primo efficiente tribuitur", d. h. aber: per impetum! Eine dritte und letzte Form der Einwirkung erfolge durch „operandi normam praescribit ...", d. h. durch Regulation. Es liegen „agendi principia *interna*" vor, so daß „natura ... motum nullum tribuit", sondern lediglich „eorum ... facultatibus utitur ...". HARVEY vergleicht diese Form von Einwirkung mit einem Koch, der sein Herdfeuer zweckentsprechend reguliert[45], und mit dem Arzt, der Kräfte von Heilkräutern in richtiger, d. h. therapeutisch wirksamer und zugleich unschädlicher Dosis verabreicht, „... non aliter quam coquus igne et medicus herbarum potestatibus utitur ad sanationem". Unmittelbar hierauf folgt die auf Seite 132 ff. erwähnte Auseinandersetzung mit SENNERT, wobei HARVEY expressis verbis die Impetus-Theorie zusammenfaßt[46].

HARVEY wußte, daß in dieser schwierigen Auseinandersetzung ARISTOTELES keine Hilfe bot. Aber er fand Unterstützung aus noch weiter zurückliegender Zeit. In der zweiten, an RIOLAN gerichteten Verteidigungsschrift erinnert dieser im Leben wie in seiner wissenschaftlichen Arbeit so traditionsbewußte Mann den angesehenen Pariser Anatomen RIOLAN an HIPPOKRATES, der allgemein-physiologisch den menschlichen Organismus als ein Gebilde aus 1. continentia, 2. contenta und 3. impetum facientia auffasse[47]. Tatsächlich stand HARVEY mit dieser Ansicht nicht allein, was nachzuweisen allerdings im Rahmen dieser Studie zu weit führen würde. Er hatte auch, nach heutiger Auffassung, so ganz unrecht nicht. Und doch ist dies ein HIPPOKRATES des sechzehnten und siebzehnten Jahrhunderts! Noch jede Epoche der Medizin hat in die unter dem Namen des HIPPOKRATES überlieferten Schriften hineininterpretiert, was ihr am Herzen lag.

Die Tatsache, daß HARVEY in De motu cordis und an vielen anderen Stellen das Wort „impetus" im Sinne der Impetustheorie verwendet, synonym mit impulsus, ictus, vis, vis et impetus, vis et impulsus, vis impressa, konnte deswegen leicht übersehen werden, weil das Wort impetus in der älteren medizinischen Literatur auch in allgemeinerer Bedeutung, als „Tätigkeit", verbreitet ist. HARVEY selbst benutzt impetus gelegentlich in solcher Weise. Z. B. heißt es in De generatione, „die Natur" übe in physiologischen Prozessen ihre bewegende Kraft schicksalhaft-zwangsläufig „tanquam facto seu mandato quodam" aus gemäß ihr inhärenten Gesetzen, secundum leges. Mit ähnlichem Antrieb, durch ähnliche Tätigkeit, simile *impetu* modoque, lasse sie leichte Dinge sich aufwärts, schwere abwärts bewegen (wie es die alte Physik, letzten Endes bis NEWTON, gelehrt hat). *In solch allgemeinem Sinne* sprechen alle alten Autoren von impetus. LEONHART FUCHS beispielsweise erwähnt die hippokratische Dreiteilung der continentia, contenta und der impetum facientia, die er mit partes solidae, humores und spiritus übersetzt. Er benutzt sie übrigens zur Einteilung der Fieber; mit den partes solidae hat die febris continens zu tun, mit den humores febris putrida und mit den spiritus febris diaria, das ephemer auftretende flüchtige Fieber. Aber auch VAN HELMONT z. B., der in seiner Physiologie, PARACELSUS folgend, den Archeus als Quelle animalischer Funktionen verwendet, nennt ihn eben deswegen das impetum faciens und vergleicht ihn mit dem Wind der Außenwelt. Auch hier wird HIPPOKRATES zitiert. Wenn schon an die Impetustheorie gedacht sein mag, so wird sie hier jedenfalls nicht präzis angewendet. Anders HARVEY, der experimentell, in Versuchen mit Eröffnung der Gefäße und der Herzwand, nachweist, daß dem Blut vom Herzen mittels Kontraktion eine starke vis impressa als Fernwirkung appliziert wird, die den circuitus unterhält, ohne daß peripherwärts zusätzlich aktiv bewegende Kräfte in Erscheinung treten.

Im zweiten Vorwort, der Praefatio, zu De motu cordis erwähnt HARVEY, daß er seine Kreislauflehre bereits in den Prelectiones, seinen Londoner Vorlesungen, vorgetragen habe. Teile von Kollegnotizen HARVEYs sind erhalten. Sie sind von 1616 datiert, enthalten aber auch Ergänzungen aus späteren Jahren. Es handelt sich zum großen Teil um stichwortartige Texte, kein zur Publikation vorbereitetes Material. Die Interpretation bereitet große Schwierigkeiten. Die Prelectiones sind nicht ohne Grund bereits dreimal ediert worden.

Die Frage, ob in diesen Prelectiones die Kreislauflehre perfekt enthalten ist oder nicht, wurde oft gestellt. Ein Passus spricht eindeutig dafür. Aus anderen Stellen schließt man jedoch, daß HARVEY — auf alle Fälle bis 1616 — mit zentrifugaler Blutbewegung in den Venen gerechnet haben könnte.

Möglicherweise war sich HARVEY 1616 zwar über die Pumpfunktion und die Mechanik des Herzens im klaren, hatte aber noch nicht die S. 2 erwähnten Folgerungen gezogen. Erstens könnte die Erkenntnis noch nicht voll ausgereift gewesen sein [48], daß sich aus dem bei der Entleerung des linken Ventrikels entstehenden hohen Druck und dem Schlagvolumen zwingend ein Kreislauf des Blutes ergibt. Zweitens fehlt jene für HARVEY so charakteristische Verallgemeinerung, wonach einzig und allein der vom Herzen auf das Blut übertragene Impuls animalische Bewegung, innere Wärme und „Leben“ bedingt. Denn in den Prelectiones spielen noch attraktive Kräfte eine Rolle [49]. Man könnte nach alledem meinen, daß HARVEY also erst *nach dem Studium der Herzmechanik* auf den Gedanken gekommen sei, daß diese seine Befunde mit der Impetus-Theorie in Verbindung zu bringen sind.

Nun wird man aber in diesem Punkt kaum jemals über vage Vermutungen hinausgelangen. Diese Londoner Vorlesungen sollten einen Überblick über Bau und Funktion des gesamten Organismus, mit allen seinen Teilen, vermitteln. So dürfte kaum Zeit und Gelegenheit gewesen sein, die eigenen neuen Befunde und Vorstellungen in aller Breite *experimentell* abzuhandeln, so wie es das Vorwort zu De motu cordis schildert.

HARVEY hat, wie erwähnt, nur einen Teil jener von ihm geplanten Arbeiten abschließen können, die sich mit Konsequenzen der Kreislauftheorie beschäftigen sollten. So bleibt manches unklar, insbesondere etwaige „Entwicklung“ seiner Physiologie ein gewagtes Thema. Es ist eben schon nicht einmal sicher, ob die — später überarbeiteten — Prelectiones-Notizen seine physiologischen und pathologischen Theorien genau nach dem Stande von 1616 widerspiegeln. Vielleicht wurden außerdem die vielen experimentellen Demonstrationen, die er im Vorwort an ARGENT[50] erwähnt, gar nicht während dieser Vorlesungen, sondern unabhängig von ihnen durchgeführt?

Davon abgesehen ist der Text derart torsohaft und infolgedessen häufig zweideutig, auch mitunter kaum zu entziffern, daß eine von A—Z absolut zuverlässige Version wohl niemals herzustellen ist. Rekonstruiert man vieldeutige Texte aber nicht notwendigerweise so, wie man sie versteht?

Anders liegen die Dinge hinsichtlich des Arbeitsmanuskripts De motu locali animalium. In ihm hat der puncto Publikation und Vortrag äußerst vorsichtige, ja scheue Gelehrte *für sich selbst*, ohne Rücksicht auf Zweifel und Bedenken anderer Forscher, Fragen und Leitsätze notiert, die ihn bewegten. Und da diese Blätter aus dem gleichen Jahre stammen, in dem De motu cordis zum Druck vorbereitet wurde, 1627, so geben beide Quellen, als Ganzes genommen, einen noch vor wenigen Jahren, d. h. vor Erscheinen von De motu locali animalium im Jahre 1959, nicht für möglich gehaltenen vollständigeren Einblick in das Zentrum der Harveyschen Physiologie.

8.

Methodik der Physiologie

Es ist ein verbreiteter Fehler unserer Zeit, schreibt HARVEY in der Einleitung zu „De generatione", daß man in der Biologie, anknüpfend an die antike Atomistik und an EMPEDOKLES[1], alles und jedes auf *Unterschiede der Materie* zurückführen will[2]. Diese Gelehrten übersehen, daß in der Natur alle Prozesse in einer bestimmten und jeweils charakteristischen Ordnung ablaufen. Offensichtlich fehle, meint HARVEY, der Blick dafür, daß man in Physiologie und Pathologie stets Anfang und Ende bedenken müsse, daß jeder vitale Prozeß in einer für ihn typischen Frist eine ebenfalls für ihn charakteristische Folge von Stufen unter ständiger und nicht weiter analysierbarer Umwandlung der beteiligten Stoffe durchschreite.

Wer diese Tatsache in der Biologie nicht anerkennen wolle, der neige dazu, oberflächlich und gewaltsam mit der bunten Fülle der Lebenserscheinungen umzugehen. Denn wenn man alle Naturprozesse aus einer begrenzten Zahl unveränderlicher Elementarstoffe erkläre, so gehe notwendigerweise der Sinn für viele feine physiologische und pathologische Details verloren. So sei das zweite große Manko in der Naturforschung seiner Epoche zu begreifen, erklärt HARVEY: es werde zu schnell und zu leichtfertig abstrahiert. Viel zu viele Hypothesen und viel zu wenig exakte Beobachtung wären in der Wissenschaft vom Leben üblich geworden.

Das klingt alles sehr modern. Welcher Naturwissenschaftler von heute würde nicht zustimmen? Doch wenn wir weiterlesen in diesem Einführungskapitel von „De generatione", das das Herzstück des Harveyschen Schrifttums darstellt, so spüren wir bald den Hauch einer längst vergangenen Zeit.

Es gibt keinen anderen Weg zu wissenschaftlicher Erkenntnis, und es kann auch keinen anderen geben, sagt HARVEY, als jene Methode, die von den Dingen, die „von Natur" (natura) gewiß und gesichert sind, zu denjenigen fortschreitet, die „natura" weniger präzis, dunkel und unbestimmt erscheinen. Das hört sich an wie das alte Rezept der Scholastik! Wissenschaftliche Beweiskraft kann nur jenen Aussagen zugesprochen werden, die deduktiv vom Allgemeinen zum Besonderen, von Allgemeinbegriffen zu Einzeldingen leiten. Also vollkommener Widerspruch zu dem zuvor zitierten Grundsatz?

Folgen wir HARVEY eine Strecke weiter in diesem Grundriß seiner biologischen Methodik! Er baut den Gedankengang, eng sich anlehnend an Physik und Analytik des ARISTOTELES, auf einem Gegensatz von Wahrnehmungswelt und Wirklichkeit auf. Was unseren Sinnen am nächsten liegt und infolgedessen so ganz und gar real und gewiß erscheint, ist es in Wirklichkeit, „von Natur", nicht, — und umgekehrt. Die Phänomene, wie sie uns in der Welt vor Augen treten, offenbaren nicht unmittelbar die ihnen zugrunde liegende Naturgesetzlichkeit. Aber natürlich können wir gar nicht anders als mit Wahrnehmungen beginnen, wenn wir uns mit Naturkunde beschäftigen wollen. Wahrnehmungen sind selbstverständlich der Ausgangspunkt, sie sind prior, zeitlich früher als die daraus erst sekundär abgeleiteten Naturgesetze. Das allein, dieser *zeitliche* Vorrang, ist der Grund, warum uns Wahrnehmungen wirklicher, im Sinne von: *ursprünglicher*[3], erscheinen als wissenschaftliche Theorien.

Es lassen sich also Universalia, d. h. durch Abstraktion gewonnene Erkenntnisse, letzten Endes nur aus unverfälschter Beobachtung der Einzeldinge gewinnen. *So wächst angemessene Methodik aus wahrnehmbaren Eigenschaften des jeweiligen*

Naturobjektes hervor. Folglich gibt es kein Universalverfahren für sämtliche Probleme der belebten wie der unbelebten Natur. Genau hiergegen wandte sich in HARVEYs Jahrhundert die — von heute aus betrachtet — moderne Naturwissenschaft, die postulierte: es gibt nur eine einzige erfolgreiche Methode, nämlich die mathematische. Infolgedessen ist es ein wenig paradox, wenn Biologen unserer Zeit HARVEY deswegen als Protagonisten der modernen Physiologie betrachten, weil er so ganz und gar, und bewußt, naiver Wahrnehmung verhaftet blieb. Denn in dieser Hinsicht ist er eben Aristoteliker, der Antike zugewandt.

Wenn wir sodann, fährt HARVEY fort, aus solcher Fülle der Erscheinungen *zum typischen Merkmal* und *zum charakteristischen Ablauf* eines Naturprozesses — beobachtend, überlegend und urteilend — vordringen, so gelangen wir in einen Bereich von Gewißheiten anderer Art. Was zuerst klar und deutlich vor Augen lag, das wird jetzt, von diesem neuen Blickpunkt aus betrachtet, unscharf, weniger gewiß, nicht mehr vollständig faßbar. So sehr wir auch aus einer gut begründeten wissenschaftlichen Theorie das Typische am Einzelphänomen begreifen und bezeichnen können, — es bleibt stets ein Rest Besonderheit, Zufälliges daran übrig, das sich aus dem Allgemeinbegriff nicht ableiten läßt [4].

So gibt es nichts in der Welt, meint HARVEY, und er folgt damit Gedankengängen des ARISTOTELES, was gleichermaßen für *unsere Sinne* wie für *das Naturgesetz* gewiß, eindeutig und scharf bestimmt ist. Infolgedessen führt die Methode (was bekanntlich bedeutet: der Weg) der Naturforschung von Dingen, die für uns klar, aber für die „Natur" verschwommen sind, zu Dingen, die im Lichte der „Natur" genauer und präziser zu erkennen, unserer Wahrnehmung jedoch nicht mehr voll angepaßt sind.

Nun widmet aber der Naturwissenschaftler sein Leben der Erforschung und Erhellung dieser verborgenen Naturgesetze. Und all sein Streben wird endlich gekrönt durch jenen Königsweg der Wissenschaft, der vom Naturgesetz wieder zurückführt in die Welt der Sinne. Mit dieser exakten Methode der Naturwissenschaft begreift er zwar nicht alles, aber doch das Wesentliche in der uns umgebenden Welt.

Die Universalien erfassen also erstens das charakteristische Merkmal und zweitens den typischen Verlauf vitaler Prozesse. Sie sagen insofern mehr aus als das konkrete Einzelphänomen. In diesem Sinne ist das Ganze, nach ARISTOTELES wie nach HARVEY, mehr — und das heißt: es steht an Erkenntniswert höher — als das Einzelne.

Harvey als Interpret des Aristoteles, — das ist heutzutage deswegen eine so faszinierende Lektüre, weil es mehr und mehr so aussieht, als ob die Begriffswelt des Aristoteles aus der Biologie, aus seinen physiologischen Studien stammt. Falls sich das endgültig bestätigen sollte, und hervorragende Aristoteliker unserer Zeit — in Ansätzen offenbar zum Teil auch ältere Autoren [5] — sind davon überzeugt, so dürfte das Studium der Harveyschen Schriften für die moderne Aristoteles-Exegese von großem Interesse, zum mindesten nicht geringem Reiz sein. Denn hier bemüht sich, aus altantiker aristotelischer Überzeugung, ein Biologe des 17. Jahrhunderts darum, im Tierexperiment auf dem wissenschaftlichen Weg des Stagiriten noch einmal, von Anfang an, die alten Probleme zu durchschreiten und dadurch methodische Erfahrungen zu sammeln für neue Fragen an die Natur.

Ärzte wird es außerdem überraschen, daß es die in den ältesten hippokratischen Schriften entwickelte Methode ist, die Aristoteles angeregt haben soll, die Wissenschaften in diese, später von Harvey so sehr bewunderte Richtung zu lenken. Das wäre also alles in allem ein besonders eindrucksvoller Hinweis darauf, wie eng die Kontinuität der historischen Entwicklung in der Biologie und der Medizin gewesen ist, über Jahrhunderte und Jahrtausende hin.

Harveys Einleitung enthält ferner, wenn auch anders nuanciert, ein weiteres aristotelisches Element. Gewiß ist es so, wie geschildert, schreibt Harvey. Unsere Sinnesorgane können nur die Singularia, die Einzeldinge, scharf und klar wahrnehmen. Doch schon dann, wenn aus Sinnesempfindungen Wahrnehmung entsteht, wird eine Art Urteil vollzogen [6]. Während des Sehaktes selbst wird gewiß jedes wahrnehmbare Phänomen klar und deutlich im Auge abgebildet. Doch sowie dieser Sinneseindruck zur Wahrnehmung fortschreitet, geschweige denn wenn er in Vorstellung und Gedächtnis fortlebt, findet Abstraktion statt [7]. Harvey zitiert in diesem Zusammenhang den Portrait-Vergleich von Seneca, der „ad mentem Platonis“ vorgetragen wird. Der Maler mag noch so genau die Züge eines Gesichtes nachzeichnen; so oft er auch ein und dasselbe Portrait wiederholt, es wird allemal ein anderes Bild. Analog verhält es sich nach Harvey mit jeder Wahrnehmung. Sie bedeutet bereits eine Art Abbild der Wirklichkeit, folglich so etwas wie ein Urteil. Das heißt, sie verfährt abstrahierend, typisierend, regulierend [8, 9]. Und so geschieht es, daß unter mehreren Leuten, die gemeinsam ein und dasselbe Sinnesobjekt betrachten, jeder eine stärker oder schwächer von allen anderen abweichende Wahrnehmung bildet. Wahrnehmungen sind also bereits subjektiv gefärbt.

Das erinnert ein wenig an die Erkenntnistheorie eines großen Arztes und Landsmannes HARVEYs im ausgehenden 17. Jahrhundert, an JOHN LOCKE. Zwar deutet nichts darauf hin, daß HARVEY die Lehre von den primären und sekundären Sinnesqualitäten vertrat. Aber schließlich ist bei ihm Anfang und Ursache aller Wahrnehmung die Perzeption taktiler Reize im rechten Vorhof des Herzens. Bei der Beantwortung der Frage, ob und warum HARVEYs Theorie der Wahrnehmung offenbar in dieser Hinsicht über den „Realismus“ des ARISTOTELES hinausgeht, könnte es wichtig sein, an die Impetuslehre zu denken, deren gedankliche Konsequenzen uns so deutlich in seiner Kreislaufphysiologie entgegentreten (HARVEY müßte dann also, im Gegensatz zu ARISTOTELES, eine Korpuskulartheorie des Sehens vorgeschwebt haben [10]). Nicht zu vergessen ist bei der Beantwortung dieser Frage allerdings die — in den auf ARISTOTELES folgenden Jahrhunderten gewonnene — Einsicht in Struktur und Funktion des Zentralnervensystems. GALENs Schriften entnahm die spätere Biologie die Vorstellung, daß Sinnesempfindungen von den Perzeptionsorganen zum neuen sensorium commune, dem Gehirn, und nicht mehr zum Herzen fortgeleitet und dort zu Wahrnehmungen und Urteilen integriert werden.

So stellen also nach HARVEY bereits die Wahrnehmungen, und darin weicht er vielleicht von ARISTOTELES ab, kein objektives Spiegelbild der Außenwelt dar. Auf höherer Stufe wiederholt sich dasselbe bei der Bildung des Gedächtnisses und der Vorstellungen.

HARVEY bemüht sich, die ihm vorschwebende Erkenntnistheorie durch eine Reihe von damals mehr oder weniger geläufigen Begriffen zu verdeutlichen, so wie er es auch sonst bei der Erörterung methodischer Fragen liebt. Die Lektüre seiner Schriften wird dadurch für den Arzt von heute nicht erleichtert; sie sind ja aber auch nicht für ihn, sondern für den wissenschaftlich aktiven Arzt und Naturforscher des 17. Jahrhunderts geschrieben worden.

Mit der Wahrnehmung — um lediglich als Beispiel eine Gruppe solcher termini technici anzuführen, deren Interpretation viel zu weit führen würde — wird das aus der Außenwelt perzipierte Naturobjekt, res naturalis oder ens reale genannt, als exemplar, idea, forma informans vom Sinnesorgan erfaßt. Auf der höheren Stufe des Gedächtnisses und der Vorstellung erscheint das gleiche Naturobjekt dann als repraesentatio, similitudo, ens rationis. Es ist das universale, im Gegensatz zur res singularis der Wahrnehmung, und tritt auf als imitandum, eidos, species abstracta.

Ausschließlich auf die vorhin geschilderte Weise erwerben Künstler und Wissenschaftler subtile Kenntnis der Natur. Sie unterscheiden sich hierin nicht. Beider Wissen beruht allein auf Sinneswahrnehmung. Der Unterschied betrifft lediglich die Anwendung dieser Erfahrungen. Kunst verfährt schöpferisch, gestaltet Dinge, Wissenschaft will sie erkennend durchdringen: ars circa facienda, scientia circa cognoscenda est habitus. Der von HARVEY gezogene Vergleich mit dem Künstler ist, wie so vieles bei ihm, aristotelisches Erbe, aber noch hier im 17. Jahrhundert ist bemerkenswerterweise auch das Ziel aristotelisch! *Naturwissenschaft will die Natur erkennen, verstehen, nicht umgestalten, nicht verändern.* Der modernere Gedanke, daß man Naturgesetze erforscht, um die Natur zu beeinflussen und zu beherrschen, taucht dagegen bei den Alchemisten auf. HARVEY, als Aristoteliker, blickt auf sie mit Spott herab.

So weit aber auch der erkennende Mensch, der Wissenschaftler, in die Rätsel und in die Gesetze der Natur eindringen mag, für ihn als ein ganz und gar den Sinnen verhaftetes Geschöpf bleibt, wie für den Praktiker des Lebens, die Wahrnehmung, das sensibile, deutlicher, vollkommener (clarius, perfectius) als das nur wissenschaftlich-theoretisch Erfaßte, das intelligibile, das beim Vergleich mit der Wahrnehmungswelt des Menschen eher dunkel und recht unbestimmt erscheint (obscurius).

Diesen Grundsatz muß man im Auge behalten, wenn man sich den archai, den principia, das heißt jenen „Ursachen" zuwendet, die HARVEY mit ARISTOTELES letztlich in allen „natürlichen" Prozessen aufzufinden und die er zu formulieren versucht[11]. Nicht nur uns heute erscheinen diese Begriffe abstrakt, eher farblos, gedanklich konstruiert, sondern auch HARVEY selbst hat sie so empfunden! Er spricht es deutlich in dem geschilderten Passus aus. Trotzdem stellen sie eine Realität dar, und zwar eine höhere als die der bloßen Wahrnehmungswelt. *Diese archai, diese principia, kennzeichnen die eigentliche Wirklichkeit,* die hinter dem Sinnenschein verborgene Naturgesetzlichkeit. *Sie sind realer, wennschon für das Sinneswesen Mensch blasser als Wahrnehmungen.* Zu ihnen also, zu den Prinzipien, zu den Anfängen und Ursachen des Lebensprozesses müssen wir vordringen, wenn wir Natur, wenn wir Physiologie und Pathologie erforschen wollen. Denn ihre höhere Realität beweisen diese principia eben dadurch, daß sie nicht nur Anfänge, sondern zugleich Ursachen des jeweiligen Naturvorganges sind.

HARVEYs zentrale Frage ist: läßt sich das im Experiment beweisen? Ist das tatsächlich der Fall? Und wenn es so wäre, so müßte man mit dieser Methode über ARISTOTELES' Erkenntnisse rasch hinausdringen und neue Fragen nach den bewegenden Ursachen in Physiologie und Pathologie beantworten können!

Das alles ist durchaus im Geiste der Aristoteliker der Schule von Padua gesprochen, deren große Bedeutung für die Entstehung der modernen Naturwissenschaft RANDALL so überzeugend geschildert hat [12]. Dieses zielstrebige, ja hartnäckige Suchen nach den abstrakten, nicht mehr der Anschauung verhafteten Ursachen, den principia, hat dann später der mathematischen Methode den Weg in die Wissenschaft vom Leben geebnet. Denn eben deswegen, weil man sich in Biologie und Medizin dank der abstrahierenden archai-Forschung der Schule von Padua längst an ein kompliziertes Gedankenspiel mit unanschaulichen Prinzipien gewöhnt hatte, gelang es so leicht, das Instrumentarium der Mathematik auf die Physiologie zu übertragen. Man brauchte es nur, fix und fertig wie es aus griechischen, indischen und arabischen Quellen entwickelt worden war, an die Stelle der abstrakten archai der Paduaner zu setzen.

Diese eigentümliche und an ARISTOTELES anknüpfende naturwissenschaftliche Forschungsmethode der venezianischen Universität hat HARVEY in Padua gelernt. Ihr ist er lebenslang treu geblieben. Mit den mathematischen Husarenritten des DESCARTES, kreuz und quer durch den Organismus, konnte er sich nicht befreunden. Er kannte allerdings nur Ansätze in DESCARTES' Schriften, denn „De homine ..." erschien erst nach HARVEYs Tod im Jahre 1662. HARVEY wendet sich, wenn er von mechanistischen Ärzten spricht, gegen die atomistischen Biologen des 16. Jahrhunderts; nicht gegen DESCARTES also, sondern gegen FERNEL [13], SCALIGER, SENNERT, GORLAEUS und deren Schüler. An DESCARTES, „ingenio pollens acutissimus vir Renatus Cartesius", übt er 1649 Kritik in der zweiten Exercitatio ad Riolanum. DESCARTES habe 1. am exzidierten Fischherzen Erweiterung und Kontraktion nicht richtig auf Systole und Diastole bezogen, 2. die Ursache, die causa efficiens des Pulses verkannt, als er bloße Ausdehnung des Blutes durch calor innatus, die Hitze des Herzens, annahm, wie einst ARISTOTELES [14].

Eine vorwiegend physikalisch experimentierende Physiologie späterer Zeiten hat DESCARTES und die ihm folgende Schule der Jatrophysik, trotz all ihrer grotesken Irrtümer, zumeist als Bahnbrecher gefeiert, HARVEYs in „De generatione" entwickelte physiologische Methodik hingegen als scholastisches Hirngespinst eines alternden Naturwissenschaftlers abgetan. Die Gegenwart dürfte anders urteilen, obschon ebenfalls höchst unhistorisch. Auf alle Fälle steht der heutigen Biochemie der zentrale archē-Begriff, wie ihn HARVEY formuliert, in mancher Beziehung näher als der „Mensch als Maschine". Haben sich doch vitale Leistungen als Stufen einer wohlgeordneten und spezifischen Abfolge fermentativ gesteuerter Naturprozesse erwiesen. Jedes Ferment ist tatsächlich im aristotelischen Sinne Anfang und Ursache. Der Lebensprozeß erlischt an dem Wirkungsort eines solchen Enzyms, führt nicht weiter, er wird blockiert, sobald es fehlt oder versagt.

Strenge Auffassung der archē-principium-Theorie kennzeichnet alle Studien HARVEYs, d.h. physiologisches Experiment wie theoretische Ableitung werden gleichermaßen durch seine *Überzeugung von der Identität der Anfänge und der Ursachen* geleitet. In Spekulation und Experiment herrscht bei ihm in dieser Hinsicht eine einzige und einheitliche Methode. Es gibt nicht zuletzt aus eben diesem Grunde, heuristisch betrachtet, keinen Wertunterschied und es gibt auch keinen Wesensunterschied zwischen Empirie und Spekulation in dem in der Harveyliteratur so oft behaupteten oder beklagten Sinne! Doch leicht unterlaufen Fehler der Beobachtung wie der Theorienbildung. HARVEY beschäftigt sich an vielen Stellen mit ihnen.

Stets sucht HARVEY nach den principia, im großen wie im kleinen. Und so mündet die allgemeine Biologie schlußendlich in die Frage nach dem allerletzten principium des Lebens [15]. Wie und wo entsteht Leben?

Doch auch dann, wenn sich HARVEY nur mit einem Spezialproblem, beispielsweise der Frage beschäftigt, wie die Blutzirkulation funktioniert und wozu dieser Kreislauf eigentlich da ist, so steuert die Untersuchung sogleich auf das, naiver Beobachtung verborgene, principium dieses Prozesses zu. *Weil* das Blut mit großer Gewalt, mit kräftigem impetus am Ort des Austrittes aus dem Herzen, d.h. vom linken Ventrikel in die Körperperipherie befördert wird und von dort passiv zum Herzen zurückströmt, *muß* — nach der Principium-Theorie — der Schlüssel zum Verständnis dieses elementaren vitalen Vorganges am Ort des Eintritts des venösen Blutes in das Herz liegen [16].

Die Ursache, der Motor dieses ganzen Geschehens ist dort zu lokalisieren, wo das kalte, inaktiv und gefühllos gewordene Cavablut das belebende Herz erreicht, also im rechten Vorhof. Hier fängt die Herzfunktion nicht nur an, sondern hier wird der gesamte Ablauf jeder einzelnen Herzaktion ausgelöst, hervorgerufen und zielsicher gesteuert. *Im rechten Vorhof liegt die „Ursache" aller tierischen Vitalität,* denn es ist ja das Herz, das den gesamten Mikrokosmos des tierischen Organismus belebt. Und das Herz, für sich genommen, ist wiederum ein kleiner Mikrokosmos im tierischen Körper, denn es verfügt über sensus, calor und motus in eigener Regulation. Es ist dem gesamten Organismus über-, keinem seiner Teile untergeordnet. So ist es selbst gleichsam ein Tier, tanquam animal sepe(a)ratum [17].

Calor und motus, als die principia, die Triebkräfte allen Geschehens in der Natur, greifen hier an diesem Ort, an der Quelle der tierischen Vitalität ein. Es folgen die vitalen Grundfunktionen des irritari und excitari, d. h. die spezifisch vitalen principia, — am voll entwickelten Tier nicht mehr vom Blut ausgeübt, sondern nun vom kontraktilen Herzmuskel übernommen. Aber auch die Steuerung, die Regulation der vom rechten Vorhof ausgehenden Herzaktion vollzieht sich hier, an demselben Ort des principium circuitus [18]. Der Blutverbrauch in der Peripherie, d. h. das Volumen des zum Herzen pro Zeiteinheit zurückkehrenden devitalisierten Blutes reguliert in der oben beschriebenen Weise automatisch — mittels calor, sensus und impetus — Frequenz und Schlagvolumen des Herzens.

Das Problem der Regulation zusammenhängender, eine Einheit bildender vitaler Vorgänge spielt eben deswegen für HARVEY eine so große Rolle, weil er die alte aristotelische Vorstellung so ernst nimmt, wonach jeder Naturprozeß durch seine archē, durch sein principium hervorgerufen und gesteuert wird in umfassendem Sinne, von Anfang bis Ende [19].

Alles vitale Geschehen beruht letzten Endes auf motus localis, auf Bewegung [20]. Doch *alle Bewegung erfordert Steuerung* der von ihr verursachten und auf sie folgenden Aktionen, und zwar von Anfang an, was heißt: *vom Anfang her!* Darum gibt es schon zu Beginn der Ontogenese keine Bewegung des Blutes ohne Blutsensus, keine Muskelaktivität sodann ohne Muskelirritabilität, ohne sensus tactilis, und schließlich keine sinnvolle Motorik des ausgereiften Organismus, insgesamt, ohne das Zentralnervensystem, das alle tierischen und menschlichen Spontanbewegungen zugleich hervorruft und koordiniert.

Aus dieser eigentümlich strengen, fast möchte man sagen starren Auffassung des aus aristotelischen Lehren abgeleiteten archē-Begriffes erklärt sich ein merkwürdiger Mangel — so muß es uns heute erscheinen — der Harveyschen Kreislauftheorie. HARVEY hält nämlich aktive periphere Mechanismen der Kreislaufregulation für überflüssig. Rein mechanische Faktoren entscheiden passiv darüber, wie das Blut in der Peripherie verteilt wird, vor allem die Weite der Gefäße [21, 22], und der Blutverbrauch tätiger Gewebe zieht neues Blut nach. HARVEYS Vergleich mit dem aufgeblasenen Handschuh demonstriert am besten, wie heftig und blitzschnell nach seinen Vorstellungen die Kraft des impetus auf die Körperperipherie übertragen wird. Wie überspitzt HARVEY in dieser Beziehung urteilt, ahnte bereits Glisson, der sich sofort diese Frage vorlegte und eine erste Antwort fand (s. Kap. 7, Anm. 3). Das Problem hat dann begreiflicherweise in der Physiologie der folgenden Zeit eine große Rolle gespielt [23].

Harvey erwägt nicht Faktoren, die in den vom principium verursachten und gesteuerten Lebensprozeß peripherwärts *aktiv* eingreifen könnten. Sie würden die Ordnung des von Anbeginn geschlossenen und zielstrebig ablaufenden Vorganges zerstören. Er illustriert dieses Grundgesetz der Physiologie mit dem so anschaulichen, aus De generatione animalium des Aristoteles übernommenen Vergleich des aus der väterlichen Gehorsamspflicht entlassenen erwachsenen Sohnes, „... estque haec particula (das aus Pflanzensamen zuerst entstandene Keimblatt als Beispiel eines principium) velut filius emancipatus, seorsum collocatus, *et principium per se vivens,* unde postea membrorum ordo describitur et, quaecunque ad absolvendum animal pertinent, disponuntur". Solche Autonomie gilt für alle principia [24]. *Auch das Herz bezeichnet* Harvey *in diesem Sinn als filius emancipatus* [25]. Oder, ein anderes Beispiel, das punctum saliens, das Blut, baut sich sein Haus, d. h. das Herz und den ganzen Organismus aus eigener Kraft, „... punctum saliens reliquum corpus tanquam futurum sibi domicilium fabricat ..." [26]. Daher Harveys Widerstand gegen die Neoatomisten, die für jede Wirkung, für jede qualitative Veränderung in der belebten wie der unbelebten Materie ein verantwortliches Substrat, einen spezifischen Elementarstoff suchten. Man könne nicht leisten, was die Alchemisten vorgeben, nämlich beispielsweise aus organischer Substanz das principium des Lebens als spezifisches Elixier herausdestillieren. Denn wenn das zutreffen sollte, so müßten unzählbare vitale Eigenschaften als unveränderliche Elementarstoffe, mehr oder weniger fein verteilt, den Geweben beigemischt sein. Es würde hoffnungslos in die Irre führen, meint Harvey, wenn man in dieser Weise vitale Phänomene aus Umherwandern, aus Mischung und Entmischung, aus Konzentration und Abwanderung spezifischer Stoffe erklären und demgemäß diese Wirkstoffe rein darstellen wollte. Schon vor zweitausend Jahren habe Aristoteles gezeigt, daß das unmöglich sei. *Die Gesetze der Stoffumwandlung sind menschlicher Erkenntnis für immer verschlossen.* Wir sehen lediglich eine unerhörte Wandlungsfähigkeit der Materie. Sie ist für den Menschen ein miraculum, ein Wunder. Natur ist, in *dieser* Beziehung, Gott, was heißt: menschlicher Forschung nicht zugänglich.

Die Alchemisten täuschen sich auch, wenn sie meinen, Stoffe aktiv und willkürlich ineinander verwandeln zu können. Sie vermögen lediglich, mittels sorgfältig — dem jeweiligen Prozeß entsprechend — dosierter Wärme-(Energie-)zufuhr die der Ausgangsmaterie inhärenten Entwicklungstendenzen zu realisieren. Das sei grundsätzlich nicht anders in Mineralen wie in hochdifferenzierten Lebewesen, in denen jedes Organ seinen besonderen Wärmebedarf hat und deswegen mit Arterien zweckentsprechenden Kalibers und angemessener Verzweigung usw. ausgestattet sei, „... uti alkemistie diversis fornacibus, caloribus, diversa organa“ [27].

Zugänglich sind der Naturforschung hingegen die archai, die principia, und sie sind ein nicht geringeres Wunder. Daß ARISTOTELES in dieser Hinsicht vollkommen richtig geurteilt hatte, das bewiesen HARVEY die Resultate seiner physiologischen Experimente, — der rechte Vorhof des Herzens als principium des Kreislaufs ebenso wie das primordium als principium des Keimes oder calor als principium allen Geschehens auf der Erdoberfläche.

In allen diesen Fällen hat der einmal *an,* und *von,* seinem principium hervorgerufene Naturprozeß eine Fülle von qualitativen Veränderungen der beteiligten Materie zur Folge. Alle Erfahrungen HARVEYs bezeugen, daß nicht etwa spezifisch verschiedene und unveränderliche Stoffe diese Wandlungen bedingen. Vielmehr entwickelt eine ursprünglich strukturlose und undifferenzierte multipotente materia prima, je weiter der Naturprozeß fortschreitet, nach und nach eine reiche, von Anfang an erstaunlich sinnvoll ablaufende und auf ganz bestimmte morphologische und funktionelle Ziele hin gerichtete Bildungs- und Wandlungstendenz [28].

HARVEY demonstriert die fehlerhafte Methode der Atomisten und Alchemisten am *Beispiel der spiritus* [29], d. h. der alten antiken Vorstellung von im Organismus wirkenden luftartigen, für unser Auge nicht wahrnehmbaren und doch, wie die Winde in der meteoren Region, überaus kräftig bewegenden Pneumata. Auch in diesem Punkt schlägt er, wie sich aus dem folgenden ergibt, ARISTOTELES mit aristotelischer Methodik.

Für die Ärzte unserer Zeit, schreibt HARVEY im einundsiebzigsten Kapitel von De generatione, handelt es sich bei diesen spiritus des tierischen Organismus um das, was einst als „impetum faciens“, als Pneuma [30], in der Physiologie und Pathologie des HIPPOKRATES eine bedeutende Rolle gespielt hat (s. S. 79). Mit einem ihm inhärenten Drange solle ein derartiger spiritus Bewegung erzeugen bzw. übertragen, „... quidquid proprio conamine aliquid molitur et cum agilitate ac vehementia motum excitat aut actionem aliquam aggreditur“. Mit diesem Spiritus-Begriff hätten sich nun aber Neoatomisten und Alchemisten, die für HARVEY methodisch zusammengehören — womit er, für seine Zeit, so unrecht nicht hat[27] — die Erklärung physiologischer und pathologischer Probleme sehr bequem gemacht. Für alle nur möglichen Funktionen und Wirkungen, die man an Organismen beobachten könne, hätten sie einfach je einen entsprechenden Spezialspiritus erfunden, „... apud medicos tot spiritus quot partes corporis praecipuae aut operationes ...".

Wer sich in die Physiologie vertieft hat, wird jedoch, erklärt HARVEY, feststellen, daß alle diese „spiritus", alle die vielen verschiedenen Funktionen und Eigenschaften des Organismus letztlich aus dem Blut hervorgegangen sind. Der Kreislauf beweist es. In raschem Tempo wird unaufhörlich den Organen und Geweben das lebenspendende Blut zugeführt, und dessen eingeborene Wärme, der calor innatus, erhält alle Teile des Körpers in einer ihnen gemäßen Weise in Form und Funktion, „... ut omnes partes ab ipso dependentes, primo calido innato in vita et suo esse vitali et vegetativo retineantur, et omnia sua munia peragant ..."[31]. So ist die Frage, ob mit dem Blut ein spiritus, oder viele verschiedene spiritus, in die Körperperipherie befördert werden, ein Scheinproblem. „... sanguis (pars corporis primogenita et principalis) virtutibus hisque omnibus dotatus agendique potestate prae caeteris praeditus est; ideoque kat exochen spiritus nomen meretur" (das Blut, der in der Ontogenese zuerst gebildete und deshalb principale, d. h. das Geschehen im gesamten Organismus aus sich selbst hervorrufende Teil ist es, der mit allen diesen Kräften ausgestattet und mit der Fähigkeit, Funktionen aller Art zu erzeugen, wohlversehen ist. Deshalb *verdient kein Teil des Organismus mit solcher Berechtigung die Bezeichnung spiritus wie das Blut)*[32].

Was in der HARVEY-Forschung meist als äußerst gewagter, ja spitzfindiger spekulativer Kurzschluß eines alt gewordenen und dem frischen Naturobjekt seit langem entfremdeten Gelehrten gilt, erweist sich bei näherem Zusehen, im Gegenteil, als Krönung der von Anbeginn seine experimentellen Studien bewegenden aristotelischen archē-Theorie.

In der Biologie muß man nach HARVEY stets mit sorgfältiger Verlaufsanalyse des zu untersuchenden Prozesses beginnen. Man hat dabei vom Endzustand, vom Ziel und Abschluß des jeweiligen Prozesses auszugehen und muß sich dann Schritt um Schritt zu dessen Anfängen vortasten. Der Naturprozeß muß also rückwärts, von seinem Ende her und in Richtung auf seine principia hin, rekonstruiert und in dieser Reihenfolge mit allen morphologischen und funktionellen Details aufgeklärt werden. HARVEY ist überzeugt, daß dies die originale aristotelische Methode gewesen ist und daß man nur dann wieder erfolgreich Physiologie werde treiben können, wenn dies alte Verfahren von neuem belebt und strikt befolgt wird.

Das gilt nicht nur für embryologische Studien [33] oder für die Untersuchung des Blutkreislaufes, die mit der Entdeckung der Impetus-Wirkung des Herzens einsetzt und dann zielstrebig bis zu den entscheidenden Vorgängen im rechten Vorhof, als dem principium des circuitus, vordringt. HARVEY tadelt vielmehr, um ein anderes Beispiel zu erwähnen, seinen Lehrer FABRICIUS, weil er bei der anatomischen Untersuchung der Genitalwege der Vögel von diesem aristotelischen Weg der Forschung abgewichen sei. Anatomie, in alter Zeit immer funktionelle Anatomie, führt nur dann zu beweisbaren Resultaten, wenn sich der Forscher zunächst den Ablauf der Funktion der betreffenden Körperregion klar macht. Er muß sodann mit der Sektion desjenigen Teiles beginnen, der zu allerletzt agiert. Infolgedessen ist es falsch, beim Studium der Genitalwege zuerst, wie FABRICIUS, das Abdomen zu eröffnen. Man findet sich besser zurecht, wenn man, umgekehrt, am Ziel dieses Vorganges, hier also an der äußeren Mündung der Vagina beginnt und unter Beobachtung aller beteiligten Strukturen stetig rückwärts zum „Princip", dem Ort der rätselhaften Entstehung des primordium vorzudringen versucht [34].

Das ist notwendig, weil eben im allgemeinen jene Stufen eines Naturprozesses am stärksten differenziert, also am deutlichsten wahrzunehmen und folglich am leichtesten und sichersten zu beurteilen sind, mit denen der jeweilige Prozeß endet. Die Anfänge hingegen pflegen für das Auge des Forschers im Verborgenen zu liegen. Der Weg, den der Naturprozeß einschlägt, ist vom multipotenten und wenig differenzierten principium her niemals mit einiger Gewißheit zu überblicken. Nur wenn man, umgekehrt, vom funktionell und anatomisch differenzierten Endzustand ausgeht und sich stetig — Stufe um Stufe des Prozesses rückwärts verfolgend — dessen Anfang nähert, der unmittelbarem Einblick immer mehr oder weniger verschlossen bleibt, darf man auf exakte und reproduzierbare wissenschaftliche Schlußfolgerungen hoffen.

Man kann es, mit HARVEY, auch anders ausdrücken. Unsere naturwissenschaftliche Methodik hat sich den Gesetzen menschlicher Erkenntnis anzupassen. Was *natura,* d. h. naturwissenschaftlich klar und deutlich ist, ist es *sensu,* von der bloßen Wahrnehmung her betrachtet, nicht. Und doch gibt es keinerlei naturwissenschaftliche Erkenntnis ohne volle Ausschöpfung der Wahrnehmung, — je nach Studienobjekt bloßer Beobachtung oder auch zusätzlich gut überlegter und sorgfältig durchgeführter Experimente. Alles, was sich mit unseren Sinnen im Hinblick auf die jeweils gestellte Aufgabe erfassen läßt, muß infolgedessen zuerst voll, mit allen Hilfsmitteln ausgeschöpft werden, bevor man es wagt, tiefer in das weniger gut Wahrnehmbare vorzudringen. Menschlicher Wahrnehmung ist jedoch, wie wir sahen, am besten zugänglich stets das voll ausdifferenzierte Ende, Ziel, telos eines biologischen Prozesses. Hier also muß der Forscher einsetzen und dann schrittweise den Weg der Natur zurückverfolgen, bis er endlich zu deren Anfängen, zu den principia gelangt.

Es ist immer schwierig, diesen Anfang, die archē, das principium genau und überzeugend zu bestimmen. Doch HARVEY zeigt, was mit Geduld und konsequenter Methodik erreicht werden kann. Noch das in der Embryonalentwicklung — also, methodisch richtig, *vom Ende zum Anfang* hin untersucht — zuletzt sichtbare = allererste tierische „Leben“, der pulsierende Blutpunkt am vierten Tage der Eibebrütung, ist der Experimentierkunst zugänglich. Mit einer feinen Nadel gereizt, antwortet er mit verändertem Rhythmus. Und agonal, wenn das Leben erlischt, erweist sich zuletzt wiederum ein pulsierender Tropfen Blutes als principium des Tieres, und auch er kann, durch Applikation äußerer Wärme, im Experiment beeinflußt werden.

Ist man dann aber in der beschriebenen Weise überzeugend bis zum Anfang, bis zum principium vorgedrungen, so wäre es nach HARVEY fruchtlose Spekulation, würde auch der Methode der archē-Forschung widersprechen, wenn man nun nicht klar und eindeutig die wissenschaftlichen Folgerungen ziehen wollte. Es wäre beispielsweise sinnlos, spiritus und sanguis zu unterscheiden, wenn sie hier, im punctum saliens, untrennbar miteinander verbunden sind, und wenn auch später, im heranreifenden und im erwachsenen Tier, nirgends ein solcher bewegender Hauch zu sehen ist. Das sei ja auch schon ARISTOTELES' Ansicht gewesen [35]. Und es verdient schließlich — für HARVEY das Wichtigste — *das Blut seinen maiorem locum, weil es über impetus verfügt und, mittels des Herzens, impetus verstärkt,* impetu agendi et efficiendi, — und nicht deswegen, weil es mit hypothetischen spiritus getränkt sein soll [36].

Aber auch die tierische Wärme, der calor innatus, ist, wenn man schlußendlich beim punctum saliens als dem principium des Lebens anlangt, vom Blut nicht zu trennen [37]. Wärme bewegt, und Bewegung ist Leben. Wie richtig dieser Satz ist, zeigt sich agonal; ein letzter kleiner Tropfen Blut im rechten Vorhof pocht, kaum merklich, nur eben noch mit dem Vergrößerungsglas zu erkennen. Also wirkt in ihm, eben weil er pulsiert, noch ein allerletztes Fünkchen tierischer Wärme. Blut ohne Bewegung, Aderlaßblut zum Beispiel, ist gar kein Blut mehr. Es ist cruor, auf keine Weise mehr ins Leben zurückzurufen. Somit ist die Grenze zwischen Tod und Leben mit dem punctum saliens präzis abgesteckt. Folglich ist es — schließt HARVEY — berechtigt, weil methodisch die einzig mögliche Konsequenz, *auch calor innatus begrifflich nicht vom Blut zu trennen.* Beide kommen eben nicht getrennt voneinander vor, „... ut entia multiplicare sit supervacaneum“ [38].

Calor innatus, spiritus, sanguis, — sie lassen sich alle drei nicht voneinander scheiden. So ist der methodisch exakt arbeitende Naturwissenschaftler berechtigt, ja verpflichtet, calor-spiritus-sanguis zusammenzufassen und für sie einen einzigen terminus technicus zu wählen [39]. Wie einst der Philosophus, also ARISTOTELES, „... *vitae causam et principium, animam* scilicet ...“ [40]. Das ist keine Gedankenspielerei! HARVEY ist überzeugt, daß damit die letzte causa, die letzte Ursache des Lebens wissenschaftlich eindeutig bezeichnet wird. Dadurch ist aber auch ARISTOTELES als bester Lehrmeister der Biologen und Mediziner, gegenüber GALEN, gerechtfertigt. Denn als Energiequelle allen Lebens, als dessen „instrumentum instrumentorum“, hatte ARISTOTELES den calor innatus bezeichnet. GALEN erhob dann die Pneumata, die spiritus, zum obersten Werkzeug des Lebens. HARVEY zeigt mit seiner Beweisführung, daß diese Kontroverse auf einem methodischen Fehler GALENs beruht [41].

Genau das gleiche gilt für Teilprozesse im Organismus. Wer die archai, die principia des jeweiligen Vorganges in reproduzierbarer und überzeugender Weise aufgefunden hat, der kennt die in der Natur wirkenden Ursachen und gewinnt klare und richtige Vorstellungen von deren bewegenden Kräften. Die Gleichsetzung von calor innatus, spiritus und sanguis ist ein besonders eindrucksvolles Beispiel dafür, wie ein stark vereinfachtes und geschlossenes wissenschaftlich-theoretisches Bild der Wirklichkeit entsteht. Viele Fragen, die die Jahrhunderte bewegt haben, erweisen sich, folgt man dieser Methode, als Scheinproblem. Der Streit um die spiritus beispielsweise ist müßig. Das uralte Bestreben mythischer wie rational-wissenschaftlicher Naturbeobachtung, die unübersehbare Fülle der Phänomene in unserer Wahrnehmungswelt auf ein Minimum wirkender Kräfte zu reduzieren, wird an diesem zentralen Problem in eindrucksvoller Weise demonstriert.

Widerspricht die Identität von sanguis-calor-spiritus nicht der anfangs geschilderten thermo-dynamischen Theorie? Der Beweis für diese Einheit wird *genetisch* geführt. Blut und calor sind als ein Universale, d. h. *wissenschaftlich* gesehen (im

Sinne der Principium-Theorie) ein und dasselbe. Und bezeichnenderweise wird der impetus nicht in das Universale sanguis-calor-spiritus einbezogen! Der Beobachter vermag in der Tat, wenn am vierten Tage der Eibebrütung animales Leben einsetzt, die minimale Menge calor innatus nicht vom Blutpunkt zu unterscheiden. Aber eindeutig wahrzunehmen ist bereits hier, zu Anbeginn der Keimgenesis, jene allem tierischen Leben zugrunde liegende Wechselwirkung von sanguis = calor und impetus. Impetus, Pulsation, ist jedoch, genetisch betrachtet, ein sekundäres Phänomen! Calor innatus leitet die Ontogenese ein, und erst auf einem bestimmten Minimal-Temperaturniveau entsteht impetus = bewegtes Blut = sich selbst bewegender und durch diese seine Eigenbewegung automatisch sich erhaltender calor in einer animalische Existenz ermöglichenden Menge, d. h. calor innatus animalischen Grades (Kap. 6, S. 44 ff.); „quantum ex accurata inspectione discernere licuit, fit sanguis, antequam punctum saliens efformatur, idemque calore vitali praeditus est, priusquam per pulsum cietur ..." [42]. Es ist im Mikrokosmos wie im Makrokosmos, wo ein gewisses Quantum Sonnenwärme die Voraussetzung und Ursache aller Bewegung, und damit allen Werdens und Entstehens bildet. *Motus ist immer schon Re-aktion,* und, sagt HARVEY, man schließt ja auch in der Tat auf calor, wenn man motus wahrnimmt. In ähnlicher Weise erkennt man sensus aus motus und irritari aus excitari, „... sensitiva corpora sensus sui indicia propriis motibus exhibere solent" [43]. Wie es einst ARISTOTELES gelehrt hatte: als allererste Ursache hat zu gelten, was Bewegung erzeugt [44].

In De motu locali animalium zieht HARVEY den aristotelischen Vergleich mit der automatischen Puppe heran, um die Frage zu präzisieren, warum der tierische Organismus alles in allem nicht als Mechanismus aufgefaßt werden darf, obgleich zweifelsohne manche seiner Verrichtungen entsprechend Regeln der Mechanik funktionieren [45]. Derartige automata wurden durch eine kleine auslösende Bewegung in Gang gesetzt. Xyla, wohl Holzdübel, die die offenbar mit gespannten Schnüren arbeitende Mechanik dieser Puppen sperrten, wurden durch einen derartigen kleinen Handgriff so verschoben, daß nun die mimischen usw. Bewegungen in der vom Künstler vorgesehenen Weise ablaufen konnten.

ARISTOTELES gibt noch zwei weitere Beispiele aus dem Alltag. Er schildert einen Spielzeugwagen für Kinder mit Rädern unterschiedlicher Größe, so konstruiert, daß er im Kreise herumfährt, sobald er vorwärts geschoben wird. Endlich erwähnt ARISTOTELES das Bootsruder, das am Bug weite Bewegungen veranlaßt, sobald es nur ein wenig, fast unmerklich gedreht wird [46].

Aber Funktionen von Tier und Mensch lassen sich eben, fährt ARISTOTELES fort, auf derartige mechanische Bewegungen nicht zurückführen. *Die animalische Physiologie beruht vielmehr auf qualitativer Veränderung des beteiligten Gewebes, auf alloiōsis.* Im Gegensatz zu den Automaten, die auf mechanischer Bewegung unveränderlicher Teile beruhen, können sich lebende Gewebe selbst vergrößern und verkleinern. Und das geschieht unter dem Einfluß eingeborener Wärme! Alle solcher alloiōsis fähigen Gewebe wirken sodann hebelartig auf feste und unveränderliche Teile des Körpers ein. In dieser Weise werden die erstaunlich schnellen und kräftigen Bewegungen der Tiere erzeugt. Insbesondere Temperaturschwankungen in der Nähe des Zentralorgans, des Herzens, rufen kräftige Wirkungen in der Körpermotorik hervor (was HARVEYs Untersuchungen der Vorgänge vor und im rechten Vorhof aufs schönste bestätigen, „regulante natura"! S. 41) [40]. Da nun aber solche Bewegungen häufig auf beiden Körperseiten gleichzeitig, und harmonisch miteinander kombiniert, ablaufen, muß das sie alle unterhaltende symphyton thermon, die eingeborene Wärme, in der Körpermitte erzeugt und von dort aus über den Organismus verteilt werden. Und es leuchtet eben deswegen ein, daß auch als Zentralorgan der Sensibilität, der aisthēsis, das Herz wirkt. Denn nur so ist es allen „Sinnen" möglich, hier im Herzen, wo sie alle zusammenlaufen, Bewegungsimpulse hervorzurufen. Das geschieht, indem sich unter dementsprechend wechselnder Hitzebildung festere Gewebe erweichen [47] und, umgekehrt, weichere wieder verfestigen, wobei jedesmal gemäß der — mit Erwärmung und Abkühlung — verbundenen Veränderung des Volumens ein motorischer Effekt resultiert.

ARISTOTELES *führt in dieser Weise „Kontraktion" und „Dilatation" 1. auf eingeborene Wärme und 2. alloiōsis der Gewebe zurück* [46, 48]; GALEN hingegen — nachdem das Zentralnervensystem erforscht worden war — auf willkürliche und unwillkürliche Muskulatur (nur die zentralnervös unterhaltene und gesteuerte Willkürmuskulatur bezeichnet er als Muskel, als mys) [49, 18]. Alle Bewegungen lassen sich also nach ARISTOTELES reduzieren auf Stoß und Zug (ōtheō, ōsis bzw. helkō, helxis). Dementsprechend kann sich tierisches Gewebe auf einen Reiz hin vergrößern = dilatieren oder verkleinern = kontrahieren (auxanesthai bzw. systellesthai). Das aktiv Tätige dabei (to drān, von drāo tätig sein) ist das Warm-Trockene. Passiv verhält sich hingegen, pathētikon ist, das Kalt-Feuchte.

Das alles lehrte zuerst, sagt GALEN, ARISTOTELES[50]. Ihm folgten die Stoiker, die von chysis (von chyō, ausgießen, erweitern) und von pilēsis (von pilēo zusammendrücken) sprachen. Die aktiven Prinzipien sind wiederum thermon und psychron.

Diese stichwortartig herausgegriffenen Zitate mögen andeuten, wie — ungefähr — HARVEY ARISTOTELES und GALEN verstanden und interpretiert haben muß. Die Ableitung der Lehre von der Irritabilität und der Exzitabilität — später Irritabilität und Sensibilität — aus antiken Vorstufen ist ein weites Feld, das im Zusammenhang dieses Beitrages nur gestreift werden kann. TEMKIN hat den Beziehungen zwischen GLISSON und GALEN eine Studie gewidmet[51]. Auf alle Fälle gilt bereits seit ARISTOTELES der kontraktile Gewebsanteil als *das* Grundelement tierischen Lebens. In diesen Strukturen, die Reize zu perzipieren und auf sie mit aktiver Kontraktion zu reagieren vermögen, liegt das ganze Geheimnis animalischer Physiologie beschlossen. Auch für GALEN ist *das kontraktile Gewebe Grundelement der animalischen Physiologie.* Im Muskel strömt via Arterien und via Venen die vegetative, und via Nervensystem die animalische Vitalität zusammen[52]. Hier, in der Muskulatur, werden diese drei dynameis, facultates, vereint und gemeinschaftlich zur Wirkung gebracht. Der Muskel ist aller drei ausführendes Werkzeug, ihr organon, ihr instrumentum.

Eine allerletzte, diese altantike Gedankenführung abschließende und wissenschaftlich befriedigende Reduktion bringt HARVEY mit dem Kunstgriff seiner aus aristotelischen Schriften entnommenen genetischen Methode. Es mag schon seine Richtigkeit haben, meint er, was GALEN über den Muskel, und was ARISTOTELES über das Herz als Ursprung und Grundelement tierischer Vitalität darlegen. Aber diese Theorien bringen durchaus keinen faktischen Gegensatz zum Ausdruck, denn genetisch betrachtet stammen Irritabilität und Kontraktilität der Muskulatur aus der des Herzens, eben weil das Herz in der Ontogenese zuerst gebildet wird.

Letzte theoretische Konsequenz führt außerdem notwendigerweise über die allgemeine Biologie des ARISTOTELES hinaus. Denn alle Beobachtungen und alle experimentellen Erfahrungen beweisen, daß als Anfang und Ursache tierischer Vitalität das Blut, und nur das Blut, gelten kann. Das ist keine dürre Hypothese eines Stubengelehrten, denn eindrucksvoll demonstrieren z. B. die von HARVEY im Tierexperiment analysierten Vorgänge im rechten Vorhof des Herzens die Richtigkeit und die Bedeutung dieser allgemeinbiologischen Theorie.

HARVEY scheint, wie so oft, auch in diesem Punkt direkt an ARISTOTELES anzuknüpfen. Er verlegt Kontraktilität und Sensibilität aus dem Pneuma, aus den spiritus, ins Blut und in den Muskel, „... sanguis et spiritus una res, et musculus et spiritus motivus, unde nutriri spiritus ut corpus“ [53] (Blut und Blutspiritus kann man genausowenig voneinander trennen wie Muskel und Muskelspiritus. Eben deswegen wird der spiritus motivus, die Muskelkontraktilität und -sensibilität in gleicher Weise ernährt bzw. unaufhörlich aufgefrischt wie verbrauchtes Körpergewebe, nämlich durch das im Kreislauf zirkulierende Blut).

HARVEY wie DESCARTES schöpfen beide aus ARISTOTELES, doch sie generalisieren in entgegengesetzter Richtung. DESCARTES hält an der alten Vorstellung fest, daß sich Herzfunktion, Blutbewegung und Blutverteilung einzig und allein aus jenen Volumenschwankungen ableiten lassen, die durch Wärme und Kälte hervorgerufen werden. Er überträgt diese Theorie, die ein zentrales vitales Phänomen rein mechanisch erklärt, auf die gesamte Physiologie der Tiere. HARVEY wendet umgekehrt die aristotelische Theorie der alloiōsis auch auf die Erzeugung der Blutbewegung im Herzen an.

Wenden wir uns nun zu allerletzt noch einmal den in früheren Kapiteln abgeleiteten allgemein-biologischen Theorien zu, die an die modernen Vorstellungen eines physiologischen Reglerkreises und eines geschlossenen Systems erinnern, so dürfte es unnötig sein zu sagen, wie gefährlich es wäre, solche Arbeitshypothesen unserer Zeit in HARVEYs Kreislauflehre hineinzuinterpretieren. Und doch liegt der Vergleich nahe, ja er scheint dem heutigen Arzt den Zugang zu diesem Kernstück der Physiologie HARVEYs überhaupt erst zu ermöglichen. Man muß sich dann allerdings sofort fragen: woher stammt diese Anregung? Wer sich ein wenig in alter Medizin auskennt, wird immer skeptisch gegenüber einer Erklärung sein, die leichthin unterstellt, das Naturobjekt selber könnte auf die geschilderte Theorie geführt haben.

Nun ist bei HARVEY überall zu bedenken, daß er ein glänzender Aristoteliker war, immer geneigt, seine Befunde nach aristotelischer Weise abstrahierend zu deuten, „... apud me semper valuit Aristotelis autoritas ...“ [54]. Ich könnte mir vorstellen — wer wollte mehr sagen? —, daß die aristotelische Metaphysik HARVEY, vielleicht nur halb bewußt, veranlaßt hat, aus der Analyse seiner Kreislaufbefunde ein sich selbst regulierendes und geschlossenes System zu folgern [55].

Er hätte jene bekannte aristotelische Unterscheidung von zwei Formen der Tätigkeit, ousia, im Auge haben können: 1. Prozesse, bei denen es zu einer *quali-*

tativen Veränderung, einer alloiōsis, kommt, die also nach dem Schema dynamis zu energeia, auf das Ziel der entelecheia hin ablaufen; 2. Prozesse, die zu *keiner Veränderung* führen, bei denen gleichsam energeia und entelecheia zusammenfallen. Diese zweite Form der ousia, der actio, wird nach ARISTOTELES durch die Bewegung der Planeten demonstriert. Sie verändern sich nicht, während sie unaufhörlich auf ihren kreisförmigen Bahnen entlangziehen. Aber schon ARISTOTELES nannte in diesem Zusammenhang als zweites Beispiel Psyche, Leben, insofern man darunter die entelecheia lebender Wesen begreift, ihre lebendige Aktivität, alles in allem genommen, d. h. Ursprung und Wesen tierischer Vitalität. Immer wieder vergleicht nun aber auch HARVEY, ARISTOTELES folgend, calor innatus-sanguis-spiritus mit dem Element der Sterne, zitiert die aristotelische Wendung, *calor innatus oder Leben sei ein Analogon des Elementes der Sterne.*

Wenn diese Annahme zutreffen sollte, und ich halte das für wahrscheinlich, so begreift man, daß dem Aristoteliker HARVEY viel darauf ankommen mußte, das zirkulierende Blut von qualitativen Veränderungen fernzuhalten. Aus der Luft kann also nichts in das Blut aufgenommen werden, weil das Blut nicht verändert werden *darf*. Und auch die Blutbildung darf nicht dadurch zustande kommen, daß Chymus in spürbaren Mengen in die Blutbahn gerät. Die aristotelische Mischungstheorie erfüllte für HARVEY, wie dargelegt, das erwähnte Postulat der Unveränderlichkeit, denn ein nur spurenweiser Zufluß von Chymus läßt das Blut eben unverändert.

Auch *die thermodynamische Regulation* könnte mit diesen Vorstellungen in Zusammenhang stehen, die HARVEY, als streng aristotelisch geschulter Student von Cambridge, bereits mit nach Italien gebracht haben muß. Calor, sahen wir, ist = sanguis. Das bedeutet aber auch, daß Erhitzung in Herz und Lungen das Blut *nicht* qualitativ verändert. Der Kreislauf zu den von ihm versorgten Geweben ist ein Ganzes, in dem unaufhörlich actio, ousia, auf kreisförmiger Bahn ohne Ziel und Ende vor sich geht, und ohne qualitative Veränderung.

Schließlich würde man auch *die Energielieferung* durch diese actio *ohne* mutatio an die übrigen, *mit* mutatio einhergehenden „natürlichen“ Lebensprozesse aus dem hier skizzierten Zusammenhang verstehen. Nicht anders ist es nach ARISTOTELES im Makrokosmos. Was PLATON forderte, hat ARISTOTELES geleistet: die actio sine mutatione der Sonne liefert allen actiones cum mutatione auf Erden die zu deren Realisierung, zu deren „energeia“, notwendige Kraft. An die Stelle des entzündbaren Hypokauma der aristotelischen Meteorologie ist *das Blut*, an die

Stelle der rotierenden und das Hypokauma durch Reibung erwärmenden Sonnensphäre ist *das Herz* getreten [56].

———

Zum Schluß sei die Frage erlaubt: ist es richtig, HARVEY als Entdecker des Blutkreislaufes zu bewundern, seine Methodik hingegen als — wennschon unvermeidlichen — Fehlschlag zu registrieren? Ich glaube, ein Blick in die medizinische Literatur jener Tage zeigt, daß es HARVEYS *Methodik,* mit all den hier geschilderten Details, als ein unteilbares Ganzes genommen, ist, die ihn zu einem der führenden Geister seines Jahrhunderts macht. Denn die Ansicht, daß Anhäufen und Sortieren von Tatsachen, daß bloße Induktion, daß FRANCIS BACONS unbeholfene Kanzlistenmethoden die moderne Naturforschung in Gang gebracht hätten, darf doch wohl als überholt gelten.

Das Neue, bis in unsere Gegenwart Weisende ist vielmehr das Bestreben jener Epoche, an die Stelle eines ungeordneten Berges von Tatsachen und Spekulationen *Methode* und mit ihr ein klar gegliedertes rationales System der Naturwissenschaften zu gewinnen. Sie alle, GALILEI, DESCARTES, am Ende des Jahrhunderts dann NEWTON, aber auch HARVEY, verfahren konstruktiv. Sie gehen von einem begrenzten Kreis sorgfältig untersuchter Tatsachen aus, vertrauen sich dann aber den daraus abgeleiteten theoretisch-wissenschaftlichen Einsichten an und treten nunmehr weiteren Problemen mit profilierten Modellvorstellungen gegenüber, bzw. sie suchen mit ihnen Wege zur Beantwortung neuer Fragen an die Natur.

Verhält es sich so, dann stellt HARVEYS Werk, alles in allem, einen berechtigten und geglückten Versuch dar, in bewußtem Gegensatz zu reinem Sammeln und bloßem Kompilieren von Fakten und Lehrmeinungen, und auch in kritischer Auseinandersetzung mit den mechanistischen Biologen und den atomistischen Ärzten, *eine spezifisch biologische Methodik* zu entwickeln, angelehnt an alte aristotelische Vorbilder. Und wer dann bei der Lektüre von De motu cordis an die heutige Biochemie und Physiologie denkt, der kann, meine ich, HARVEYS gutes Gefühl für die ungefähre Richtung der Wege nur bewundern, die in Kernfragen der Biologie und der Pathologie führen mußte.

Jedenfalls stellt die Entdeckung des Blutkreislaufes eine Frucht der gleichen Methodik dar, die uns in allen Schriften HARVEYS begegnet. Zweifel in dieser Hinsicht mögen früher möglich gewesen sein. Seit der Publikation von De motu locali animalium sind sie nicht mehr aufrechtzuerhalten.

Anmerkungen

HARVEYs Schriften 1. Exercitatio anatomica de motu cordis et sanguinis in animalibus (= *De motu*), 2. Exercitationes duae anatomicae de circulatione sanguinis ad Johannem Riolanum filium (= *Exercitat. Riolan*), 3. Exercitationes de generatione animalium, quibus accedunt quaedam De partu; De membranis ac humoribus uteri; et De conceptione (= *De gen.*) werden zitiert nach der Ausgabe von Albinus, Leyden 1737; die zweite Zahl verweist jeweils auf die heute am bequemsten zugängliche englische Übersetzung von WILLIS (Johnson reprint 1965).

HARVEYs Prelectiones anatomie universalis werden, Ausgabe von Mrs. WHITTERIDGE, zitiert als: *Prelectiones;* HARVEYs De motu locali animalium als: *De motu loc. an.*

Die Aristoteles-Zitate sind, sofern nichts anderes vermerkt, entnommen den Bänden von The Loeb Classical Library, die Galen-Zitate der Kühnschen Ausgabe.

Vorwort

[1] Die Entzifferung des Textes eines solchen, nicht zum Druck bestimmten, zum Teil nur im „Telegrammstil" entworfenen Manuskripts — dazu miserabel geschrieben — läßt viele Fragezeichen stehen. Noch mehr gilt das für den Versuch einer Übersetzung, zumal so komplizierter Gedanken wie z. T. in HARVEYS Schriften. Kein Wunder, daß WILKIE z. B. in der Prelectiones-Edition von Mrs. WHITTERIDGE über 160 Passagen in der Übersetzung fand, die ihm mißverständlich erscheinen. Übersetzung ist auch Exegese, das gilt genauso für WILLIS' Harvey-Übersetzung.

Kap. 1

[1] Als kurze Einführung in die Dynamik vor und nach GALILEI, speziell auch GALILEIs Stellung in der Entwicklung der Impetustheorie und der Wärmelehre, GALILEI und die Atomistik usw. s. den Festvortrag von SCHIMANK vor der 103. Versammlung deutscher Naturforscher und Ärzte, publiziert in: Naturwissenschaften **52,** 7 ff. (1965).

[2] Über HARVEYs Studienzeit in Padua, die Daten, s. PAYNE, L. M.: Harvey at Padua and after. J. Hist. Med. allied Sci. **11,** 342 ff. (1956).

[3] PAGEL: The circular motion of the blood and Giordano Bruno's philosophy of the circle.

[4] Kenntnis der Literatur über die Vorgeschichte der Entdeckung der Herzmechanik, des Lungenkreislaufes und der Funktion der Blutgefäße wird in dieser Studie vorausgesetzt, soweit nicht hier im Detail abgehandelte Fragen berührt werden. Siehe die im Schrifttumsverzeichnis aufgeführten Arbeiten von BAYON, DOBY, FOSTER, FRANKLIN, HALL, Mrs. WHITTERIDGE (in ihrer Ausgabe der Prelectiones von Harvey), ROLLESTON, SINGER, CROMBIE (in Augustine to Galileo).

[5] HARVEY kündigt an z. B. einen Tractatus de animalium amore, libidine et coitu, De gen. 26/195; 2. Exercitationes de respirationis causis, organis et usu, De gen. 5/173; 6/174; De motu 48/40; 96/80; 3. Observationes medicinales, De gen. 84/254; 4. eine Spezialabhandlung über

Schlagvolumen sowie wann und warum es variiert, De motu 61/50; 5. eine Abhandlung über die Entzündung (könnte aber Teil von Nr. 4 sein), De motu 72/59; 6. De lienis usu, De motu 89/74. In den Wirren des Bürgerkrieges 1642—46 soll HARVEY u. a. Material verloren gegangen sein für Schriften über De pulmone, De cerebro, De motu ac sensu animalium, De insectis (PAYNE, L. M., Sir Charles Scarburgh's ..., S. 163).

[6] ANDREWES wies schon 1920 darauf hin, daß De gen. als *Methodenlehre* aufzufassen ist. HARVEY habe das Buch geschrieben, um an embryologischen Fragen seine *physiologische Arbeitsweise* zu demonstrieren. Es sei deswegen nicht gerecht, über das magere *Ergebnis* dieser Studien zu klagen (s. FRANKLIN: William Harvey, S. 112—113).

[7] Das Thema von De motu beschränkt sich auf den circuitus, s. u. a. De motu 48/40.

[8] s. hierzu PAGEL: Harvey's role in the history of medicine. Das Mißverständnis ist begreiflich, weil HARVEY nach den ersten Stimmen zu De motu spürte, daß objektiv urteilende Gelehrte zwar die Überzeugungskraft und die logische Eleganz der Kreislaufthese erfaßten, vor deren zunächst unübersehbaren Konsequenzen für die gesamte Physiologie und Pathologie jedoch zurückschreckten. Er erkannte, daß diese ernst zu nehmenden Kritiker genau bemerkten, auf wie schwachen Füßen alles stand, was HARVEY in dieser Beziehung vorbringen konnte. HOFMANN z. B. muß anläßlich HARVEYS Besuch in Altdorf am 18. Mai 1636 speziell das so zentrale Problem der biologischen Wärmeerzeugung und -verteilung verständlicherweise in die Diskussion geworfen und den völlig hypothetischen Charakter von HARVEYS Ansichten durchschaut haben. Deswegen insistiert HARVEY in einem zwei Tage später von Nürnberg aus an HOFMANN geschriebenen Brief, daß er in De motu darauf gar nicht eingegangen sei, — was nicht zutrifft, wenn auch HARVEY nur skizzenhaft andeutet, was er hierzu meint (s. FERRARIO-POYNTER-FRANKLIN, S. 14). Klar scheint OLUFF WORM erfaßt zu haben, wie überzeugend die Kreislaufthese an sich belegt ist (in itself elegant). Doch sträubt auch er sich dagegen, daß nun deswegen die gesamte Physiologie und Pathologie umgeworfen werden müsse (was bei Annahme der circulatio unvermeidlich ist). All das sind schließlich Hilfshypothesen, die erst einmal überprüft werden müßten (s. GOTFREDSEN, S. 202). Vor allem wird aber HARVEY auch bemerkt haben, daß in Holland und Skandinavien, wo er erste Befürworter und ernst zu nehmende Kritiker fand, viel dieser Zuneigung auf direktem Einfluß von Descartes beruhte. In diesen Kreisen mußte er sich selbst mit seinem Aristotelismus im Wege stehen (zu Beziehungen zwischen Descartes am Hof der Königin Christine und den Medizinern in Uppsala, zu Rudbeck, aber von dort auch wohl zu Bartholin, wenigstens mittelbar, s. LINDROTH). Vgl. S. 128.

[9] HARVEY erwähnt FLUDD in Prelectiones 146, De motu loc. an. 94. Es ist aus diesen Hinweisen nicht zu sehen, ob er FLUDD für einen ernst zu nehmenden Autor hielt. Auf Beziehungen zwischen FLUDD und HARVEY hat PAGEL hingewiesen. Die Makrokosmos-Mikrokosmos-Parallele in De motu bildete den Berührungspunkt (The reaction to Aristotle, p. 499). S. ferner BAYON I, S. 66 ff.

[10] Hinweise dieser Art finden sich sehr häufig in der älteren und auch der neueren Harveyliteratur, wie jeder Harveyleser weiß.

[11] Auch FRANKLIN ist in seiner Harvey-Biographie 1961 der Meinung, daß die research principles von HARVEY während seines ganzen Lebens konstant blieben (HARVEY, 1961, S. 50).

[12] In den Exercitat. ad Riolanum sagt HARVEY in einem häufig in der Harvey-Literatur zitierten Passus, der seine „moderne" unvoreingenommene experimentelle Methode belegen soll, daß er sich puncto Ursachen und physiologischer Bedeutung des circuitus absichtlich nicht festgelegt habe. Zuerst müsse man stets die Tatsachen als solche untersuchen, erst danach Ursache

und Aufgabe dieser Funktion für den Organismus eruieren (Exercitat. Riolan 143/122). Ähnlich äußert sich HARVEY, ebenfalls in Verteidigung, in einem Brief an Caspar Hofmann vom 20. 5. 1636 (WILLIS, 595/6). Aber schon CURTIS hat gezeigt, daß eine solche Interpretation nicht stimmt (CURTIS 3/4). HARVEY pocht auch nicht etwa darauf, „leugnet" nicht, sondern aus dem Text geht hervor, daß er lediglich zugibt, daß „especially" hinsichtlich der causa finalis noch vieles ungewiß sei. Jedenfalls sei der Kreislauf als solcher gesichert, und — entsprechend seiner aristotelischen Methodik, s. Kap. 8 — habe man ohnehin mit der kritischen, beobachtenden wie experimentellen, Wahrnehmung zu beginnen und erst danach seine Schlüsse zu ziehen. So sehe ich nicht ein, inwiefern hier HARVEY „geleugnet" haben und ein Widerspruch vorliegen soll. Vgl. auch Kap. 2, Anm. 19.

[13] „... nulla est scientia, quae non ex praeexistente cognitione oritur, nullaque certa et plene cognita notitia, quae non ex sensu originem duxit", heißt es in den Exercitat. Riolan 108/89. Vgl. Anfang von Kap. 8. HARVEY fiel früh durch seine Neigung zu kühnen Abstraktionen auf. SIR THOMAS BARLOW schildert den Studenten Harvey, um 1600, in Padua. „.. he was a keen and accurate observer and an enthusiastic naturalist, and he had a mind reflective as *to the causes and relations* of things, fertile in recognizing resemblances, and, *above all, ready in making working hypotheses* and in devising experiments which would more or less verify those hypotheses." FRANKLIN: Harvey, 1961, S. 47.

[14] Über die griechischen Modellbegriffe paradeigma und eikōn s. SCHADEWALDT, W.: Das Weltmodell der Griechen. In: Hellas und Hesperien. Zürich, Stuttgart 1960, S. 426 ff. Vgl. dazu auch hier Kap. 8, S. 81 ff.

[15] CROMBIE, in der Introduction des ersten Bandes von Augustine to Galileo, S. 1 ff. Der Gedanke geht offenbar zurück auf COLLINGWOOD, R. G.: The idea of history. Oxford 1946.

Kap. 2

[1] Die Frühgeschichte der Lehre vom calor innatus läßt sich bis heute nicht im einzelnen, nicht einmal in großen Zügen, in überzeugender Weise rekonstruieren. Einen Fortschritt bedeutet womöglich KUDLIENs Hinweis, daß die hippokratische Schrift peri kardiēs stoisches Gedankengut überliefert. Seit langem ist bekannt, daß Schriften der hippokratischen Sammlung sehr viel später als Hippokrates zu datieren sind. S. KUDLIEN, F.: Poseidonios und die Ärzteschule der Pneumatiker. Hermes **90**, 420 ff. (1962). — Greift man weiter zurück, so ist möglicherweise EMPEDOKLES einer der wichtigsten Wegbereiter dieser Lehre vom symphyton thermon gewesen. Frau LESKY spricht in diesem Zusammenhang bereits vom „Energiefaktor schlechtweg" (in „Zeugungs- und Vererbungslehren ...", S. 1259). S. aber vor allem auch MENDELSOHN: Heat and life.

[2] HALLER: Grundriß S. 206/7.

[3] HARVEY folgt ARISTOTELES, s. z. B. De iuventute 469 b, p. 422: Leben ist an eingeborene Wärme gebunden. Sie residiert im Herzen. Alle Teile des Körpers funktionieren, und vermögen die ihnen vom Blut zugeführten Nahrungsstoffe zu assimilieren ausschließlich dank dem vom Herzen mit dem Blut zugeführten calor. Calor innatus ist der oberste Herrscher eines jeden Organismus. Alle Gewebe und Organe hängen infolgedessen vom Herzen als der Quelle ihres für jegliche Funktion erforderlichen thermon ab. Der Organismus lebt nur, solange eingeborene Wärme produziert und nachgeliefert wird, usw ... So auch z. B. De partibus animalium 650 a, p. 132: Alles was wächst, muß Nahrung verdauen, „kochen". Schon allein deswegen — von ande-

ren Gründen einmal abgesehen (d. h. der Unterhaltung der sonstigen Funktionen) — ist pflanzliches wie tierisches Leben ohne das thermon, ohne Energiezufuhr, undenkbar.

[4] De motu loc. an. 34; HARVEY fährt fort: „... unde sperma exit tanquam animal et cordis motus." Vgl. Kap. 5, S. 34; Kap. 6, S. 49 ff.; Kap. 8, Anm. 18. Der Satz ist wörtlich entnommen aus ARISTOTELES: De motu animalium 703 b 15, 22, p. 476, 478.

[5] Zitat aus ARISTOTELES: De partibus animalium 670 a, p. 264, wo das Herz als Akropolis des Organismus apostrophiert wird.

[6] Prelectiones 250.

[7] Über *die Sonne als das Herz der Welt* in der späteren Antike s. REINHARDT; Kosmos und Sympathie, S. 331 ff.; ders., POSEIDONIOS, PAULY-WISSOWA RE 43 (1953), p. 692 ff. Hier wird nicht mehr, wie zuvor, die Funktionsweise des Organismus in Analogie zum Makrokosmos gedeutet, sondern umgekehrt *der Makrokosmos als Lebewesen in Analogie zum tierischen Organismus!* Eine vitalistische Himmelsphysik, in der die ewig sich bewegende Sonne als Spenderin der Lebensenergie aller Naturprozesse im Mittelpunkt steht. CICERO, POSEIDONIOS folgend, meint in diesem Sinne, das aus dem Organismus herausgeschnittene pulsierende Herz ahme gleichsam die igneam celeritatem der Himmelsregion nach. Folglich „venae et arteriae micare non desinunt quasi quodam *igneo motu* (De nat. deorum II 24 [CICERONIS, M. TULLI, De natura deorum, ed. A. ST. PEASE, Bd. 2, Cambridge/Mass. 1958, p. 605]; HARVEY zitiert diese Schrift CICEROs in Prelectiones 342; vgl. auch REINHARDT 336). Wie in dieser stoischen vitalisierenden Himmelsphysik die Sonne das Herz der Welt wird, so Ebbe und Flut die Atmung des Makrokosmos, ein Vergleich, der lange fortgelebt hat (REINHARDT, ibid., S. 58). ALBERTUS MAGNUS verweist auf die Pythagoreer, vgl. Kap. 8, Anm. 55.

[8] Prelectiones 126.

[9] ARISTOTELES: De generatione animalium 789 b, 10 ff, p. 558, sagt das vom pneuma, spiritus. HARVEY: Prelectiones 328, wendet den Vergleich bezeichnenderweise auf den calor innatus an (vgl. S. 116). S. auch Prelectiones 56: „... efficiens omnium calor nativus ... ut malleus instrumentum instrumentorum." De motu loc. an. 39: „... calor naturalis, instrumentum instrumentorum ... malleus."

[10] Zur Geschichte der Wärmelehre s. u. a. MENDELSOHN, SOLMSEN, SAMBURSKY. Doch unentbehrlich, wie stets, die großen kritischen Artikel in den Enzyklopädien des achtzehnten Jahrhunderts, s. vor allem D'ALEMBERT und HALLER in späteren Auflagen der Encyclopédie ou Dictionnaire raisonné des sciences ... (ich benutzte die Genfer Ausgabe, Bd. 7, 1778, Kapitel Chaleur, p. 1 ff., 13 ff.).

[11] De caelo 289 a 20—35, p. 178—180. Immerhin kehrte schon kurz nach ARISTOTELES' Tod die stoische Schule zu der älteren Hypothese zurück, wonach die Sonne für ihr Feuer Nahrung von der Erdoberfläche her an sich zieht. Vgl. Anm. 10.

[12] HARVEY spricht, z. B. De gen. 332/506, dem Feuer Körperlichkeit, Stofflichkeit zu: „... sunt tria *corpora* eaque simplicia ... nempe ignis, aer et aqua ..." Wie er sich die Entstehung von Wärme durch kräftige Bewegung vorstellt, zeigt das Gewehr-Beispiel in De motu. Das Feuersteinschloß „entlockt" durch heftigen Schlag dem Feuerstein den zündenden Funken, „... compressionis alicuius ligulae cadit silex, percutit chalybem et propellit, *ignisque elicitur*, qui in pulverem cadit ..." (De motu 37/31). In diesem Sinn heißt es, daß die Arterien, indem sie vitalen sanguinem in die Peripherie befördern, dort „... partium calorem ... sopitum suscitent et quasi *absumptum refarciant* ..." (also 1. den calor innatus des betr. Gewebes aufwecken und 2. verzehrten calor innatus aus dem Zentralorgan der Wärmeproduktion wieder nachfüllen,

De motu 10/11). Die aus dem Herzen, als ein Stoff, strömende Wärme s. u. a. auch De motu 69/56 (nach Lockerung der Aderlaßbinde); 82/68 (die aus dem Herzen strömende Wärme); 83/69; 86/72. Zweifel könnte HARVEYs These veranlassen, wonach man Wärme und Wasser nicht voneinander unterscheiden kann, und ebenso wenig Blut und calor. Dabei handelt es sich aber um abstrahierende Ursachenforschung im Gefolge der biologischen archē-Methode (S. 86 ff.). Blut *ist* nicht calor und calor *ist* nicht Blut, sondern — ontogenetisch wie auch physiologisch betrachtet — ist es heuristisch fruchtlos und wissenschaftlich sinnlos, hier noch Unterscheidungen zu treffen. Vgl. S. 94. So läßt HARVEY auch spiritus als luftartigen Stoff in gewissen Zusammenhängen gelten, obgleich es ihn, streng „wissenschaftlich" betrachtet, nicht gibt; korrekterweise müßte es heißen bzw. gelesen werden: der *sogenannte* spiritus, ähnlich wie heute noch mancher Arzt vom Ulcus pepticum spricht, ohne zu meinen, daß dabei etwas „gekocht" wird. Der Muskel „... constitutione spongiosa spiritu replet" (De motu loc. an. 88). Vgl. zu der ganzen Frage Kap. 8, S. 91 ff.

[13] Calor innatus ist jedoch nicht identisch mit Wärme der Außenwelt. „... *ἡ ἐν τοῖς ζώοις θερμότης οὔτε πῦρ οὔτε ἀπὸ πυρὸς ἔχει τὴν ἀρχήν.*" Äußere Wärme kann die Produktion innerer Wärme anregen, wie z. B. die Brutwärme der Vögel (Kap. 6, S. 44) die Keimentwicklung, oder äußere Wärmeapplikation den calor innatus des exzidierten Herzens (Kap. 7, S. 11). Aber äußere Wärme kann niemals den calor innatus ersetzen. Beide wirken ähnlich, werden auf ähnliche Weise unterhalten und vermehrt, doch sie bleiben *verschiedene Arten von calor.* HARVEY folgt ARISTOTELES De generatione animalium in dieser Beziehung, und zwar 737 a 6, p. 172; 737 a, p. 172; 736 b, p. 170: Das Lebewesen, und auch sein Same, enthalten ein warmes Element, das sozusagen göttlicher ist als die Wärme der Außenwelt, „... *πάσης μὲν οὖν ψυχῆς δύναμις ἑτέρου σώματος ἔοικε κεκοινωνηκέναι καὶ θειοτέρου τῶν καλουμένων στοιχείων ... πάντων μὲν γὰρ ἐν τῷ σπέρματι ἐνυπάρχει, ὅπερ ποιεῖ γόνιμα εἶναι τὰ σπέρματα, τὸ καλούμενον θερμόν. τοῦτο δ'οὐ πῦρ οὐδὲ τοιαύτη δύναμίς ἐστιν* ...", ein Analogon des Elementes der Sterne, „... *ἀνάλογον οὖσα τῷ τῶν ἄστρων στοιχείῳ.*" Calor innatus als Analogon des Elementes der Sterne ist eine von HARVEY häufig übernommene Bezeichnung, die mitunter als Beweis dafür falsch interpretiert wird, daß er meine, das Leben auf der Erde stamme aus der Gestirnssphäre. Dabei haben wir hier bei uns zu Haus, was das Volk in den Sternen sucht, „... domi scil. nascitur, quod vulgo ab astris petimus." (De gen. 328/502.) Calor innatus verflüssigt feste Stoffe und versetzt flüssige in gasförmige Materie, wobei eine Volumenvergrößerung zustandekommt, genauso wie z. B. das Herdfeuer Milch überkochen läßt. Mit den gleichen termini technici wird dieser Vorgang von HARVEY beschrieben bei der Erwärmung des Blutes im rechten Vorhof, beim Beginn der Keimentwicklung im bebrüteten Ei und bei der Erektion und Ejakulation während Kohabitationen (z. B. Exercitat Riolan 161/137; De gen. 73/242; De gen. 186/361). Calor innatus verhindert Koagulation und Fäulnis des Blutes (ARISTOTELES: De partibus animalium 654 b, p. 162), eine aristotelische Theorie, die für HARVEY ein Fingerzeig wurde, als er sich fragte, wozu der Kreislauf da sei; er liefert bis zum Tode ununterbrochen den calor innatus, die „vitale Energie", ohne die lebende Gewebe zerfallen und vitale Funktionen erlöschen müssen. In De anima referiert ARISTOTELES über die ältere atomistische Ansicht, aus hippokratischer Zeit; Feuer und Leben (psychē) sind nach DEMOKRITs Ansicht runde sphärische kleine Atome, die wegen dieser Gestalt leicht alle Materie durchdringen und gröbere Atome in Bewegung setzen. Denn *Leben* gleichwie Wärme zeichnen sich dadurch aus, daß sie *Bewegung verleihen* (De anima 404 a, p. 18 ff.; ältere Autoren ibid. 404 a 9, p. 20). Ein solch grob mechanischer Ansatz erschien ARISTOTELES, wie später HARVEY, unfruchtbar für die Lösung biologischer Fragen. Es ist eine eigenartige Parallele, daß HARVEY seine Biologie wie-

der, wie ehedem ARISTOTELES, in Auseinandersetzung mit den (neo)atomistischen Physiologen seiner Zeit entwickelt. — CICERO berichtet in De nat. deorum, daß der Stoiker KLEANTHES gelehrt habe: Die Sonne ist feuriger Natur und ernährt sich aus Aufdünstungen des Ozeans. So bald nach ARISTOTELES wurde also die Reibungstheorie der Sonnenhitze wieder verworfen! Infolgedessen müsse die Sonne entweder jenem Feuer ähneln, das der Mensch täglich verwendet, oder aber dem eingeborenen Feuer der Lebewesen. Bedenkt man, sagt KLEANTHES, daß die Sonne auf der Erde alles Leben erzeugt und erhält, so könne es keinen Zweifel geben. *Die Sonnenwärme* ist ähnlich der *eingeborenen Wärme* der Lebewesen. Aus dieser Schule stammt auch — dieser merkwürdigen „Vitalisierung" der Physik entsprechend — die Vorstellung von der Sonne als dem Herzen der Welt (vgl. ds. Kap., Anm. 7). Daß HARVEY *die innere Wärme für einen Stoff* hielt (bzw. dann — in der an Wahrnehmungskategorien nicht gebundenen Abstraktion, S. 94 — mit sanguis identifizierte), geht aus vielem eindeutig hervor. Beispielsweise hält er an der alten Ansicht, wie an einem selbstverständlichen Axiom, fest, daß die Weite der Gefäße die Intensität des calor innatus bestimmt (an vielen Stellen). Doch war zu seinen Lebzeiten die Diskussion um die Natur der Wärme heftig im Gange. BACON, der von ihm als Persönlichkeit geschätzte, als Naturforscher abgelehnte Lord of Verulam, beschäftigt sich im Novum Organon mit dem Problem. Er folgt der von CARDANO ins Gespräch gebrachten These, daß Wärme Bewegung sei, aber offenbar denkt er dabei, da er der Atomistik nahesteht, an die Diakrisistheorie des DEMOKRIT (S. 11). Ähnlich wohl HARVEY: Wärme hängt mit Bewegung zusammen, aber sie ist irgendwie ein Stoff. In der Diskussion mit RIOLAN läßt er sich, im Vorübergehen, ein wenig näher auf die Frage ein, ohne sie aber präzis zu fassen und zu beantworten (Exercitat. Riolan 139/119).

[14] Prelectiones 56.

[15] Die wichtigste ältere Literatur zitiert in: v. BUNN, W. L.: Hippokrates.

[16] Siehe MENDELSOHN: Heat and life, S. 25 ff. Bei ALKINDI (gest. ca. 873) finden sich Ansätze zur Unterscheidung von Menge und Intensität der Wärme. Das Problem beschäftigt dann abendländische Gelehrte immerhin schon seit dem vierzehnten Jahrhundert. Vgl. CLAGETT, M.: Giovanni Marliani and late medieval physics, New York 1941, S. 35 ff.

[17] „... cum cor solum ita situm et constitutum, ut inde pulsu suo in omnes partes ... aequaliter dispensat, distribuit et indigentibus, quasi e thesauro et fonte, hoc modo largitur" (De motu 84/70).

[18] „... cor ... pulsu suo in omnes partes (idque secundum iustitiam et proportionem cavitatum arteriarum, unicuique particulae inservientium, aequaliter dispensat, distribuit et indigentibus [das Blut] quasi e thesauro et fonte hoc modo largitur." (De motu 84/70). Je weiter das Gefäßlumen, desto mehr calor = desto heißer. „... calidiores omnes partes ... quo sanguine magis abundant" (De motu 162/138).

[19] RIOLAN meint dreierlei und trifft damit den entscheidenden Punkt, der z. B. auch CASPAR HOFMANN so evident erschien, daß alle von HARVEY in Altdorf vorexerzierten Experimente nichts nutzten. 1. Bedürfen die vitalen Austauschprozesse, die der erfahrene Experimentator GALEN — sehr richtig — gegenüber mechanistischen Spielereien in der Physiologie postuliert, einer gewissen *Zeit und Ruhe*, die durch den rasenden Kreislauf verunmöglicht würde. Wer konnte in der Antike und zu HARVEYs Zeiten ahnen, und d. h. eine Theorie wagen, die das uns heute bekannte Tempo solcher Vorgänge voraussetzt? 2. Sind nach altantiker, und durch alle Beobachtungen bei der Verdauung nur bekräftigter Auffassung vitale Prozesse meist *mit Abscheidung* jeweils nicht benötigter und schädlicher Stoffe verbunden; wenn das Blut in dem von HARVEY behaupte-

ten Tempo durch den ganzen Organismus rast, so würden assimilierbare und schädliche Materie chaotisch durcheinandergebracht. 3. Ginge es schließlich noch an, wenn dieser circuitus nur die Gefäßstämme beträfe. Aber *die Peripherie*, alle Gewebe müssen — wie GALEN begreiflicherweise postulierte — von starker, alle Prozesse durcheinanderbringender Stoffbewegung geschützt bleiben. Hier dürfen nur mehr anziehende und abstoßende Kräfte gemäß jeweiligen peripheren Erfordernissen des betreffenden Gewebes steuernd einwirken. Auch dieses refugium einer für vitale Prozesse einfach erforderlichen Ruhe macht aber HARVEY mit seinem Kreislauf, der mit gewaltigem impetus selbst die feinste Gefäßprovinz durchstößt, vollkommen unmöglich. Sehr gut hat SPRENGEL dieses Haupthemmnis für die Anerkennung des Kreislaufes erfaßt! RIOLAN hatte eben darum eine circulatio im Bereich der *großen* Gefäße durchaus erwogen; im Grunde gelte das auch für GALENs Physiologie der Anastomosen. Wenn sich HARVEY in seiner zweiten Exercitatio an RIOLAN gegenüber diesem Vorwurf schließlich auch nicht mehr zu helfen weiß und den Notruf erschallen läßt: dann müsse man den Kreislauf in Gottes Namen erst mal hinnehmen, *ohne* sagen zu können, wozu er eigentlich da sei, so ist das — überblickt man HARVEYs gesamtes wissenschaftliches Werk — nicht „das Kühne“ an ihm, womit er der zukünftigen Forschung bewußt den Weg weist, sondern pure und qualvolle Resignation. So mag sich auch seine Äußerung, kurz vor dem Tode, BOYLE gegenüber erklären, daß ihn *die Venenklappen* auf die Kreislaufidee gebracht hätten. Die Einwände so gelehrter und einsichtiger Kritiker wie RIOLAN und HOFMANN waren zu gewichtig, nicht zu überwinden. Obgleich HARVEY eine umfassende Physiologie des Kreislaufes errichtet hatte, mußte er nun zuletzt zugeben, daß der größte Teil seiner Lebensarbeit auf schwankendem Boden stand. Vgl. die Besprechung dieser Fragen bei SPRENGEL, 4. Teil, S. 64 ff.

[20] Exercitat. Riolan 110/91.

Kap. 3

[1] GALENs Physiologie und Pathologie sind bis heute nur unvollständig untersucht. Trotz großer Anstrengungen, seit den Tagen der Humanisten, haben sich offenbar Fehler in die Literatur über GALEN eingeschlichen. Jedenfalls stößt jeder, der sich mit dieser heiklen Materie befaßt, auf Ungereimtheiten. Ich habe versucht, in dem hier interessierenden Zusammenhang die große Linie zu finden und mich auf Lehren GALENs zu beschränken, die m. E. *einigermaßen* gesichert sind. Mehr läßt sich beim heutigen Stande der Galenforschung leider nicht sagen.

[2] GALEN untercheidet zwei Gruppen von anziehenden Kräften, 1. (wie hier) durch Ansaugen, *ex vacuo* wirkende. Sie können, in direktem Kontakt, nacheinander auf weit voneinander im Organismus entfernt gelegene Teile übertragen werden, sofern die beteiligten Medien passiv beweglich sind (vgl. Kap. 3, S. 19 ff.). So können also durch sukzessive übertragenen Kontakt *Fernwirkungen* zustandekommen. Ex vacuo-Effekte waren in großem Stile von der Alexandrinischen Schule des ERASISTRATOS im dritten Jhdt. v. Chr. in die Physiologie eingeführt worden. GALEN wendet sich gegen Einseitigkeiten und Übertreibungen der „Mechanisten“, berücksichtigt jedoch Wirkungen ex vacuo, wie in diesem Falle. 2. Anziehung von Stoffen *verwandter Qualität*, wie z. B. Magnet und Eisen; sie ist *nur als Nahwirkung* möglich. Arterien und Herz z. B. können helkein, attractio ausüben gemäß 1., wenn sie mit ihrem flüssig-leicht-beweglichen Inhalt als Hohlorgane dank der ihnen eigenen Fähigkeit zu aktiver Dilatation Zug ausüben. Sie ziehen hingegen an gemäß 2., wenn sie selber sich aus dem Blut ernähren, ihrer Wandstruktur und -funktion „zusagende“ Teile vermöge qualitativer Stoffverwandtschaft aus dem Blut aufnehmen (De natural. fac., Kühn II, p. 206 ff.). GALEN erwähnt wiederholt die Wirkung des Magneten

auf Eisen im Zusammenhang mit der Besprechung anziehender vitaler Kräfte. Lebewesen kennzeichnet das Zusammentreffen von vier Kräften, der δύναμις ἑλκτική, καθεκτική, ἀλλοιωτική und ἀπωστική. Im Falle des Magneten liegt, sagt GALEN, der seltene Fall vor, daß die beiden ersten vitalen Elementarkräfte, die anziehende und die festhaltende, ohne die zwei weiteren, die qualitativ verändernde und die abstoßende (!), zusammenwirken. So ist der Magnet gleichsam ein halbfertiges Lebewesen.

[3] Zu Beginn von De naturalibus facultatibus setzt sich GALEN mit der Atomistik und den antiken Elementenlehren auseinander. Er postuliert zwei Formen von kineisthai, 1. die *alloiōsis* = qualitative Veränderung, und 2. die *phora*, räumliche Bewegung; letztere umfasse wieder die beiden Untergruppen Zunahme—Abnahme und Entstehen—Vergehen. Allen diesen gemeinsam sei die Veränderung eines vorausgegangenen Zustandes. Die sophistai hielten allerdings, klagt GALEN, qualitative Veränderungen für Sinnestäuschung. Der einem Naturprozeß zugrunde liegenden Substanz geschehe bei solcher Veränderung gar nichts; sie werde *nicht* qualitativ, durch alloiōsis, verändert. De facto fände nur räumliche Umlagerung an sich unveränderlicher Stoffe statt. Qualitäten gebe es zwar nach der Ansicht dieser sophistai durchaus, sie wären jedoch unveränderlich, würden nur durch diakrisis (s. S. 11) und synkrisis verdünnt und verdichtet. Das habe bereits ANAXAGORAS gelehrt. Als erster habe dann ARISTOTELES das Naturgeschehen auf vier Grundqualitäten reduziert, die wechselweise ineinander übergehen, d. h. also sich ineinander verwandeln können. Ja, meint GALEN, schon HIPPOKRATES habe als allererster solche Ansichten vertreten. Wie könne man im übrigen alloiōsis bestreiten, wenn man nur das Beispiel der Blutbildung aus Speise bedenke! Niemand habe je im Brot Teile des späteren Blutes entdecken können. Allein dieses Exempel widerlege die ganze atomistische Elemententheorie (Kühn II, p. 1 ff.).

[4] De natural. fac., Kühn II, p. 203.

[5] GALEN rechnet überall, wie gesagt, in Lebewesen mit dem Wirken von vier elementaren Kräften, d. h. Kräften, die sich nicht weiter reduzieren, auseinander ableiten lassen. Es sind 1. Anziehung, 2. Abstoßung, 3. Festhalten, 4. Verwandlung. Der Biologe von heute wird leicht darüber lächeln, wie „bequem" es sich GALEN mit der Erklärung physiologischer Prozesse gemacht hat. Man darf aber nicht vergessen, daß dahinter jahrhundertelange intensive — *negative* — Erfahrung mit Versuchen stand, die verborgene Naturgesetzlichkeit einheitlicher und straffer zu fassen. Alle Erwartungen einfacherer Gesetzmäßigkeiten hatten getrogen. GALEN ist hinsichtlich dieser vier Kräfte, wie seines Sympathiebegriffes, abhängig von der Stoa, von POSEIDONIOS. (REINHARDT: Poseidonios, p. 105 ff.; Kosmos und Sympathie, p. 56; die Frage ist medizin- und biologiehistorisch noch nicht ausreichend bearbeitet worden.)

[6] De natural. fac., Kühn II, p. 193.

[7] Hierzu und zum folgenden s. De natural. fac., Kühn II, p. 189 ff.

[8] De natural. fac., Kühn II, p. 204.

[9] Diese — passive — attractio der Nahrung durch die Gewebe ist auch nach HARVEY die einzige, aber eben *nicht aktiv* anziehende Kraft im Organismus, „haud quidquam puto in corpore attractum demonstrari posse nisi alimentum, successione partium sensim in loca deperditi(a), sicut lucernae oleum a flamma (Exercitat. Riolan 143/122).

[10] GALEN: De usu partium, Kühn III, p. 478 ff., „... τούτων ἁπάντων τῆς κινήσεως ἀρχὴ μία τῆς καρδίας αὐτῆς ἡ διαστολή."

[11] Überall im Organismus bestehen also Anastomosen und unsichtbare Öffnungen zwischen Arterien und Venen (s. u. a. De usu part., Kühn III, p. 455). HARVEY beruft sich in Kap. 7 von De motu auf diese Stelle; *die Annahme feiner Capillaren zwischen arteriellen und venösen End-*

ästen ist also eine alte Lehrmeinung, keine Erfindung von HARVEY. Daß es diese Anastomosen in Fülle gibt, bewies die Erfahrung des Metzgers; er durchschneidet zu Beginn des Schlachtens einige große Gefäße und findet nachher alle Arterien und Venen blutleer, was ohne Anastomosen undenkbar wäre.

12 De natural. fac., Kühn II, p. 205 ff.

13 Der praktische Nutzen des Aderlasses ist seit jeher erwiesen, meint HARVEY. Obgleich man dabei „Leben", den lebendigsten, dem ganzen Körper Leben spendenden Teil des Körpers partiell entfernt, sei eine solche Kur doch über jeden Zweifel erhaben. Offenbar werde bisweilen zuviel Blut fabriziert. Es würden jedenfalls gefährliche Krankheiten durch Blutentzug verhindert. HARVEY rechnet mit „Exkrementen" des Organismus, die mit dem Blut transportiert und von den Lungen abgefangen, vermutlich mit der Ausatmung entfernt werden. Infolgedessen ist die Beibehaltung des Aderlasses im Rahmen seiner Physiologie und Pathologie nicht nur ein Postulat jahrhundertealter Empirie (De gen. 217/391; vgl. Kap. 7, S. 71). Überzeugend — für damalige Zeiten! — schildert z. B. LEONHART FUCHS Wirkungsweise und Nutzen des Aderlasses in galenischem Sinne. Die missio sanguinis hilft keineswegs nur bei plenitudo, sondern auch prophylaktisch bei jeglicher Verletzung, jedem Schmerzanfall und jeder „Schwäche" eines Körperteiles, was alles zwangsläufig zur Entzündung führt, „... incipiente inflammatione ... propter ictum aut dolorem aut partium imbecillitatem ...". Denn dolor ipse zieht Blut an, ebenso wie jede lokale imbecillitas, sei sie traumatisch oder auf andere Weise zustandegekommen — und das eben häufig *ohne* plenitudo, ohne Blutüberfüllung des Organismus. Darum soll man, wenn ein akut-bedrohlicher Anlaß vorliegt, lieber gleich bis zur Bewußtlosigkeit zur Ader lassen, jedenfalls in ardentibus febribus, vehementissimis doloribus und maximis inflammationibus, „... usque ad animi deliquium ...". Denn nur auf diese drastische Weise könne es gelingen, ferventis sanguinis copiam herauszubefördern, educere, phlegmone laborantem partem zu refrigerare und vor allem zu verhindern, daß eine entzündliche Metastase in die lebenswichtigsten Organe zustandekommt, „... ne in partem aliquam principem ferventis sanguinis multitudo ingruat, prohibetur" (Methodus, p. 109 1 v).

Kap. 4

1 HARVEYs wissenschaftliche Gegner trieben mit dem Übernamen „circulatores" für die Anhänger der Blutkreislauflehre billigen Spott. Circulator hieß seit dem Altertum Hausierer. Vgl. SARTON, VAN DER LINDEN, S. 14.

2 Daß GALEN hinsichtlich der Entstehung des calor innatus nicht der aristotelischen (allerdings für die meteoren Prozesse bestimmten) Reibungstheorie folgt, mag mit dem starken Einfluß der mittleren Stoa, zumal POSEIDONIOS, zusammenhängen, worauf REINHARDT hinweist (Kosmos und Sympathie, 55 ff.). Die Stoa blieb, trotz ARISTOTELES, bei der vorsokratischen Ansicht, daß jede Wärmeproduktion eines pabulum bedürfe, eines Brennstoffes (ibid. 107).

3 Über BERENGARIUS zu dieser Frage s. PAGEL: Vesalius and the pulmonary transit, S. 330.

4 Diese „Dreistufentheorie", obschon durch eindrucksvolle Schemata [„Der Kreislauf a) bei GALEN, b) bei HARVEY"] in unseren Lehrbüchern fixiert, ist in solcher Form *nicht* genuin GALEN. GALEN schwebt, wie S. 20 ff. ausgeführt, ein labiles Gleichgewicht von Kräften vor, die zwischen Arterien- und Venenwand, Arterienwand und Hautoberfläche und, am Septum, zwischen dem Inhalt des rechten und linken Ventrikels, gleichsam *via semipermeable Membranen*, wirken. Daraus ergeben sich so zahlreiche Modifikationen des Stoffaustausches, daß der moderne Interpret meist resigniert. GALEN, heißt es dann, schwanke eben in seinen Ansichten, die man nicht auf einen

Nenner bringen könne. Doch wahrscheinlich *genau das* hat der erfahrene Experimentator theoretisch-wissenschaftlich erreichen wollen, nämlich eine wissenschaftliche Erklärung für die vielen *Varianten und Besonderheiten*, die nun einmal die Physiologie und Pathologie in Beobachtung und Experiment erkennen läßt. Vgl. dazu auch TEMKIN: Galens Pneumatology.

[5] Vgl. hierzu Kap. 3, Anm. 11 und Anm. 2, ferner S. 20 ff.

[6] De natural. fac., Kühn II, p. 208/9. S. hierzu PAGEL: Vesalius and the pulmonary transit, S. 329.

[7] Flamma tanquam animal *se ipsam movet*, nutrit, auget vitaeque nostrae symbolum est." (De gen. 332/506). „... *motu enim in omibus calorem et spiritus generari et conservari* videmus, quiete evanescere.." (De motu 82/69). Die virtutes, die man dem spiritus und dem calidum innatum zuteilt, sind uni sanguini eigen; insofern „... spiritus est focus, Vesta, lar familiaris, calidum innatum, Sol microcosmi, ignis Platonis; non quod (ignis communis instar) luceat, ureat ... sed quod *vago ac perpetuo motu se ipsum conservet, nutriat et augeat*..."; „... non aliter certe quam superiora astra (Sol praesertim et Luna) *servatis perpetuo circuitibus* inferiora ista vivificant." (De gen. 336/510). „Sanguis ... causa et autor ..., praesertim cum instrumentum primum in naturalibus (d. h. ganz allgemein, nicht nur in Lebewesen) *moventem causam internam in se contineat*", — nämlich den impetus, der calor innatus erzeugt, und vice versa (De gen. 337/511). In den Prelectiones heißt es zur Frage, wozu der Kreislauf da ist: „An? Hoc gratia nutritionis *an magis conservationis sanguinis* et membrorum per infusum calidum. Vicissimque sanguis calefaciens membra frigifactum(a) a corde calefit" (Prelectiones 272). Das Blut kommt aus der Peripherie „... unde ad principium vindelicet cor ... zurück ..." ibi calore naturali ... colliquator, spiritibus ... praegnans inde rursus dispensatur, *et haec omnia a motu et pulsu cordis* dependere ..." (De motu 57/47). „... ita cor principium vitae et sol Microcosmi ... cuius virtute (d. h. seine Irritabilität und Exzitabilität) *et pulsu* (hier Druckfehler: pulsus) sanguis movetur, *perficitur, vegetatur* ..." (ibid., De motu 57/47). Daß nicht der periphere Kreislauf, sondern die — so heftige — Herzmotorik gemeint ist, ergibt sich aus den zahlreichen Stellen, an denen HARVEY sagt, es sei *das Herz*, das das kalte Blut wieder aufheize (schon in den Prelectiones, z. B. 126, 272). D. h., wenn er die Frage ganz präzis bespricht, so ist es eigentlich (was kein Widerspruch ist) nicht das Herz, das heizt, „... neque cor ... tanquam Anthrax, focus ... caloris origo est et sanguinis, *sed magis sanguis* calorem cordi (ut reliquis omnibus partibus) tribuit quam recipit, utpote omnium in corpore calidissimus ..." (Exercitat. Riolan 162/137), d. h. die Wärme ist und entsteht im Blut während der heftigen Bewegungen des Herzens. Das Herz selber, die Herzmuskulatur, ist nicht heiß, „... sed contenti sanguinis .." wegen (ibid.), und deswegen hat das Herz auch seine Coronargefäße, damit das im Herzen erhitzte Blut im Kurzschluß zwecks ständig gleichbleibender artspezifischer Temperatur laufend ins Myokard, unmittelbar nach Verlassen des linken Ventrikels, zurückströmen kann, „... ideo cordi arteriae et venae coronales assignantur ... *ad caloris influxum*, pro fotu et conservatione ipsius..." (ibid.). In diesem Sinne „... in quacunque corporis *calor motusque initium* sumunt, in eadem quoque vita primum oritur" (De gen. 202/376), und (ibid.) „... cuilibet cernere est, sanguinem ... calorem (pulsus vitaeque autorem) in se retinere". So kann „sanguinem *per se* vivere et nutriri..." (ibid. 205/380). — Daß Wärme durch Bewegung, durch Reibung entsteht, muß für HARVEY eine Selbstverständlichkeit gewesen sein. Die alte vorsokratische, dann von der Stoa wieder aufgenommene und von GALEN akzeptierte Theorie, daß der calor innatus durch eine brennende Flamme hervorgerufen wird, wäre mit HARVEYS Kreislauftheorie unvereinbar (s. S. 25). Aber wir finden dieselbe Ansicht auch bei BAUHIN, nach dessen Lehrbuch HARVEY seine Prelectiones entwarf. BAUHIN hatte

ebenfalls in Padua studiert, war also mit der, der italienischen Mechanik des sechzehnten Jahrhunderts nahestehenden, Physiologie der Nachfolger VESALs vertraut. Er war Aristoteliker, wie HARVEY. Bei der Besprechung der Bedeutung von Fettgewebe an der Herzbasis sagt BAUHIN z. B., es befeuchte das Herz, „... cuius usus cor humectare, *ne ex continuo motu calefactum* penitus exsiccetur..." (BAUHIN, 412). CARDANO lehrt, Wärme werde durch Bewegung hervorgerufen, Wärme sei Bewegung (CARDANI, HIERONYMI: mediolanensis medici, De subtilitate libri XXI, ... ab autore recogniti atque perfecti Lugduni 1554, p. 64—65). HARVEY erwähnt CARDANO, kannte dessen De subtilitate rerum oder Zitate daraus. LEONARDO vertrat die Ansicht, daß der calor innatus durch die Herzbewegung hervorgerufen werde; Ausmaß der Bewegung und Calorgrad entsprechen sich (s. Abb. 1, S. 2). BERENGARIUS VON CARPI meinte, die Septumporen führten mechanisch zur Verflüssigung und Wiederauffrischung, Spiritualisierung des Blutes. DESCARTES ist bekanntlich der Ansicht, daß Wärme Bewegung sei. Die antiken Vorbilder s. Kap. 2, S. 10. Nebeneinander lebten in nacharistotelischer Zeit die Theorie der Wärmeentstehung durch trophē, pabulum, wie durch Bewegung, Reibung fort. Auch in der Stoa wurden beide Ansichten vertreten. Vgl. hierzu REINHARDT: Poseidonios, Kosmos und Sympathie; SAMBURSKY, z. B. 186. Ferner CROMBIE, LASSWITZ, SAMBURSKY (für die Antike), MENDELSOHN über alte Wärmetheorien. — GILBERT, der Leibarzt der Königin Elisabeth von England war, und den HARVEY erwähnt, vertrat die Auffassung, daß Wärme keine Eigenschaft, sondern ein actus der verfeinerten Flüssigkeit sei, — eventuell, wahrscheinlich präzis die Ansicht von HARVEY (obgleich seine Formulierungen dafür sprechen, daß er eindeutig *Wärme für einen Stoff* hielt, der z. B. im Feuersteingewehr aus dem Feuerstein „heraus"geschlagen wird). — HARVEY erwähnt die Theorie, daß innere = vitale Wärme durch Bewegung, durch Reibung erzeugt wird, wie eine Selbstverständlichkeit. Ich habe die Frage *nicht* untersucht, wie es sich in seiner Zeit sonst *genau* verhält. Auf jeden Fall vertritt BAUHINs Theatrum, wie gesagt, ebenfalls diese Meinung, und ebenfalls wie eine Selbstverständlichkeit (p. 412 „... *cor ... ex continuo motu calefactum...*"). HARVEY benutzte BAUHINs Handbuch, das sich durch klaren Gedankengang und eine Fülle von sorgfältigen Hinweisen auf die alte Literatur auszeichnet, bekanntlich für seine Prelectiones, die sich häufig wortwörtlich an BAUHINs Text anlehnen. Auch BAUHIN war, wie HARVEY, Schüler von Padua. CARDANO vertrat, wie erwähnt, die Ansicht, daß Bewegung Wärme erzeuge bzw. das Wesen der Wärme sei. FRANCIS BACON beschäftigt sich im Novum Organon mit dieser Theorie (Baconi, Francisci, de Verulamino, Novum Organon, Bd. 2, Leipzig 1840, p. 60 ff.). DESCARTES vertritt sie sodann mit der für ihn charakteristischen Konsequenz. Es wäre denkbar, daß die erregte Diskussion um das Wesen der Herzfunktion nicht zuletzt durch den offensichtlichen Widerspruch ausgelöst worden ist, in dem diese Theorie der Wärmeentstehung zu GALENs Vorstellungen steht. HARVEY könnte also *in allem* von der Überzeugung ausgegangen sein, daß calor innatus durch Bewegung erzeugt werden muß. Vgl. auch Anm. 38, Kap. 7. — D. h., ein eigentlicher Gegensatz zwischen GALEN und den großen humanistischen Eklektikern, wie BAUHIN, besteht in dieser Frage insofern wiederum nicht, als auch in GALENs Physiologie Bewegung Wärme erzeugt, überhaupt Bewegung und Wärme eng zusammenarbeiten. Beispielsweise wird von den Lungen gesagt, daß sie starker Blutzufuhr deswegen bedürfen, weil sie 1. sich ständig — Ein- und Ausatmung — bewegen. Die hiermit verbundene Abnutzung (also Nahrungsbedarf), wohl aber auch der hohe Energiebedarf, müssen laufend ersetzt werden. 2. Aber ist viel Blut nötig wegen der Unmenge Wärme, die teils aus dem nahen Herzen ins Lungengewebe abstrahlt, teils *durch die ständige Bewegung der Lungen* erzeugt wird (!). Das Blut ist hier, in letzterer Hinsicht, also als eine Flüssigkeit in die physiologische Theorie übernommen, die die Lungen vor Austrocknung schützt. Ich *vermute* (bin mir nicht sicher), daß trotzdem mit Punkt 1. auch *Energie(Wärme)-zufuhr* gemeint ist, nicht nur Zufuhr von Nahrung für das Lungengewebe. Da die Lungen je nach körperlicher Anstrenung, Alter usw. sehr verschieden stark aus- und einatmen, würde sonst der calor innatus-Gehalt in den Lungen ununterbrochen sehr stark schwanken, also eine *dem Lungengewebe spezifisch adäquate* Energieversorgung, auf organtypischem Niveau, nicht möglich sein. Somit wäre motus — wie im Herzen — nach GALEN nur *zusätzliche* Wärmequelle (s. De usu partium, K III, S. 447 ff.). Auch in der Milz arbeiten Wärme und Bewegung gemeinschaftlich, ebd. S. 316 ff.

[8] HARVEY entnimmt manche Anregungen CICERO. Aus De natura deorum dürfte er, wie aus GALEN, mit der Stoa in Verbindung stehen. De nat. deorum II 23 referiert CICERO aus ZENON „... es ist eine allgemeine Erscheinung, daß alles, was ernährt wird und wächst, eine Wärmekraft enthält, ohne die seine Ernährung und sein Wachstum unmöglich wären. Denn alles, was warm und feurig ist, wird durch *die eigene Bewegung* erhalten und angetrieben; was aber ernährt wird und wächst, besitzt eine gewisse *gleichmäßige Bewegung*. Hieraus muß man schließen, daß das Wärmeelement eine vitale Kraft besitzt, welche die ganze Welt durchdringt". (Ciceros Quellen = Cicero-Pease, Bd. 1, p. 45 ff. CICERONIS, M. TULLII: De natura deorum, ed A. ST. PEASE, Bd. 2, Cambridge/Mass. 1958, p. 603 ff.; Übersetzung übernommen aus SAMBURSKY, Weltbild, S. 186). CICERO, ibd. II 32 gibt ferner POSEIDONIOS Ansicht wieder, wenn er berichtet, daß *das Maß der Temperatur* in der Außenwelt abzuleiten sei *aus dem Maß der Sonnenbewegung* (Cicero-Pease, Bd. 2, p. 619—621). So wären die für das Naturgeschehen nützlichen kontinuierlichen und langsamen Übergänge der Jahreszeiten ineinander aus der Ekliptik, accessus und recessus, zu erklären. Alles Vorstellungen, die stark an die biologische Impetustheorie und die mit ihr so eng zusammenhängende calor innatus-Automatie bei HARVEY erinnern.

[9] Auch das ist aristotelisches Geisteserbe. Allgemein gesprochen, erklärt der Philosoph, sind Tiere, die Lungen haben, „heißer" als Tiere, die keine Lungen haben (und d. h. differenzierter), und unter den Tieren mit Lungen sind diejenigen am „heißesten", differenziertesten, deren Lungengewebe am weichsten und am reichlichsten mit Blut durchtränkt ist. Vgl. ARISTOTELES: De generatione animalium 732 b 33 ff., p. 138.

[10] ARISTOTELES: De respiratione 477 a, 16 ff., p. 462: „... *ὅτι τὰ τιμιώτερα τῶν ζῴων πλείονος τετύχηκε θερμότητος. ἅμα γὰρ ἀνάγκη καὶ ψυχῆς τετυχηκέναι τιμιωτέρας* ..." Auch *die Größe, das Gewicht*, der Tiere spielt eine Rolle. Je größer ein Tier, desto größer muß die bewegende Kraft sein, die es in Bewegung setzt. Bewegende Kraft ist aber die Wärme, „... *ἀνάγκη γὰρ τὸ μεῖζον ὑπὸ πλείονος κινεῖσθαι δυνάμεως, τὸ δὲ θερμὸν κινητικόν*." Vgl. auch ARISTOTELES, De generatione animalium. 732 a, 132; 732 b 32, p. 138; 733 b 1 ff., p. 140—142.

[11] Prelectiones 250. In dieser Hinsicht folgt HARVEY GALEN, nicht ARISTOTELES, der in De partibus animalium 687 a 8, p. 370, dargelegt hatte, daß sich *die Organe aus der Funktion* (als organon, instrumentum = Werkzeug) herleiten; der Mensch ist nicht intelligent, phronimos, weil er Hände hat, sondern er hat Hände, weil er intelligent ist. GALEN hingegen vertritt die Ansicht, daß *die Funktion aus der Struktur* eines Organs folge, weswegen man auch in der (funktionellen) Morphologie aus verwandtem Bau der Organe auf ähnliche Funktion schließen könne (De anatom. administr., Kühn II, 611). Darum wird auch von ihm in De placit. Hippo. Platon. die Affektivität aus dem Körperbau abgeleitet. GALEN ist nicht der „Erfinder" dieser somatopsychischen Konstitutionslehre; sie wird bekanntlich schon von ältesten Schriften des Corpus hippocraticum, insbesondere De morbo sacro, vertreten und spielt dann im psycho-physischen Parallelismus der stoischen Schule eine große Rolle (aus beiden Quellen schöpft in dieser Hin-

sicht GALEN). Aber die gesamte psycho-physische Konstitution beruht — in der für eine Tierspecies wie für das Einzelwesen jeweils typischen Weise — eben letztlich auf dem *calor innatus-Niveau* (GALEN: Ars medica, K I, 331 ff.).

[12] Je heißer das Blut und je kleiner das Herz, desto lebhafter das Temperament (das, relativ zum gesamten Körper, kleinere Herz muß das Blut pro Zeiteinheit schneller durch den Kreislauf befördern = heftiger schlagen = *pro Volumeneinheit Blut mehr calor innatus produzieren* als das, relativ, größere Herz. So hängt der Charakter nicht nur 1. vom artspezifischen *calor-Niveau,* sondern auch 2. von der *relativen Herzgröße* ab, Prelectiones 250). Hinzu kommt: *je weiter der Thorax,* je mehr Blut infolgedessen die Blutspeicher Lungen enthalten = je besser sie gekühlt werden müssen, *um so hitziger* ist der Charakter, denn ein großer weiter Thorax weist darauf hin, daß stärkere Kühlung erforderlich ist, d. h. das Herz überdurchschnittlich viel Hitze produziert. Auch *weit-offene Nasenlöcher* gehören dazu, denn je heißer das Herz, um so freier und ergiebiger muß die Einatmung kühler atmosphärischer Luft funktionieren. Diese alten Vorstellungen haben Konsequenzen für die Pathologie. *Buckelige Zwerge* haben deswegen häufig einen besonders weiten tiefen Thorax, sagt auch HARVEY, weil ihr Herz als Energiequelle eines wesentlich größeren Körpers gedacht, für den (zu kleinen) Körper viel zu viel Wärme erzeugt, daher doppelt intensiver Kühlung bedarf. Aber zugleich sind sie eben, weil „zu heiß eingestellt", häufig so kouragierte tüchtige kühne und intelligent-witzige Leute (Prelectiones 216). Der breite Thorax als Fingerzeig hitziger Herzen (einschl. entspr. Temperaments, Kühnheit usw.) ist, als Folge der Lehre vom calor innatus, uralte wissenschaftliche Weisheit, vgl. ARISTOTELES Physiognomica 808 a, p. 102; 807 a 37, p. 98; 813 b 8 ff., p. 132. Ebenso später GALEN: Ars medica, Kühn I, 333; De temperamentis, Kühn I, 625; De usu part., Kühn IV, 124. ALBERTUS MAGNUS lehrt, ARISTOTELES folgend: Omnis ... calor principalior et virtus est ex corde, et in dilatatione sua nutritur cum omnibus virtutibus suis naturalibus: et ideo si qua animalia *magni cordis* sunt et cum hoc timida, provenit ex frigiditate quae sanguinem ad cor recurrentem calefacere non poterit, et talis est lepus. Si qua autem *parvorum cordium* sunt audacia, pro certo sunt calida vehementer: et sanguis qui ad cor venit, sicius incalescit, et cum spiritu excutitur ad membra et calefacto corpore provocat audaciam ..." (Albertus Magnus de animalibus, Ausg. Stadler, Bd. 1, p. 207—208). ALBERT bezieht sich auf ARISTOTELES. De partibus animalium 667 a 20, p. 244.

[13] In didaktisch perfekter Form — eine wahre Lust zu lernen — finden wir diese Entzündungslehre in VAN SWIETENs einst so beliebten Boerhaave-Kommentaren, die das Studentenlehrbuch ihrer Zeit waren, S. 54 ff.: „nulla inflammatio, quin simul adsit obstructio ...". HARVEYs rasender Kreislauf konzipiert zwangsläufig *abnormen Stromwiderstand als pathogenetisches Prinzip!* Aber dann geht es eben erst recht los, „... praeterea ... validam obstructionem *augere velocitatem* liquidi transmittendi per vasa liberam(a); *id est febrim facere* ...". Zu beachten ist, daß 1. das sozusagen „reflektorisch" um so heftiger eilende Blut eben deswegen, wegen dieser heftigen Bewegung, mehr Wärme = Fieber hervorruft; 2. daß auch hier das Entscheidende nicht der mechanische, sondern *der vitale Anteil* der Theorie ist! (VAN SWIETEN, G.: Commentaria in omnes aphorismos Hermanni Boerhaave. 3. Aufl., Bd. 2. Venedig 1788.)

Kap. 5

[1] De motu, p. 37—38/31—32. HARVEY will damit *nicht* sagen, daß die Herztätigkeit wie eine Maschine, nach rein mechanischen Gesetzen, ablaufe. Der sofort folgende zweite Vergleich mit dem Schluckakt, zeigt, daß hier nicht etwa vitale Funktionen durch mechanische erklärt und mit

ihnen identifiziert werden sollen. Die Arbeitsweise des Gewehrschlosses weist vielmehr auf *die Erfindungsgabe des Büchsenmachers* wie der Schluckakt auf die *providentia Gottes* hin, der wie ein Handwerker ein sinnvolles *zielgerichtetes Ganzes* aus der Kontraktion = dem impetus zahlreicher Muskeln gemacht hat, wobei auf dem rechtzeitigen *schützenden Verschluß des Kehldeckels* ein besonderer Akzent liegt. Er hat, als Musterbeispiel der *Voraussicht Gottes = der Natur,* eine lange Vorgeschichte und wurde deswegen, und in diesem Zusammenhang, immer wieder zitiert. Vgl. CICERO: De natura deorum II, 54. Für HARVEY ist die flintenartig kunstvolle Arbeitsweise des Herzens *Beweis für sensus-Effekt.* (Kehldeckelfunktion vgl. REINHARDT, Poseidonios, S. 475; PAULY-WISSOWA XXII, 1 (1953), S. 710.)

[2] De gen. 201/375. Das Primäre ist die *Diastole,* die *das erhitzte Blut* im rechten Vorhof hervorruft, „... distentionis primam causam calorem innatum esse, primamque distentionem esse in sanguine ipso. ." (Exercitat. Riolan 161/137). Das Herzmuskelparenchym ist nicht warm, sondern kalt. *Die Coronargefäße* vermitteln dem Herzen stets gleichbleibende maximale Temperatur, *eben im Kurzschluß aus dem linken Ventrikel* bzw. Aortenanfang (Exercitat. Riolan 162/138). Weil das so ist, „autumo ... calorem nativum, calidum innatum (ut *omnium operationum commune instrumentum) pulsus quoque efficiens primum* esse. Hoc ... tantum pro thesi propono". D. h. nicht der Kreislauf ist eine „Hypothese" (!), sondern diese letzte Abstraktion, daß calidum innatum *omnium* operationum commune instrumentum sei, — eine Behauptung, deren Beweis nach HARVEYs Ansicht, begreiflicherweise, noch viel experimentelle Kontrollarbeit voraussetzt (ibid., Exercitat. Riolan 162/138).

[3] Daß 1. *Stoffzufuhr, „Nahrung"* im engeren Sinne, 2. *Energieerzeugung* und 3. *Energietransport in die Gewebe* streng zu unterscheidende Funktionen des Blutes sind, lehren nach HARVEY Erfahrungen an hungernden Tieren und Menschen. Trotz stärkster Abmagerung bleibt sehr viel zirkulierendes Blut. Würde Blut die Gewebe lediglich ernähren, so müßte die zirkulierende Blutmenge in Hungerzeiten abnehmen. (De gen. 216/390 ff. „... sanguinem esse corporis materiam pariter et conservatorem, non autem solum alimentum. Quidquid notum est in animalibus fame enectis et hominibus quoque, qui tabidi intereunt, plurimum sanguinis, etiam post obitum, in vasis superesse".) GALEN, von dem diese Beobachtung stammt, erklärt das anders, und vollkommen konsequent im Rahmen seiner in Kap. 3 geschilderten Theorie: *die gewaltige Anziehungskraft des Herzens* sorgt dafür, daß dieses Organ und seine Gefäßstämme in Hungerzeiten noch am besten mit Blut ernährt werden (De marcore, K VII, p. 683).

[4] Im 8. Kapitel von De motu, an der entscheidenden Stelle, wo der Gedankengang der Schrift kulminiert, wird der Blutkreislauf mit dem *meteoren Kreislauf* verglichen. HARVEY meint vielerlei: 1. daß es sich beide Male um einen *Kreislauf* handelt; d. h. *dieselben* Stoffe (trockene und feuchte Aufdünstung, anathymiasis, der Erde bzw. Blut) werden in unaufhörlichem Kreislauf erwärmt = aufgefrischt und kehren darauf abgekühlt zum Ausgangspunkt zurück. 2. Der damit verbundene Regen-Kreislauf: die Sonne zieht alle Aufdünstungen der Erde in den meteoren Raum, sorgt dank (gemäß Teilchendichte und -schwere) wechselnd starker Anziehung für Filterung *feinerer* (= nährender Regen) und gröberer Partikel (die sich in ungesunden, von der Sonne wenig beschienenen Nordhängen usw. ansammeln). So wie der warme und feine (= fein verteilte) Regen die Erde nährt, so auch das im Herzen aufgewärmte und *verfeinerte* Blut alle Organe und Gewebe. 3. „... und das alles *nur durch die Bewegung* des Blutes", wie durch die von der Sonne hervorgerufene Aufwärtsbewegung der Anathymiasis. Die Parallele soll also sagen: *Beide Male* wird a) aufgewärmt, *calor produziert.* S. 10 wurde ausgeführt, daß die Wärme der auf die Erde herabscheinenden Sonnenstrahlen *nicht* unmittelbar von der Sonne stammt, sondern

von dem durch die Sonne warm geriebenen Hypokauma; b) werden — mechanische Beschaffenheit und Funktionstüchtigkeit werden hier in eigentümlicher Weise korreliert — beide Male zähflüssige und grobe Stoffe durch Reibung = calor wieder *verflüssigt und wirkungsfähiger gemacht* (vgl. das S. 92 über den spiritus Gesagte); c) will die Parallele sagen, und das vor allem: all das geschieht *ausschließlich durch Bewegung, durch motus localis.* — Die antike Meteorologie ist häufig untersucht worden, ARISTOTELES' Vorstellung in De caelo gut überliefert und relativ leicht verständlich. Eine Übersicht vermitteln die großen Nachschlagewerke, am besten wohl nach wie vor ZELLER, in verschiedenen Abschnitten des Werkes. S. ferner O. GILBERT; hinsichtlich Aristoteles STROHM, und natürlich die einschlägigen Abschnitte in PAULY-WISSOWA.

5 „... Natura divers offices et diversa instrumenta, velut chimistria in elixum *divers heates, to draw away the phlemge,* rayse the spirit, extract oyle, fermentate and prepare, circulate and perfect. Soe Nature os, ventriculus, intestina, meseraicae, iecur etc." (Prelectiones 100.)

6 Exercitat. Riolan 165—6/140.

7 De motu, p. 58/48.

8 Das Blut wird in den Venen passiv bewegt, s. De motu, p. 61—2/51. Darum, weil sonst Blut austreten müßte, kann in den Nieren auch nicht Harnsekretion mittels Venenkontraktion, sondern nur durch anziehende Kraft der Niere bewerkstelligt werden (De natural. fac., Kühn II, p. 57 (vgl. TRIOLO, V. A.: An interpretative analysis of Galenic renal physiology. Clio med. 1, 113 ff. (1966).

9 „... sanguis in venis contentus (suo quasi fundo) ubi copiosissimus in vena scilicet cava iuxta cordis basin et auriculam dextram..." (Exercitat. Riolan 155/6/132).

10 Das von ARISTOTELES übernommene Beispiel „... Aristotelis pultis vel lactis in modum exemplo..." (Exercitat. Riolan 161/137). Auch wiederholt an anderen Stellen, z. B. Prelectiones 250. ARISTOTELES spricht von Sauerteig, Hefe.

11 „... distentionis primam causam calorem innatum esse [1.] *primamque distentionem, esse in sanguine ipso* (fermentantium in modum), sensim attenuato et turgente, [2.] *in eoque ultimo extinctam* (Druckfehler . tum] puto..." (Exercitat. Riolan 161/137). Vgl. Kap. 7. Anm. 36; dort auch Definition des Begriffes Ferment.

12 De gen. 201/375.

13 Zur Blutbewegung in den Lungen s. De motu 50/41—42.

14 Exercitat. Riolan 156/133.

15 Hitze und Kälte machen Eisen weich und hart, aber das genügt nicht zum Schwertschmieden. Hinzukommen muß der Schmied, d. h. kunstvolle Anwendung des Feuers in einer ganz bestimmten *Abfolge von komplizierten Handgriffen usw., Energie-Steuerungsprozessen,* — ARISTOTELES: De generatione animalium, 734 b 37 ff., p. 154. Das Entscheidende ist diese *kunstvolle Abfolge,* bei der das jeweils Vorangehende Ursache des darauffolgenden ist. *Darum* bringt ARISTOTELES das Beispiel der mechanischen Puppe, das HARVEY übernimmt (Kap. 8, Anm. 55), nicht weil hier ein Mechanismus vitale Leistungen erklären würde, sondern weil *der Künstler* hierbei ähnliches — nicht dasselbe (vgl. das über alloiōsis Gesagte, Kap. 8, Anm. 45) — zustandebringt wie *die Natur* in den Lebewesen, — s. ibid. 741 b 8 ff., p. 206. Vgl. ferner ibid. (ARISTOTELES: De generatione animalium 742 a 17 ff., p. 210 ff.)

16 ARISTOTELES: De partibus animalium 678 b, p. 316; ibid. 647 a, p. 114/6; ibid. 666 a, p. 236/8; ibid. 702 b, p. 470; ARISTOTELES: De generatione animalium 766 b, p. 392; 777 b 28, p. 480. GALEN behandelt die Frage u. a. in De foetuum formatione, Kühn 5 (der Vergleich mit dem Sommerhaus p. 671), ferner insbesondere p. 672, 675, 677, 679, 681, 682, 686, 687. Das Blut

als pars corporis primogenita et principalis vgl. Kap. 6, S. 78. Koch- und Arztbeispiel De gen. 191/365.

[17] HARVEY kennt und untersucht Ausnahmen von dieser Regel. Beim Aal und einzelnen Fischen schlägt das herausgeschnittene Herz weiter, auch wenn man den Vorhof entfernt. Ja, einzelne kleine herausgeschnittene *Stücke der Herzmuskulatur* kontrahieren sich noch spontan eine Zeit lang. HARVEY läßt die Frage offen, ob bei diesen Tieren eine besondere Beschaffenheit des Herzmuskels vorliege (De motu, 33/28). CURTIS, p. 93 ff. weist darauf hin, daß in der Antike, schon der Tieropfer wegen, bekannt war, daß das herausgeschnittene Herz bisweilen noch lange Zeit Kontraktionen zeigt. Er zitiert z. B. CICERO, auf den sich HARVEY nicht selten beruft. Wie mag HARVEY, fragt CURTIS, diese regelrechten Kontraktionen erklärt haben, da dann doch der auslösende Reiz, der Rückstrom des venösen Blutes fehlt? Doch das liegt daran, daß CURTIS „regulante natura" mißversteht als *Instrumentalis*. HARVEY meint, daß der rechte Vorhof die Ventrikelaktion *steuert*, er liefert jedoch nicht die vis pulsificans der Kammern. Die Exzitabilität, die Kontraktionsfähigkeit der Herzmuskulatur braucht nicht zu erlöschen, wenn das Herz aus dem Organismus entfernt wird. Vgl. dieses Kap., Anm. 22.

[18] Auch hier folgt er ARISTOTELES: welcher Teil zuerst lebte, der stirbt zuletzt ab. (De generatione animalium 741 b 18, p. 206.)

[19] Die Funktion der Coronargefäße ist ein hübsches Beispiel dafür, wie sehr HARVEYs Blutkreislauf die gesamte Anatomie, Physiologie und Pathologie (was damals zusammengehört, eine Einheit ist) vollständig durcheinander brachte. Für HARVEY garantieren die Coronar*arterien,* als einzige zuführende Herzgefäße, gleichmäßiges calor innatus-Niveau dieses Zentralorgans. Nach GALEN ist das Wichtige und Sinnvolle am Coronarsystem, daß die Coronar*vene* den starken und fest-derben Herzmuskel mit ausreichender Nahrung versorgt; die Natur hat es eben deswegen weise eingerichtet, daß das Herz noch schnell zu allerletzt, bevor die Cava in den rechten Vorhof einmündet, optimal dickes schlackenreiches = faserbildendes Leberblut via Coronarvene erhält, während die feine schaumige Lunge — nicht minder weise — bereits im Herzen aufgewärmtes spirituoseres Blut bezieht (GALEN: De usu part., K III, p. 480/81). Kein Wunder, daß RIOLAN und andere bedeutende medizinische Gelehrte jener Zeit nicht glauben wollten, daß alles, was sie ein Leben lang doziert und als jahrtausendealte Weisheit gepflegt hatten, von A bis Z voller fundamentaler Fehler stecken sollte!

[20] Vgl. dies. Kap., Anm. 22; Exercitat. Riolan 150—1/128—9. Vgl. Kap. 8, Anm. 18.

[21] Die Vorgänge an der Einmündung der Cava in den rechten Vorhof blieben die Achillesferse der Kreislauftheorie. JAN VAN WALE z. B. meinte, an dieser Stelle in der Wand der vena cava Muskelfasern entdeckt zu haben. Vgl. FRANKLIN: William Harvey, S. 83, der den Text zitiert, übersetzt und kommentiert.

[22] CURTIS, P. 80, versteht regulante natura als *Instrumentalis,* „regulated by nature". M. E. muß es abl. abs. sein. HARVEY erklärt, daß das Blut dabei *keine* qualitative Änderung erleidet, seine „Form" wird *nicht* verändert, es werden *keine* spiritus o. a. gebildet. Diese Fähigkeit des Blutes, sich unter Hitzewirkung stark *auszudehnen,* und zwar *entsprechend Blutmenge und Grad der Herzhitze,* ist eine Eigenschaft, die nichts mit „natürlichen Prozessen" zu tun hat (vgl. Anm. 24 ds. Kap.). S. auch Kap. 8, Anm. 18. Mit ihrer Hilfe vermag der lebendige Körper den impetus des Herzens gemäß peripheren Bedürfnissen zu variieren. D. h. *der gesamte Energiebedarf* des Organismus wird durch diesen Regulationsmechanismus gesteuert. „. . . illa elevatio . . . non fiat a vaporibus aut exhalationibus sit causata ab externo agente, sed *ab interno principio,* regulante natura" (Exercitat. Riolan 161 ff./137 ff.). Es handelt sich um einen „fermentantium in modum"-

Prozeß, eine Fermentation, eine Gärung (vgl. Kap. 7, Anm. 36). Milch-Überkochen und Biergärung sind gleichartige Prozesse (De gen. 201/375). HARVEY folgt ARISTOTELES: Nach diesem Prinzip erklärte er sich die Blutbewegung (De respiratione 480 a, p. 476). Reguliert wird das Schlagvolumen je nach Alter, Geschlecht, Konstitution, Körperbau und anderen endogenen Faktoren wie auch äußeren, d. h. alles in allem natürlichen (durch Anlage festgelegten) und unnatürlichen (von außen aufgezwungenen) Bedingungen, Exercitat. Riolan 150—151/128—129. Der Kreislauf stellt also, als ein a) *in sich geschlossenes* und b) *sich selbst regulierendes System*, eine Einheit dar, mit dem Herzen, genauer gesagt dem rechten Vorhof, als Ursache aller animalischen Vitalität. Er ist das perfekte Instrument der vitalen Energetik, des *motus* des voll ausgereiften Tieres. In ähnlicher Weise kann man das Zentralnervensystem, mit Gehirn, Rückenmark, den Sinnesorganen und allen peripheren Nerven als eine funktionelle Einheit ansehen. HARVEY sagt, „... *cor* ... *omnium in corpore principium* ... author, fons et origo primaque vitae causa ... *una cum venis, arteriis omnibus, contentoque sanguine* ... sicut cerebrum cum suis omnibus nervis sensoriis, organis et spinali medulla comprehensum *unum* sensus organum", mit den ds. Kap. Anm. 3 genannten Funktionen. Das voll entwickelte Zentralnervensystem ist der perfektionierte *sensus* (Exercitat. Riolan 161/137). Bei der fermentatio werden, unter Wärmezufuhr, feste Bestandteile verflüssigt, flüssige in gasförmige, pneuma, verwandelt (De generatione animalium 755 a, p. 304). Vgl. auch Kap. 7, Anm. 36. In solcher Weise ist in der Natur Volumenvermehrung durch äußere Hitze aller Art möglich, und nach demselben Prinzip reguliert der Organismus mittels seines calor innatus die Herztätigkeit und damit die Energieerzeugung, „... quodque in illis (Milch, Bierhefe) per accidens ab agente externo ... id in sanguine ab interno calore ..." (Exercitat. Riolan 161—2/137; De gen. 201/375). — Aktive vitale Prozesse verbrauchen mehr „Energie", mehr calor als passive, „... *movere activum* quare sentire pati *unde maiori calori*" (Prelectiones 328).

[23] „Natura", natürliche Prozesse vgl. das Beispiel der Befruchtung Kap. 8, Anm. 11.

[24] Als *Epigenesis* und *Metamorphosis* stellt HARVEY beide Weisen der Entstehung von Lebewesen in Kap. 45 von De gen. einander gegenüber. Im zweiten Falle könne man sagen, daß Stoff, materia, Ursache der Keim- bzw. Lebewesen-Entstehung sei. Das liege aber eben daran, daß alle Teile dieses Tieres bereits regelrecht „gekocht" potentiell vorlagen, bevor es dann plötzlich in Erscheinung tritt, — was bedeutet: die erforderliche calor-Zufuhr ist bereits ausreichend erfolgt, „... ex materia *prius* cocta et aucta formantur ..." (De gen. 161/334). Jenes Naturgesetz, wonach Entwicklung ein wärmeverbrauchender Prozeß ist, ohne „Energie"aufwand nichts entsteht, ist also nur scheinbar nicht eingehalten. — Metamorphosis reiche nur zur Bildung relativ niedrer Tiere. Bluttiere (Aristoteles' Systematik der Tiere zieht, wie aus dem hier Ausgeführten begreiflich, die entscheidende Zäsur hier, ob Blut vorhanden ist oder nicht) ***können*** nicht durch Metamorphosis entstehen, bedeutet doch *Blut = thermodynamische Automatik* als Voraussetzung und Energiequelle einer in mehr oder weniger zahlreichen Stufen, *nach* Entstehung des Blutes, *ablaufenden* Epigenese. Vgl. hierzu ARISTOTELES: De generatione animalium 762 a ff., p. 354 ff. Zur Frage Epigenesis oder Präformation s. Kap. 6, Anm. 12.

[25] Vgl. Kap. 7, Anm. 36.

[26] Hiergegen wendet sich HARVEY, Exercitat. Riolan 162/137, „... neque cor (ut alii putant) tanquam Anthrax, focus, instar lebetis calidi ...". Aus der umfangreichen Literatur über HARVEY und DESCARTES s. vor allem PASSMORE: William Harvey and the philosophy of science. DESCARTES akzeptierte HARVEYs Kreislauftheorie zunächst vom bloßen Hörensagen, ohne noch De motu cordis gelesen zu haben.

[27] DESCARTES: Tractatus de homine, 13 ff., vor allem 17. HARVEY in Exercitat. Riolan 164 ff./ 139 ff.

[28] „... continue ... sanguinem per pulmonum porositates permeare ... Nam cum continuo de dextro ventriculo immittatur sanguis in pulmones per venam arteriosam (die Pulmonalarterie), et similiter continue e pulmonibus in sinistrum *attrahitur*..." (De motu 54/44).

Kap. 6

[1] Das gilt schon für relativ niedrige Stufen animalen Lebens, „... impulsu aliquo opus est ad alimenti distributionem propter partium *organicam varietatem* aut *densitatem substantiae*..." (De motu 91/76). Warmblüter „... calidioribus et perfectioribus animalibus, utpote plurimo ferventiori et spirituoso sanguine abundantibus quo protrudatur, fortius, celerius et *impetu maiori propter corporis magnitudinem,* aut habitus densitatem, alimentum, in his robustum cor magis et carniosius desideratur" (ibid. 92/77).

[2] De motu 36/30.

[3] De motu 35/29; De gen. 72/241.

[4] Über die cicatricula, einen von FABRICIUS stammenden Begriff, s. NEEDHAM: A history of embryology, p. 136 ff. Es handelt sich offensichtlich um das heute als area opaca bezeichnete Gebiet, Primitivstreifen und Hensenschen Knoten. Tatsächlich sind beim Beginn der Embryonalentwicklung die ersten Veränderungen durchaus mit bloßem Auge zu erkennen (vgl. hierzu PATTEN, B. M.: Early embryology of the chick, 4. ed. New York-Toronto-London 1951).

[5] De gen. 202/376 heißt es deswegen: „... in quacunque corporis parte calor motusque initium sumunt, in eadem quoque vita primum oritur...„ Und weiter: „... cuilibet cernere est, sanguinem ... *calorem (pulsus vitaeque autorem)* in se retinere" (ibid.). Oder etwas weiter sanguis ist der Autor der Organe „... parenchyma quasi nihil aliud quam sanguis inibi coagulatus". Die Gewebe stellen im Grunde, genetisch betrachtet, koaguliertes Blut dar; d. h. aber abgekühltes, lebloses Blut, das eben deswegen ununterbrochen mit großen Mengen eingeborener Wärme aus dem Herzen gespeist werden muß. Sonst erlöschen die Gewebsfunktionen, das Gewebe würde absterben. So lebt das Blut „durch sich selbst" und „ernährt" sich selbst, „... sanguinem per se vivere et nutriri" (ibid., De gen. 204/378, 205/379).

[6] Geht auf PLATON zurück. Es lebt, was sich selbst bewegt. S. PHÄDRUS 245 c 5 ff. (Platonis opera, ed. J. BURNET, Bd. 2, Oxford 1953).

[7] Fäulnis lebenden Gewebes setzt ein, wenn die „innere Wärme" des Organismus nicht mehr nachgeliefert wird. Bildung und Aufrechterhaltung lebender Gewebe ist ein wärmeverbrauchender Prozeß (vgl. Kap. 2, S. 8). In der Keimentwicklung übernehmen die Aufgabe der Trennung der Aufbaureservoirs zweier Arten von Albumen sowie von Eidotter die Eihäute, bis dann am Ende der Reifungsperiode der calor innatus an ihre Stelle tritt und aus von außen aufgenommener Nahrung das assimilationsfähige Material heraus„filtriert". Diese alte Vorstellung von der Pepsis herrscht ebenso in der antiken Meteorologie (vgl. v. BRUNN, W. A.: Gesnerus 1946, p. 151; 1947, p. 1—65). Bei HARVEY findet man sie an vielen Stellen, in De motu z. B. (Blut wird durch den Herzimpetus bewegt, perfektioniert = erwärmt, und somit vor Fäulnis bewahrt, p. 57/46—47; p. 83—4/69—70) (wo HARVEY die Vermutung ausspricht, daß auf diesem Wege, Erlahmen der Herzaktion = dadurch ungenügende Wärmeproduktion, Kummer und Sorgen Schwindsucht hervorrufen und schließlich die Säfte verderben). Im 17. Kapitel von De gen. zitiert HARVEY hin-

sichtlich der Fäulnis Aristoteles, De generatione animalium 753 a, p. 290 (Harvey schildert, daß Eier leicht faulen und absterben, wenn sie im Stadium starker thermischer Verflüssigung des Albumen und Eidotters ein Trauma trifft; die Membranen halten dann nicht mehr dicht, die verschiedenartigen Aufbaustoffe fließen in Mengen zusammen). Aristoteles erläutert ferner den Fall, daß in einem Ei — sie fallen immer etwas verschieden aus — zuviel calor innatus angelegt ist; dann faule es leicht, falls im Sommer Außenwärme und Brutwärme eine insgesamt zu hohe Temperatur ergeben, die eingeborene Wärme des Keims folglich zu stark stimulieren, so daß sie zuviel Albumen und Eidotter verflüssigt und alles durcheinanderbringt (ähnlich wie Wein gärt, wenn man ihn zu stark bewegt und damit den Bodensatz aufschüttelt). Pathologisch zu hohe wie zu niedrige Temperatur „verderben" die für verschiedene vitale Gewebe jeweils spezifische und durch dementsprechende Intensität des calor unterhaltene Stoffmischung. Hinsichtlich der ernährenden Funktion der von Membranen umschlossenen Flüssigkeiten im Ei der Vögel wie im Uterus der höheren Tiere siehe De gen. 3 (im Zusatzkapitel De uteri membranis et humoribus 380). Zum Begriff der Kochung, pepsis vgl. Kap. 8, Anm. 47. — Wenn Vögel, z. B. ein Papagei als Hausgenosse, übermäßig gehätschelt und getätschelt werden und dadurch in sexuelle Erregung geraten, infolgedessen Eier gebildet, aber dann nicht vom männlichen Tier befruchtet werden, so faulen diese Eier intrauterin, und das Tier geht unweigerlich zugrunde. Das erlebte Harvey bei dem Papagei seiner Frau, aber auch in König Karls Menagerie bei einem Kasuar, den man unvorsichtigerweise erotische Spiele anderer Tiere im Nachbarkäfig hatte beobachten lassen. Doch auch Hysterie und „furor uterinus" junger Mädchen, die nicht einigermaßen rechtzeitig nach Einsetzen der Geschlechtsreife verheiratet werden können, werden auf derartige Autointoxikation durch ein unbefruchtet bleibendes primordium zurückgeführt, das intrauterin infolge Fäulnis zerfällt. Wieviel Schuld an der Prüderie vergangener Jahrhunderte der wissenschaftliche Eifer der Mediziner trug, ist m. W. noch nicht untersucht worden (Harveys Beobachtungen vgl. in Kap. 5 und 6, De generatione).

[8] Prelectiones 162.

[9] De gen. 43/212; 219/393; 273/447; 239/413.

[10] Für das primordium schon von A. Meyer: Analysis of De gen., formuliert: „The ovum of Harvey is self-sufficient and self-determining", p. 55.

[11] De gen. 216—7/390—391. S. auch Kap. 5, Anm. 3.

[12] Epigenesis oder Präformation? Harvey bereitete in der Geschichtsschreibung der Embryologie viel Kopfzerbrechen. Anders gesagt: er zeigt, daß es sich um einen — von seinem Standpunkt aus — etwas künstlichen Gegensatz handelt. Epigenetiker „with the dynamic viewpoint" meint Meyer: An analysis of de generatione p. 39, und der Organismus „preexisted *only* potentially". Aber er präexistiert eben! Wenn man beachtet, daß Blutkreislauf wie Embryogenese als „geschlossene Systeme" aufzufassen und „aus gleichem Gusse" sind, mag auch die Beurteilung Harveys in der Geschichte der Embryologie Gewinn haben. De gen. 342—3/516—517 setzt sich Harvey mit der Theorie der *strukturellen* Präformation kritisch auseinander, d. h. den alten Atom- und Elementenlehren und dem Neoatomismus seiner Zeit. Nicht nur mit reinen Lupen, selbst mit Lynkeus' Augen würde man keine unveränderlichen Atome sehen, „... *elementa ... non sunt priora* iis rebus quae generantur aut oriuntur, *sed posteriora* potius et reliquiae magis quam principia", Epigenesis und Metamorphosis s. Kap. 5, Anm. 24. — Für *Ontogenese aus Eiern*, aus einem primordium, ist nicht nur typisch, daß das Ei 1. *alle späteren Eigenschaften* und Formen dieses Lebewesens latent enthält, sondern die — zusätzliche — Ausstattung mit einem hinreichenden 2. *Stoffdepot*, das laufende Erzeugung von a) calor innatus und b) Material für Ge-

stalt und Wachstum zu liefern vermag. *Ontogenese ohne Ei* wird dagegen dadurch charakterisiert, daß das calor innatus-Depot gemäß 2 a fehlt. Stoffe und Kräfte werden restlos für die Gestalt des Lebewesens gebraucht, das mithin keine Möglichkeit zu stetig aufbauender Entwicklung in sich trägt, deswegen *in einem Augenblick* entsteht. Die generatio spontanea ist ein Spezialfall dieser Ontogenese ohne Ei. Vgl. ARISTOTELES: De generatione animalium 732 b 29 ff., p. 134. *Deswegen* unterscheidet ARISTOTELES „Eier" von „Larven". Vgl. Kap. 5, Anm. 24; Kap. 6, Anm. 38.

[13] De gen. 102/272 heißt es, bezeichnenderweise: „.. ovum ... corpus naturale, virtute animali praeditum, principio nempe motus transmutationis, quietis et conservationis: est denique eiusmodi, ut *ablato omni impedimento* in formam animalis abiturum sit; nec magis naturaliter gravia omnia, *remotis obstaculis,* deorsum tendunt, aut levia sursum moventur ..."

[14] Es erinnert an das ähnliche Prinzip der Auslösung bzw. Entsperrung potentieller vitaler Prozesse in der aristotelischen Wahrnehmungs- und Trieblehre: *αἴσθησις* wird vom *αἰσθητόν*, *ὄρεξις* vom spezifischen *ὀρεκτόν* ausgelöst (s. De motu animalium 770 b, 15 ff., p. 456—458; De anima 433 b, 11 ff.; p. 188—190).

[15] Hinsichtlich der Natur, Entstehung, Befruchtung und bewegender Kräfte des Eies sind HARVEYs Ausführungen in enger Anlehnung an ARISTOTELES, De generatione animalium, vor allem lib. II, Kap. 1 entstanden, wie die vergleichende Lektüre auf Schritt und Tritt zeigt.

[16] König Karl I. von England war ein leidenschaftlicher Jäger. So, auf der Jagd, hat VAN DYCK ihn auf dem prachtvollen Bild um 1635 dargestellt, das heute im Louvre hängt. Nemo in orbe princeps habe in vergleichbarem Maße in Freiheit wie in großen Parks Wild gehegt, schreibt HARVEY. Der König stellte frisch gejagtes Wild für die embryologischen Studien zur Verfügung, über die HARVEY De gen. p. 292 ff./466 ff. berichtet.

[17] De gen. 15/183; 24/192—193.

[18] De gen. 38/207.

[19] HARVEY definiert „contagium" in diesem Zusammenhang bezeichnenderweise *negativ.* Er wählt den Begriff, weil 1. ARISTOTELES' Ansicht unmöglich zutreffen könne („nempe *partem aliquam* foetus protinus a coitu fieri", De gen. 190/364); 2. gehe es aber auch nicht an, wie neuerdings behauptet werde, anzunehmen „... in ovo inesse pulli futuri *animam*" (ibid.). Anima sei, was in allen Teilen des Hühnchens einheitlich, als ein Ganzes, wirke. Bevor sich ein Organismus überhaupt entwickelt hat, könne folglich nicht seine anima vorhanden sein. Falls es sich nämlich so verhalten sollte, so müßte eine gravide Frau zwei animae enthalten, — eine absurde Annahme! Später, De gen. 196/370, spricht HARVEY von „symbolum", das a mare in generatione afferatur. Beide Male soll *Einwirkung ohne Stoffübertragung* zum Ausdruck gebracht werden. HARVEY lobt ARISTOTELES, insofern er geschlossen habe, „... marem *non* conferre *ad quantitatem* ed ad qualitatem, esseque principium *motus;* feminam vero *materiam* praestare ..." (De gen. 171/344). Eine Art Bewegung, ein Anstoß ist im Augenblick der Kopulation erfolgt, „... licet iam non maneat tangens sed antea solum tetigerit ..." (ibid. 173/346). Wie gesagt geht es stets darum, organische Abläufe *als geschlossene Systeme* zu deuten, die nicht durch massive, insbesondere stoffliche Einwirkungen von außen gestört werden dürfen. Die Deutung der Befruchtung als principium *motus* sei, sagt HARVEY, gut überlegt, nicht improbabile. Aber es sei ganz unmöglich, daß das Herz, als zuerst gebildetes Organ des entstehenden Embryo, „... cor in ovo *a semine maris* fieri" (ibid. 173/346). Nach HARVEYs Überzeugung kann also bei der Befruchtung *kein agens* von mas auf femina übertragen werden. Trotzdem können aber animalia ... cum femina sola foetum nicht generare, nutrire, et protegere. Dem weiblichen Organismus mas a natura ... adiungatur,

eiusque *defectum suppleat,* adeoque contagione sua ovorum subventaneorum *infirmitatem corrigat* et foecunda reddat (De gen. 188/362). Unter einem Contagion versteht HARVEY nicht, wie Neoatomisten seiner Zeit, *stoffliche* Effluvien, die sich von Naturdingen ablösen und so, durch feinstoffliche Übertragung, Wirkungen auslösen. Es ist an eine nichtstoffliche, sozusagen *„dynamische"* Einwirkung gedacht. Sicher kannte HARVEY FRACASTOROs Kontagion-Lehre, die hier Vorbild gewesen sein mag. FRACASTORO hat Kontagiosität bekanntlich als biologischen Prozeß gedeutet, d. h. das einmal entstandene *Kontagion vermehrt sich selbst.* Das seminarium (der „Keim") veranlaßt *„identische Reduplikation"* im benachbarten Gewebe. Vgl. GREENWOOD, der die Problematik und die neuere Literatur diskutiert. HARVEY erwähnt FRACASTORO in De motu in anderem Zusammenhang, S. 75. HARVEY schließt einen anschaulichen Vergleich an. Es gibt einen Baum, der in dem rauheren Klima Englands wohl Frucht trägt, aber nur in südlicheren, stärker der Sonne ausgesetzten Gegenden *fortpflanzungsfähige Früchte* produziert (De gen. 196—7/371). So wirkt im Makrokosmos die Sonne, und in ähnlicher Weise wirkt auch bei Tieren ein immaterieller Einfluß befruchtend. Die von Natur dem Baum, wie dem primordium, dem Ei, inhärente Entwicklungstendenz bleibt solange gesperrt, bis dieser *Auslöser* in Funktion tritt. Was im Makrokosmos die Annäherung der Sonne an die Erde im Rhythmus der Jahreszeiten bewirkt, das leistet während der Brunstzeit der Tiere eine Veränderung des semen maris. Beide Male werden große und langanhaltende Veränderungen und Entwicklungen durch eine ganz geringfügige Alteration ausgelöst — wie bei der mechanischen Puppe, s. S. 97. Genausogut kann man aber eben von der Lösung eines Sperrmechanismus sprechen. „... semen maris" ist in den vesiculis seminariis infoecundum gespeichert, „nisi in spumam a spiritibus turgeat et cum impetu prosiliat"; und weiter „foecundum appello, quod *(nisi alicunde impediatur!)* a vi efficiente insita ad destinatum finem pertinget; idque, cuius gratia instituitur, assequetur". Man beachte, daß dieselben termini technici wie bei den Vorgängen im rechten Vorhof gewählt werden, die ja ebenfalls als *thermische Unterbrechung eines Sperrmechanismus* verstanden werden können.

[20] De gen. (De conceptione) 393/575.

[21] Deswegen macht HARVEY auch, an diesem Punkt angelangt, einen gewissen Vorbehalt, ob man wirklich sagen könne, mit impetus, pulsieren, setze tierisches Leben ein. „... an cum palpitatione vitam incipere dicamus, dubitare contingit, quandoquidem et sperma animalium omnium (ut notavit Aristoteles) et spiritus prolificus palpitando exit, velut animal quoddam." (De motu 34/29). Impetus ist eben immer schon Re-aktion, vgl. 96.

[22] De gen. 218/392.

[23] Der Begriff Colliquament, σύντηγμα (von συντήκω = ich schmelze zusammen), stammt von ARISTOTELES, z. B. De generatione animalium 725 a 25 ff., p. 80 ff. Calor innatus verflüssigt, schmilzt aus dem im Ei vorhandenen Albumen und Dotter eine erste Materie, klare Flüssigkeit, aus der der Embryo entsteht. Sobald am vierten Tag die erste Herzanlage mit Gefäßen auftritt, streben diese Gefäße dem Eiweiß und Dotter zu und verflüssigen nunmehr, dank höherer Temperatur (infolge der kardialen Thermodynamik), immer größere Mengen dieser Reservestoffe zu Colliquament. Vgl. De gen. 66/235; 71 ff./241; 77 ff./246 ff.

[24] De gen. 219/393.

[25] De gen. 187/361. Diese uns heute auf den ersten Blick schwer verständliche These ist ideengeschichtlich gut zu begreifen. Zur Überwindung der ursprünglichen und sterilen Alternative: Hylozoismus oder Atomtheorie, hatte PLATON mit der Trennung von „Form" und „Stoff" einen neuen Ansatz gefunden, der jedoch in Biologie und Medizin nicht weit führen konnte. ARISTOTELES nimmt „Form" in den Stoff zurück; diese erste und ursprüngliche Materie — bei HARVEY

dann das Blut — ist also konsequenterweise gleichermaßen a) Baustoff und b) regulierendes „Prinzip".

[26] „Natürlich", d. h. keines weiteren Anstoßes, *keiner bewegenden Kraft bedürftig*, wie ein perpetuum mobile bis in alle Ewigkeit weiterlaufend (wenn der Organismus nicht natürlicherweise, und zwar aus anderen Gründen, sterben würde). Das aber ist genau die Lehre der Impetus-Dynamiker! Während *gerade Bewegung*, hier auf der Erde, bewegende Kraft voraussetzt, „... *the circular movement* of the celestial bodies does *not* require the continued presence and substantial contact *of both force and resistance*" (CLAGETT: Science of mechanics, S. 424). Und seit CUSANUS, insbesondere dann BRUNO hatte man diesen zirkulären impetus eben auf die Erde herabgeholt, einen Unterschied der irdischen und himmlischen Mechanik, mit guten Gründen, nicht mehr anerkennen wollen.

[27] Könnten andererseits Beziehungen bestehen zur sich selbst bewegenden vitalen Wärme der Stoa, speziell CHRYSIPP? Vgl. POHLENZ I, S. 73 ff.; SOLMSEN, S. 122.

[28] Dieses — aristotelische — biologische Gesetz, wonach kein Organ Ursache einer Funktion sein kann, die in der Ontogenese bereits vor seiner Bildung vorlag, wird von HARVEY häufig benutzt, um in der Diskussion physiologischer Probleme das Wesentliche herauszufinden und (nach seiner Meinung) falsche Theorien abzuwehren. So wird z. B. FERNELs Ansicht, daß die animalische Motorik vom Gehirn und die Sensibilität von den Meningen ausgeht und produziert wird, mit dem Hinweis abgelehnt, daß beide Gewebe nicht das principium dieser Funktionen sein können. Denn — ist zu ergänzen — motus und sensus weist ontogenetisch bereits das punctum saliens auf; das Gehirn mit seinen Häuten wird erst später gebildet (Prelectiones 327/8). HARVEY kommt wiederholt in anderem Zusammenhang auf diese Frage zu sprechen. Sensus und motus waren längst vorhanden, als an der Stelle des späteren Zentralnervensystems lediglich ein Tropfen klarer Flüssigkeit bestand (De gen. 256/430).

[29] D. h. HARVEY registriert den Befund selbst schon kritisch, d. h. läßt die Frage offen, ob dieser pulsierende Punkt an der Grenze des Sichtbaren nun als bereits strukturierte auricula, oder nicht, zu deuten ist, „... primum inest ut dixi tantum vesicula, vel auricula, vel gutta sanguinis pulsans..." (De motu 35, 36/30). Um so wichtiger das Folgende.

[30] De motu 31/26 ff. Es ist allerdings nicht seine eigene Idee. Er folgt GALEN, De anatomic. administr., K II, 640 ff.

[31] Andererseits denkt er bei Tieren, die auf dieser phylogenetischen Stufe stehenbleiben, z. B. Krabben, shrimps, an eine feine pulsierende Blase. Wenn sie sich in der Systole öffnet, erlischt der Blutpunkt, das Blut fließt in die Peripherie (Prelectiones 272).

[32] ARISTOTELES: De generatione animalum 741 b, p. 206: „... *φανερὸν οὐ μόνον κατὰ τὴν αἴσθησιν, ὅτι γίνεται πρῶτον, ἀλλὰ καὶ περὶ τὴν τελευτήν. ἀπολείπει γὰρ τὸ ζῆν ἐντεῦθεν τελευταῖον, συμβαίνει δ'ἐπὶ πάντων τὸ τελευταῖον γινόμενον πρῶτον ἀπολείπειν, τὸ δὲ πρῶτον τελευταῖον, ὥσπερ τῆς φύσεως ...*" (es folgt der Schnelläufervergleich, s. S. 55).

[33] Das Herz ist ontogenetisch das erste Organ. Sobald es gebildet ist und sich bewegt, lebt der Keim. Es gibt aber *kein tierisches Leben ohne Empfindung, aisthēsis.* Folglich hat das Herz sensus. S. z. B. De iuventute 469 a, p. 418 ff. ARISTOTELES kannte (wie auch PLATON) noch nicht das Zentralnervensystem. Das Herz ist nicht nur sensibles Zentralorgan, sondern die Blutgefäße sind sensible Erregungsbahnen. Der zuerst im Herzen in Erscheinung tretende Sinn ist *der Tastsinn, „... αἰσθήσεως δὲ πρῶτον ὑπάρχει πᾶσιν ἁφή"* (De anima 413 b, p. 74). GALEN, nach Entdeckung vieler Details des Zentralnervensystems, verlegt den Tastsinn in die Nerven (z. B. De placit. Hippocrat. Platon., p. 641), hält aber daran fest, daß er *der ontogenetisch erste Sinn*

ist (De natural. fac., KÜHN II, p. 11—12). POSEIDONIOS, dem GALEN in diesem Punkt aber nicht folgt, hält noch das Herz für das Zentrum der Sensibilität (jedenfalls zeugt dafür CICERO, De natura deor. II 139; vgl. REINHARDT 189). HARVEY, gemäß der von ihm befolgten strengen aristotelischen archē-Theorie, lokalisiert taktile Sensibilität, als vitale Grundeigenschaft, ontogenetisch zuerst *ins Blut*, dann ins Herz, darauf endlich ins — später als das Herz gebildete — Zentralnervensystem.

[34] HARVEY übernimmt diesen „Beweis". Wenn das punctum saliens bereits kräftig schlägt und damit auslösender Reiz = sensus demonstriert wird, ist noch kein Gehirn da, — an dessen Stelle vielmehr bloß ein Tropfen Flüssigkeit vorhanden, „... cerebrum nil aliud quam aqua limpida ..." (De gen. 256/430).

[35] Auch das ein alter aristotelischer Leitsatz der Biologie! Das erste Merkmal eines Lebewesens ist die Wahrnehmung. Und die erste Sinnesqualität, die sich bei allen Lebewesen findet, ist der Tastsinn, „... *αἰσθήσεως δὲ πρῶτον ὑπάρχει πᾶσιν ἁφή*" (De anima 413 b 5, p. 74). Um so überraschender für HARVEY, daß sich das nach einem schweren Thoraxtrauma von außen zugängliche Herz (der bekannte Fall des Aristokraten HUGH MONTGOMERY) auf Berührung *von außen* schmerzunempfindlich erwies, wovon sich auch König Karl I. persönlich überzeugte (s. HUNTER-MACALPINE, S. 127).

[36] Das Herz ist nach ARISTOTELES Sitz, Zentrum des sensus, der aisthēsis, und zwar *weil* es Bewegung hervorruft: „... *τό γε κύριον τῶν αἰσθήσεων ἐν ταύτῃ τοῖς ἐναίμοις πᾶσιν ... ἐν τούτῳ μὲν γὰρ τοῖς ἄλλοις αἰσθητηρίοις ἐνδέχεται ποιεῖσθαι τὴν κίνησιν ...*" (De iuventute 469 a, p. 420). So führen alle Wege HARVEYs zu ARISTOTELES zurück, und doch ist der Sinn und die Richtung der Gedanken anders. — De motu loc. an. 86 ff. sagt HARVEY „... sicut spiritus organum motus et sensus ita caro cuius pars spiritus est et *tensus et motus*. Unde Aristoteles (De partibus animalium 653 b 20, p. 156 ff.) omnia animali ex ... prime et necesse carne ... sese factus, unde omnes partes ex carne." GALEN s. u. a. Kühn IV, De motu muscul. 372 ff.: (tierisches) *Leben hat, was über aisthēsis und kinēsis* verfügt. Der Muskel jedoch (nach GALENs Definition) ist durch *willkürliche* Motorik gekennzeichnet. Deswegen ist er ein *organon psychikon* (im Gegensatz z. B. zu Herz, Gefäßen, Magen u. a., die sich unwillkürlich auf Reize hin bewegen, deswegen als *organa physika* zu bezeichnen sind). Insofern vereinige also der zugleich sensible und willkürlich-kontraktile Muskel physische mit psychischer dynamis, facultas. Vgl. auch z. B. den Anfangssatz von lib. 1 De naturalibus facultatibus, Kühn II, p. 1 ff. HARVEY sagt, die Herzmotorik müsse dem Einfluß des Willens entzogen sein, De motu loc. an. 110, „... motus alii conveniens est semper fieri *nec modulari pro arbitrio* ut cordis ..." Mrs. WHITTERIDGE, die Herausgeberin, weist darauf hin, daß HARVEY offenbar ausgeht von ARISTOTELES, De motu animalum 703 b 10 (s. De motu loc. an., p. 22, Anm. 1). In De anatomicis administrat., Kühn II, S. 610 ff. führt GALEN aus, warum er das Herz nicht zu den Muskeln rechnet. Die Herzfiber ist härter, zeigt unregelmäßigeren Faserverlauf, die Bewegung erfolgt unwillkürlich (wie die aktive Beweglichkeit zerschnittener Herzteile beweise, enthalte das Herz, im Gegensatz zum willkürlich bewegten Muskel, der zentralnervös bewegt wird, selber eine *σφυγμικὴν δύναμιν*), die Herzmuskulatur schmeckt süßer als Muskelfleisch, und es erhält vom ZNS nur weiche sensible, dagegen keine harten motorischen Fasern. Es wird also vor allem von Struktur auf Funktion geschlossen, und *dieser „anatomische Gedanke"* wird denn auch an dieser Stelle von GALEN verallgemeinert: „... *πάντες ... ἰατροὶ ταῖς τῆς οὐσίας ἰδιότησι τὰς ἐνεργείας ἕπεσθαι ...*"

[37] De motu, 97/81: „... immediatum organum motuum in omni motu omnium animalium ... sit *contractile* ..." Exercitat. Riolan, 143/122: „... omnis attractionis sensibilis et

impulsionis commune organum primum est, quod ... habet naturam musculi ... contractile quod *(se ipsum contrahendo)*..." De motu loc. an., 116, „... et tendinem et carnem praecipuam particulam (des Muskels) esse..."; „... magis autem tendo ad firmitudinem ... *caro ad contractionem*..."; ibid. 72: „rectius in nervos et fibras quam *musculos* qui in corde, intestinis occultae fibrae sunt et *ubicumque motus*", 76: „..., WH (= WILLIAM HARVEY — er kennzeichnet so in seinen Arbeitsmanuskripten eigene Gedanken und Resultate —) confitetur posse distingui si non aliis tamen officio." Es ist erstaunlich, wie sehr HARVEY HALLER nahesteht. Doch HARVEY ist aus Gründen, die in dieser Studie entwickelt werden, überzeugt, daß beide vitale Elementarfunktionen gleichermaßen das allen Lebensprozessen zugrunde liegende und sie unterhaltende spezifische Gewebe, nämlich die Muskulatur, kennzeichnen. (Z. B. De motu loc. an., 110, „motus enim proprius sensibile quoddam".) Die Diskussion, ob caro oder tendo das kontraktile Gewebe sind, wird gegen RIOLAN und FABRICIUS geführt, dabei VESAL (nach SPIEGEL) als Autor erwähnt, der bereits, wie HARVEY, das contractile in die caro des Muskels lokalisiert (De motu loc. an., 72; 116 (das auch in der Übersetzung fehlende Zitat aus VESAL betrifft offensichtlich FABRICA, 1542, p. 219—220).

[38] Ohne dauernde Zufuhr warmen Blutes, ohne den calor des Blutes ist sensus unmöglich. Wozu sind die Blutgefäße da, fragt HARVEY in De motu loc. an. 92? Sie ernähren alle Teile des Körpers, „... sed quomodo, successione? deinde quia *sensus non sine calore*". Vgl. Exercitat. Riolan 118/97—98.

[39] Diese Theorie, kein sensus ohne calor innatus, stammt von ARISTOTELES, s. z. B. De partibus animalium 652 b 1 ff., p. 150; De iuventute 470 a, p. 426.

[40] Prelectiones 310.

[41] Vgl. TEMKIN: The classical roots.

[42] D. h. HARVEY meint ständig „Irritabilität" im Sinne von Fähigkeit, (taktile) Reize zu perzipieren. Der *Begriff* Irritabilität, irritabilitas, findet sich allerdings nicht in seinen Schriften. Über die Vorgeschichte dieses terminus vgl. TEMKIN in seiner Glisson-Studie.

[43] De motu loc. an. 14.

[44] Hinsichtlich der Impetustheorie vgl. die im Lit.-Verz. angeführten Schriften von ANNELIESE MAIER, CLAGETT, CROMBIE (in ihnen auch Hinweise auf die umfangreiche ältere und neuere Literatur zu diesem Thema).

[45] Der entscheidende Versuch, der impetus beweist und attractio widerlegt, wird in De motu 32/27 geschildert: HARVEY entfernt am noch schlagenden Herzen die Herzspitze. Trotzdem, obgleich jede attractio nunmehr ausgeschlossen ist, spritzt das Blut aus dem Vorhof, und zwar bei dessen Kontraktion, im Strahl in den Ventrikel. Die im Kap. 3, S. 28—29/24—25 geschilderten Experimente, nach der Eröffnung herznaher Gefäße, erscheinen uns genauso evident, hatten aber möglicherweise für die Leser von De motu nicht die gleiche Beweiskraft. Vgl. hierzu SINGER: The discovery of the circulation, S. 52.

[46] „... impulsu sanguinis arteriam distendi..." (De motu 14/13). „... secta quavis arteria vel perforata, in ipsa tentione ventriculi sinistri propellitur foras sanguis *ex vulnere cum impetu*. Similiter secta vena arteriosa eodem tempore, quo dexter ventriculus tenditur et contrahitur, exinde *cum impetu* sanguinem prosilire videtur" (De motu 28/24). „... dissecta arteria quasi data et aperta via praeter naturam contingat sanguinem, *cum impetu* affundi..." (De motu 64/53). Die Arterien geben beim Ausweiden von Schlachttieren das Blut mit weit größerer Kraft ab als die Venen, wie mit einer Spritze herausgeschleudert, „... arteriae ... *impetu* impulsum sanguinem foras largius, impetuosius, *tanquam cum Syphone eiectum profundunt*" (De motu

62/51). „... sunt isti motus ... subitanei ictus celeresque percussiones" (Exercitat. Riolan 165/140). „*Perforato corde erectione profuit sanguis, prosilit, unde tum systole...*" (Prelectiones 266); auch aus angeschnittenen Arterien „... sauciatis arteriis prosilit sanguis non ingreditur aer et sic in cordis ventriculis" (Prelectiones 268). Wie präzis HARVEY den Begriff impetus verwendet, zeigt sich an vielen Stellen, z. B. in den Exercitat. Riolan 117/97, wo hinsichtlich der Blutbewegung in den Arterien unterschieden wird zwischen 1. de infarctu und 2. impetu. HARVEY differenziert also die durch reinen Kontakt, gleichsam Vorwärtsschieben der kontinuierlichen Blutsäule verursachte Bewegung von der, die per impetum, d. h. durch Übertragung eines Impulses, auf das Blut hervorgerufen wird.

[47] De motu 65/53; 67/55.

[48] Siehe REINHARDT: Sympathie und Kosmos, u. a. p. 51 ff., 55 ff.; SAMBURSKY, p. 182 ff., 191, 225, 502 ff.

[49] CLAGETT: The science of mechanics, p. 679.

[50] De natural. fac. Kühn II, p. 210 ff. D. h., es wirkt außer dieser rein mechanischen noch eine auf verwandter Qualität beruhende anziehende Kraft als Nahwirkung. Vgl. Kap. 3 Anm. 2. Der anschauliche Vergleich mit dem Bewässerungssystem von Gärten ist aus ARISTOTELES De partibus animalium 668 a, 14, p. 250 entnommen. Daß das Herz nicht den Beginn tierischen Lebens markieren kann (ARISTOTELES), war schon GALEN klar. Auch daß das, nach Fertigstellung des Herzens, in die Kammern einströmende Blut den adäquaten Reiz für die Herzaktivität liefert. HARVEY kennt De foetuum formatione natürlich genau und entnimmt dieser Schrift Anregungen. Darauf kann hier unmöglich eingegangen werden. Zu beachten ist vor allem Kap. 3 von De foetuum formatione, K IV, p. 660 ff.

[51] „... motus ... semper fieri *nec modulari pro arbitrio* ut cordis..." (De motu loc. an. 110). Vgl. Anm. 36, ds. Kap.

[52] S. De motu loc. an., 110 ff. Z. B.: „... motus proprius *sensibile quoddam*..."; „... an nervus ut interventum iudicis, opera *per rithmum et harmoniam* fiant?" Der Neurophysiologe wird mit Staunen feststellen, daß HARVEY eine rhythmische Modulation als nervösen Grundvorgang erwägt. Der einzelne Muskel hingegen funktioniert, wie der Herzmuskel, dank der ihm eigenen Reizbarkeit (excitari) und Sensibilität (irritari) *autonom*, drum sind „... musculi ... tanquam *animal separatum*"; doch das Gehirn ist der Dirigent und Koordinator aller mit ihm verbundenen Muskeln (nicht Herz, intestinum usw.), „... cerebrum tanquam *mester del choro*" (ibid., 110).

[53] De motu loc. an. 102/3.

[54] De motu loc. an. 94.

Kap. 7

[1] De motu loc. an. 102.

[2] De motu 62/51.

[3] Das vom Herzen mit gewaltigem impetus in die Körperperipherie geschleuderte Blut trifft dort auf wechselnden mechanischen Widerstand der Organe und Gewebe (GLISSON hat den „impetus" im Sinne der Impetustheorie gut erfaßt, wie sich daraus ergibt). Dieser periphere Widerstand nun reizt (proritare) die Arterien, den impetus durch wechselndes Kaliber zu verstärken und den Puls in der betr. Region zu kräftigen. Dieser „Reflex" kann versagen usw.... Gerade der letzte Passus verrät die Quelle, aus der GLISSON schöpft. Hier arbeitet er mit dem *Begriff*

der Sättigung vitaler Antriebe, den GALEN aus der Stoa übernahm und der bei ihm eine so zentrale Rolle spielt. Vgl. hierzu TEMKIN: The classical roots of Glisson's ... p. 302 ff.

[4] De motu 36/30.

[5] „.. plant-animalia ... cor non habent, pro corde enim toto corpore utuntur et quasi totum cor huius modi animal est" (De motu 91/75—76).

[6] „... sed notandum ... frigidioribus tempestatibus exanguia aliqua ... nihil pulsans habent, sed vitam magis plantae agere videntur, ut etiam reliqua quae plant-animalia ideo dicuntur." (De motu 35/30).

[7] De motu 50/41.

[8] Vgl. die aristotelische Physik 260 a 20 — 261 a 28, p. 179—181 (Aristotelis Physica, Leipzig 1879). Der aristotelischen Meteorologie liegt die Vorstellung zugrunde, daß alles Naturgeschehen auf phora, hervorgerufen durch täglichen Umlauf und Ekliptik der Sonne, beruht. Jedenfalls sagt HARVEY, und darauf kommt es hier an, nachdem er alle Arten von motus, nach ARISTOTELES, aufgeführt hat, „... primus horum motus localis" (De motu loc. an. 14). Alles was auf der Erde geschieht, geht zurück — und ist deswegen auch „im Prinzip" — *motus localis*, „... videtur ... omnium generatio coelitus originem ducere, atque Solis lunaeque motum sequi" (De gen. 190/364). — Die atomistische Biologie des sechzehnten Jahrhunderts und — mit HARVEY — die biologische Impetustheorie unternahmen seit der Antike erstmals den Versuch, Rätsel der Vitalität auf Bewegung, damit auf meßbare, im modernen Sinne exakt-naturwissenschaftlich faßbare Prozesse zurückzuführen, wobei HARVEY in Anlehnung an ARISTOTELES bestrebt ist, das Problem nun nicht wieder mechanistisch übers Knie zu brechen. Fragt man sich rückblickend, seit wann und wie lange in Medizin und Biologie die Überzeugung geherrscht hatte, daß vitale Prozesse „exakt" (im erwähnten Sinne) nicht zu fassen sind, so wird man auf POSEIDONIOS und seinen Sympathiebegriff zurückgehen müssen, aus dem in diesen entscheidenden Fragen dann GALEN geschöpft hat (s. REINHARDT: Poseidonios; ders., Kosmos und Sympathie, u. a. p. 52 ff.).

[9] Aus dem gleichen Grunde hatte ARISTOTELES die ältere Lehre abgelehnt, wonach Feuer Leben hervorrufe. Feuer greife zerstörend um sich und könne daher kein Leben erzeugen. Nur *reguliertes, planvoll zweckmäßig gesteuertes* Feuer ist dazu in der Lage. *Seele* ist darum das Entscheidende. Vgl. De anima 416 a 10, p. 90. Siehe auch, wie bei HARVEY der Begriff Seele zuletzt in ähnlichem — *nicht* gleichem — Sinne erscheint. S. 62 ff. — Es ist also nicht verständlich, und der Spott fällt zum guten Teil auf die Spötter zurück, wenn man sich seit hundert Jahren darüber lustig macht, daß die sogenannten „romantischen" Physiologen Ende des 18. und Anfang des 19. Jahrhunderts gegen eine rein mechanische Kreislaufphysiologie opponierten und stolz auf ihre „Entdeckung" waren, daß hier im Grunde ein *vitales* Problem vorliegen müsse. Gewiß sind sie ins andere Extrem gerutscht, aber sie haben doch, wie man gerechterweise anerkennen muß, eine Seite des ganzen Fragenkomplexes aus der Versenkung hervorgeholt, die man in HARVEYs Schriften überlesen und vergessen hatte. Außerdem — denkt man daran, daß unsere Physiologen heute noch immer damit beschäftigt sind, diese komplizierten vitalen Mechanismen der Kreislaufregulation aufzuklären, so erscheint die Kritik dieser „Romantiker" richtig und bestätigt. Natürlich drücken sie sich, mangels adäquater experimenteller Methoden, etwas seltsam aus. — Aber es ist billig, sich darüber zu amüsieren. S. z. B. WALTHER, P. VON: Lehrbuch der Physiologie des Menschen mit durchgängiger Rücksicht auf die vergleichende Physiologie der Tiere. ... 1808, Bd. II, S. 32 ff. Siehe auch den soeben erschienenen Beitrag von PROBST, C.: Johann Bernhard Wilbrand und die Physiologie der Romantik, Sudhoffs Arch. Gesch. Med. 50, 157 ff. (1966). Wie wenig eine solche „sensus"-Theorie den Vorstellungen der *jungen* Generation entsprach, wie rasch sich die

Problematik unter dem unmittelbaren Einfluß von DESCARTES änderte, zeigt eindrucksvoll LINDROTH am Beispiel von RUDBECK (LINDROTH, S. 214, 216). Jedenfalls darf HARVEYs Bedeutung für die Entwicklung quantitativer Methoden nicht überschätzt werden (vgl. TEMKIN, A Galen model; JEVONS, Harvey's quantitative method).

[10] De gen. 101/271.

[11] De motu 60—61/50.

[12] TEMKIN scheint ähnlich zu urteilen, wenn er in seiner Studie über ein quantitatives Modell bei GALEN dessen grobe Schätzung der Sekretionsmenge der Nieren mit HARVEYs — uns merkwürdig grob und nachlässig erscheinender — Überschlagsrechnung vergleicht.

[13] Das war auch die Ansicht des ARISTOTELES. Das männliche Tier liefert bei der Kopulation die ἀρχὴ κινήσεως, keine ὕλη (De generatione animalium 730 a, p. 118; 729 b 19 ff., p. 112 ff.; 729 b 27, p. 114 sagt ARISTOTELES: „... ἡ ἐν τῷ ζῴῳ αὐτῷ θερμότης καὶ δύναμις ...").

[14] Vgl. Kap. 3, Anm. 5. GALEN sagt De natural. fac., Kühn II, p. 203, daß ein und dasselbe Hohlorgan, z. B. Arterien oder Herz, helkein oder pempein kann, entspr. Kap. 3, S. 19 ff. *Darum* benötigt das Herz auch einen Klappenapparat, hymenas, weil es eben anzieht *und* abstößt (a.a.O., S. 203).

[15] De natural. fac., K II, p. 193.

[16] Geschädigte Gewebe, z. B. nach Erfrierungen, können nicht durch „attractio" stärker durchblutet werden. Wie sollen sie anziehen, wenn sie in ihrer Funktion gestört sind, heißt es in De motu 83/69? Ibid. in Kap. 2 legt HARVEY dar, daß und warum vom Herzen nur impetus erzeugt wird, keine attractio stattfinden kann, obwohl sogar VESAL das behaupte (in De humani corporis fabrica, Basel 1555, p. 732). Auch die Beispiele des 5. Kapitels von De motu — Funktionsweise des Gewehrs wie Schlucken — sollen nicht etwa nur demonstrieren, daß ein komplexer Vorgang schlußendlich *wie eine einzige Aktion* wirkt, sondern daß hierbei *ausschließlich Stoßkräfte* am Werke sind, bzw. beim Schlucken *Kontraktionen* der verschiedenen beteiligten Muskeln, und *nicht* etwa attrahierende Muskelwirkung, wie sie bis dahin, seit GALEN, gelehrt wurde. Attractio sollten z. B. hervorrufen kontraktile Längsbündel in Hohlorganen, aber auch calor und dolor; HARVEY erwähnt diese Möglichkeiten in seinen Prelectiones, was, wie gesagt, eventuell darauf hindeuten könnte, daß die entscheidende Stufe zwischen der Kreislauftheorie 1. in diesen Vorlesungen und 2. in De motu *in dem radikalen Ausschluß attraktiver Kräfte* im tierischen Organismus bestehen könnte (u. a. Prelectiones 162, 164). Ich glaube, daß das vorliegende Material nicht ausreicht, um den Nachweis zu führen, und zwar aus den S. 80 ff. erwähnten Gründen. HARVEY fällt in den alten „slang" der attraktiven Wirkungen gelegentlich zurück, wodurch man sich nicht irre machen lassen darf; man sollte *„sogenannte" attraktive Wirkung* übersetzen. Das gilt etwa für De motu 68/55, wo von der „sogenannten" attractio et sanguinis missio die Rede ist. Im Schlußkapitel von De motu, p. 97 ff./81 ff. wird der Grundgedanke zu Ende geführt: es gibt nur impetus, keine attractio, „omnem motum localem in animalibus primum fieri et principium sumpsisse constat *a contractione* alicuius particulae...", und „... immediatum organon motuum in omni motu omnium animalium ... sit *contractile*". So auch in den Exercitat. RIOLAN: es gibt keine anziehenden Kräfte in Organismen, abgesehen von der Nahrungsabsorption der Gewebe aus dem Blut, die langsam, unmerklich erfolgt durch successione partium, wie die Ölzufuhr zur brennenden Flamme, „... haud quidquam puto in corpore attractum demonstrari posse *nisi alimentum,* successione partium sensim in loca deperditi (a), *sicut lucernae oleum a flamma* (p. 143/122). Attractio ist *scheinbarer* Effekt des alle motus hervorrufenden kontraktilen Muskelgewebes, „... omnis attractionis sensibilis et impulsionis commune organum primum est,

quod nervi (= Muskel!) habet naturam, vel fibrae vel musculi; nempe *ut sit contractile* quod (se ipsum contrahendo) ab(b)reviare possit, et ideo tendere, adducere aut propellere. — Es ist die alte aristotelische Erkenntnis: da Organismen nicht Automaten sind, d. h. nicht ausschließlich Bewegung infolge von Verschiebungen *unveränderlicher* starrer Teile erzeugen, weil sie vielmehr über Gewebe verfügen, die *sich selbst auf Reize hin verkürzen* können, nur wegen dieses contractile entstehen scheinbar attraktive Wirkungen. In Wirklichkeit entstehen in Organismen jedoch nur Stoßkräfte mittels Kontraktion, die a) durch direkten Kontakt, z. B. vom Muskel auf den passiv bewegten Knochen, oder b) per impetum, als Fernwirkung, wie bei der Blutbewegung durch das Herz, übertragen werden.

[17] D. h. es gibt keine aktive attractio. Anziehung ist stets Folge eines impetus. Es gibt keinen leeren Raum. Wird also z. B. eine Herzkammer durch impetus erweitert, so wird ein dementsprechend größeres Quantum Blut aufgenommen, aber niemals kann durch diesen attraktiven Folgevorgang selbst eine Volumenvergrößerung, über das vom impetus hervorgerufene Maß hinaus, erfolgen. „... impossibile est, aliquid posse aliud corpus ita in se ipsum attrahere ut distendatur, cum distendi sit pati ..." (De motu 13/12).

[18] De motu 97/81 (wiederholt wird dieser Vergleich von HARVEY verwendet).

[19] Häufig und für seine Zeit selbstverständlich, z. B. De gen. 330/504.

[20] De motu loc. an. 22. HARVEYs Quellen ibid., Anm. 2, ARISTOTELES' De motu animalium 703 a 20, *„τὰ δ'ἔργα τῆς κινήσεως ὦσις καὶ ἕλξις, ὥστε δεῖ τὸ ὄργανον αὐξάνεσθαί τε δύνασθαι καὶ συστέλλεσθαι."*

[21] Prelectiones 272. Der Handschuhvergleich kommt auch in De motu vor, „... ut in inflatione chirothecae ...", p. 29/25.

[22] Augustine to Galileo, Bd. 2, p. 67.

[23] A. MAIER zitiert diesen Ausspruch von LEIBNIZ in „Mechanisierung des Weltbildes", p. 14, ohne Quellenangabe.

[24] Hierin stimmen ARISTOTELES und GALEN überein. HARVEY mußte sich durch beider große Erfahrungen bestätigt fühlen bzw. in seinem Bestreben, die antike Methode der Biologie zu restaurieren, hier in diesem zentralen Punkt das beruhigende Gefühl gewinnen, auf dem rechten Wege zu sein. GALEN sagt expressis verbis, daß dem Wissenschaftler die Kausalursachen solcher „natürlichen" Prozesse nicht zugänglich sind. Wir können nur das *πρός τι* verstehen, „... *μέχρι γ'ἂν ἀγνοῦμεν τὴν οὐσίαν τῆς ἐνεργούσης αἰτίας* ..." (De naturalibus facultatibus, Kap. II, p. 9).

[25] Formulierungen wie „natura ... divina et perfecta, in iisdem rebus semper sibi consona ..." (Praefatio II von De gen., dritte [nicht numerierte] Seite —/165) werden — im genannten Sinne — von HARVEY häufig in allen seinen Schriften verwendet. Er erweist sich darin als reiner Aristoteliker, insofern selbständig gegenüber der Paduaner Schule seiner Zeit! Der führende Erkenntnistheoretiker Ende des sechzehnten Jahrhunderts war dort ZABARELLA (1533 bis 1589) gewesen. ZABARELLA verwendet den Begriff „Natur" in diesem aristotelischen-harveyschen Sinne *nicht*! Die eigentliche Schwäche der Naturforschung hatte noch im sechzehnten Jahrhundert in der unklaren Vorstellung von „Beobachtung" und „gewöhnlicher Erfahrung" gelegen, aus der wissenschaftliche Erkenntnis abgeleitet werden sollte. ZABARELLA brachte eine methodisch klare und folgenschwere Differenzierung a) gewöhnlicher von b) wissenschaftlicher Erfahrung. Eine rigorose kritische Analyse einzelner Erfahrungen sollte zu allgemeinen principia führen, von denen aus sich deduktiv vieles andere „wissenschaftlich" ableiten lasse. Intelligible Struktur der Naturobjekte wird vorausgesetzt. Es sind Fragen der Logik, nicht der Metaphysik, die ZABARELLA (im Gegensatz zu ARISTOTELES) behandelt (vgl. KANDALL: School of Padua, 199 ff.).

Im Mittelpunkt standen die bekannten Begriffe resolutio und compositio. HARVEY steht ARISTOTELES näher. Man muß bedenken, daß er als Student von Cambridge eine umfassende Aristoteles- und Galen-Schulung durchgemacht hatte, bevor er nach Padua ging. Dieser „naturphilosophische“ Unterricht wurde mit einer Intensität, bis zur Erschöpfung, betrieben, von der wir uns nur schwer eine Vorstellung machen können. Es ist bezeugt, daß HARVEY in Padua Abstrahieren, konsequentes und kritisches Spekulieren im Anschluß an gut beobachtete Tatsachen, mit Leidenschaft betrieb und eben dadurch unter Mitstudenten auffiel (FRANKLIN, W. Harv., p. 47). Es ist wohl kein Zufall, daß man ZABARELLA mit GALILEI in Verbindung bringt. HARVEY steht *als Biologe* ARISTOTELES näher.

[26] De gen. 197/371.

[27] Man riskiert zwar heute vor der fachwissenschaftlichen Kritik Kopf und Kragen, wenn man diese von OKEN geprägte Formel für HARVEYs Grundgedanken verwendet. Ich meine, OKEN hat das Wesentliche trotzdem prägnant erfaßt.

[28] Diese Vorstellungen erinnern an PARACELSUS. Auch bei ihm sind Lebensprozesse in sich abgeschlossen. Auch bei ihm sind Elemente „Mütter“, d. h. nicht unveränderliche Elementarstoffe, sondern dynamische Systeme, die aus sich selbst Leben entwickeln. Ja auch Paracelsus' Archeus, als Anfang und Ursache (und von archē abgeleitet) hat Verwandtes. Scheinbar ein Widerspruch zum S. 69 Gesagten, aber die alchemistischen Ärzte, mit denen HARVEY in seiner Zeit in Berührung kam, waren eben keine reinen Paracelsisten mehr, sondern atomistisch orientiert. — Wie a.a.O. in dieser Studie erwähnt, geht die in der Naturphilosophie der Renaissance so verbreitete Vorstellung von den lebendig wirkenden Kräften in Makro- wie Mikrokosmos auf die Stoa zurück. Sie interpretierte die aristotelischen dynameis kausalgenetisch um und „biologisierte“ die Physik. HARVEY erwähnt PARACELSUS nicht, aber dessen Tartarustheorie in De gen. 42/210.

[29] De motu loc. an. 34. Sensus ist der Richter, iudicativus.

[30] De motu 66 ff./54 ff.

[31] Die A. pulmonalis ernährt die Lungen, De motu 93/77. Die Lungen benötigen viel Blut wegen ihrer hohen Temperatur und auch wegen der ihnen eigenen ständigen Ein- und Ausatmungsbewegung, De motu 45/37.

[32] „... tenuior ... est, ut qui inibi transcolatur“ (Exercitat. Riolan 160/136).

[33] Wer, GALEN folgend, im Tierversuch die Lungen via Trachea aufbläst, wird die Lungen prall mit Luft gefüllt, aber keinerlei Luft in den Lungengefäßen finden, heißt es im Vorwort von De motu, p. 18/16. „Spiritus non ex aere“, heißt es schon in den Prelectiones, 292. Doch „... si ulli essent meatus ...“, so brauchte man nur diesen von GALEN bereits durchgeführten Versuch zu wiederholen. Kommunikation der großen Körpergefäße mit der eingeatmeten Luft nahm die hippokratische Schule an. Die Luft tritt zuerst ins Gehirn ein. ARISTOTELES übernahm diese physiologische Theorie nicht, wahrscheinlich weil für ihn das Herz archē des Organismus ist. Doch gelangen, zwecks Kühlung, geringe Quantititäten Luft aus den Lungen ins Herz (Historia animalium 496 a 30 (ARISTOTE: Histoire des animaux, Bd. 1, ed. P. LOUIS, Paris 1964, p. 30; De respiratione 478 a 23—25, p. 468). GALEN schwankt, ob Lufteintritt ins Herz erfolgt oder nicht (An in arteriis sanguis contineatur, Kühn IV, 724/5; De utilitate resp. lib., Kühn IV, 510). Vgl. CURTIS, der diese Frage p. 16 ff. eingehend bespricht. — Abgesehen davon (daß Aufnahme von Luft ins Blut die energetische Automatik stören müßte), würde Aufnahme von Luftbestandteilen in die Lunge attractio bedeuten. Vom Luftdruck hatte damals niemand eine Ahnung, konnte keine Ahnung haben. Die Apparaturen von TORRICELLI und VIVIANI wurden erst 1648 auf den Puy de Dôme geschleppt, und GUERICKE begann erst 1635 mit seinen Vakuum-Experimenten.

[34] Je höher differenziert, um so heißer ist ein Tier, d. h. um so höher liegt in der phylogenetischen Temperaturskala sein spezifisches physiologisches Wärmegleichgewicht (De motu 47—8/39—40). Je wärmer jedoch, desto schwieriger die Regulation, um so größer die Gefahr der Überhitzung, zumal in dem Blutspeicher Lunge. Deswegen ist die Atmung da (ARISTOTELES: De resp. 478 a, p. 466 ff.).

[35] HARVEY übernimmt mit dem Begriff effluvium eine Hypothese der Atomisten seiner Zeit (gegen die er sich sonst entschieden wendet). Diese Atomisten erklärten Fernwirkungen durch Ablösung feinster Partikel, z. B. vom wahrgenommenen Objekt und deren Übertragung aufs wahrnehmende Subjekt. Diese aus antiken Vorbildern übernommene Theorie hatte u. a. zu Beginn des 17. Jahrhunderts GILBERT, Leibarzt der englischen Königin Elisabeth, zur Erklärung des Magnetismus in seinem Werk De Magnete verwendet. Es ist für HARVEY bezeichnend, daß er den terminus technicus „allenfalls", potius, für *excrementitia* effluvia gelten läßt. Vgl. Kap. 6, Anm. 18.

[36] Die überkochende Milch bzw. Hefe spielt seit der Antike eine große Rolle als gutes Beispiel dafür, welch starke Bewegungen durch Erhitzung hervorgerufen werden können. ARISTOTELES vergleicht die Bewegung des Blutes mit der der Bäckerhefe, die ihr Volumen vermehrt, während sie sich erwärmt. Blut wird nach ihm ausschließlich durch die eingeborene Wärme des Herzens bewegt (z. B. De generatione animalium 755 a, p. 304). Das verstand man unter „fermentatio"; ein *Ferment ist, „quod facit ut corpus in quo est dilatatur"*. Dies, als Beispiel, die Definition von DESCARTES, der — wie ARISTOTELES — annahm, daß die Blutbewegung allein durch fermentative Wirkung der Herzhitze auf das Blut zustandekomme. Daraus entwickelte sich die bekannte, oft beschriebene Auseinandersetzung mit HARVEY. DESCARTES nahm daran Anstoß, daß HARVEY mit der vitalen Funktion des irritari und excitari scholastische facultates in die Physiologie übernehme und damit der eben, mit DESCARTES, entstehenden streng mathematisch-physikalischen Methodik den Weg in die Biologie abschneide (Ferment-Definition vgl. DESCARTES, Tractatus de homine. 5 ff.). HARVEY über DESCARTES s. Exercitat. Riolan 165/140.

[37] De gen. 353/530.

[38] ROBERT BOYLE ging in seinen Studien über die Funktion der Atmung von der Annahme aus, daß Lebewesen in einer von Luftzufuhr abgeschlossenen Kammer deswegen zugrundegehen, weil sie sich mit dem erstickenden fumus der Ausatmungsluft anreichert. Er wies nach, daß das nicht stimmt, weil Tiere auch in einer luftleeren Kammer sterben, die fumus, Ausatmungs„rauch", besonders leicht aufnehmen müßte. Luft ist also für das Leben notwendig, oder ein in der Luft enthaltener Stoff, der mit der Einatmung aufgenommen wird. Weitere Experimente zeigten BOYLE, daß vermutlich in der Luft zwei verschiedene Substanzen vorhanden sind, eine, die gewöhnliches Feuer, und eine andere, die die innere Wärme der Tiere unterhält, die — selbstverständlich — im Herzen erzeugt wird. — Das ist deswegen wichtig zu wissen, weil HARVEY kurz vor seinem Tode den Besuch von BOYLE empfing und bei dieser Gelegenheit erklärte, daß es die Venenklappen gewesen wären, die ihn auf die Idee des Kreislaufes gebracht hätten. Nun werden aber die Venenklappen als Argument für die Blutzirkulation in De motu nicht in den Vordergrund gestellt. Sollte BOYLE HARVEY davon überzeugt haben, daß unbedingt bei der Einatmung eine Substanz in den Organismus aufgenommen und ins Herz transportiert werden muß? Dadurch würde HARVEYs ganze Konzeption von der Autonomie und vom „geschlossenen System" der Kreislauf-Energetik in einem Kernpunkt getroffen. Siehe MCKIE: Fire and the flamma vitalis. — FABRICIUS' Venenklappen retteten GALEN vor dem impetus. Wie erwähnt, schon vor HARVEY mußte man, seit im 15. und 16. Jahrhundert Mechanik und Dynamik entwickelt wurden,

damit rechnen, daß das Herz wie eine Pumpe funktioniert und dem Blut starken motus appliziert. So stellte es sich ja auch LEONARDO vor. Die komplizierten Austauschvorgänge zwischen Arterien- und Venensystem, überhaupt allen Oberflächen der Körperorgane, die GALEN postuliert, benötigen jedoch Zeit und Ruhe. Die Venenklappen kamen infolgedessen als Bremse des zentrifugalen venösen (galenischen) Blutimpetus den damaligen Physiologen äußerst gelegen. — Die Frage, ob und seit wann in der medizinischen Literatur vor HARVEY die Herzfunktion mit der Impetustheorie in Zusammenhang gebracht wurde, somit eine Fehlinterpretation GALENs resultieren bzw. ein unauflösbarer Widerspruch an dieser entscheidenden Stelle der galenischen Physiologie entstehen mußte, habe ich nicht näher untersucht. Jedenfalls spricht VESAL, Fabrica 1542, p. 622 z. B. von „... sanguinem *impetu per corpus ruentem*...“; ibid. p. 598 hingegen vom Blut „... qui ... in magnam arteriam totumque adeo corpus *delegari* possit“.

39 In seinen Londoner Vorlesungen sagt HARVEY bereits, daß die Funktion der Lungen voller Rätsel sei, „... de concoctiva facultate vel alteratione pulmonum non ita constata unde diversa dubia...“ (Prelectiones, 288 ff.). Man müsse sich u. a. fragen, ob die Lungen überhaupt eine *publica functio* ausüben, d. h. so wie das Herz eine dem *gesamten* Organismus dienende Funktion; wenn ja, welche alteratio, ob Erhitzung, Abkühlung? Ferner, was da verändert werde, und mit welchem Effekt? D. h. wird Blut, (eingeatmete) Luft oder spiritus verändert? „... haec magna dubia et ambigua ut longiori desiderem tempore, opinionem dico ratione ex hoc corpore“ (ibid., 290). In den Wirren des Bürgerkrieges 1642—46 gingen Materialien zu einer Schrift De pulmone von HARVEY verloren. Vgl. Kap. 1, Anm. 4.

40 Zum Problem der Bildung und der Bewegung des Chymus bzw. Chylus s. De motu 86 ff./ 72 ff.; De gen. 93/263. HARVEY bezieht sich in der Diskussion mit RIOLAN auf ASELLI. Über PECQUET äußert er sich eingehend in der Korrespondenz mit MORRISON, s. Harvey-Willis, p. 604.

41 In einem an JAN VAN WALE gerichteten Brief vom 3. 9. 1641 äußert sich THOMAS BARTHOLIN sehr entschieden gegen die Hypothese, daß die Mesenterialvenen einerseits Chylus bzw. Chymus zur Leber, andererseits Blut in die Darmwand transportieren können. Eine solche Annahme sei mit HARVEYs Theorie der Blutzirkulation unvereinbar. S. LEFANU: Jean Martet, S. 34—35.

42 Vgl. Kap. 6, Anm. 18; De motu 85 ff./71—72.

43 GALEN über die Funktion der Vorhöfe s. De anatomicis administrat., Kühn II, p. 615 ff.; De usu partium, Kühn III, p. 480 ff.

44 Über die Vorhöfe sagt ALBERTUS MAGNUS, den Text des ARISTOTELES ergänzend (!): „... utilitas earum est ut iuvent ad retinendum id quod est in corde, et sunt quasi duae archae recipientes a vasis venarum et dantes cordi quantum opportunum est ei...“ ALBERTUS MAGNUS-STADLER: De animalibus, Bd. 2, p. 909.

45 Vgl. De gen. 191/365.

46 De gen. 190—191/365.

47 Exercitat. Riolan 136/117. Die Impetustheorie erwähnt HARVEY in De gen. 208/382, ebenfalls als hippokratische Theorie. HARVEY zeigt sich voll orientiert über die Impetustheorie und ihr klassisches Studienobjekt, das Projektil, in De gen. 191/365. Hier setzt er sich mit SENNERT auseinander, dem zu jener Zeit führenden Autor der Atomtheorie; SENNERT meine, in Samen und Ovum sei anima futuri pulli praeditum; nec esse agens instrumentale, sed principale, Ja, plane negat, efficiens ullum separatum esse instrumentale. „... eo argumente reiicit exemplum proiectorum, quae *vi a proiiciente accepta et ab eo separata* nihilo minus agunt.“ Wenn das nicht wahr sein solle, wenn die Impetustheorie falsch sei, so könnten, fügt HARVEY an, nur Schwert

und Lanze (weil sie unmittelbar die Kraft des Angreifers auf den Angegriffenen übertragen), nicht hingegen Pfeile und Wurfgeschosse instrumenta bellica sein. S. auch De gen. 328/502.

[48] Trotz Prelectiones p. 272.

[49] Z. B. ausgerechnet hinsichtlich der Vorgänge an der Einmündung der großen Hohlvene in den rechten Vorhof, „... nec vena cava nec arteria venosa (Lungenvene) ... non pulsant, sed potius attrahi ..." (Prelectiones 272). Die für die Kreislauffunktion entscheidenden Vorgänge im rechten Vorhof sind in den Prelectiones noch nicht differenziert (vgl. zu dieser ganzen Frage Mrs. WHITTERIDGE: Prelectiones XXXVII ff.). Prelectiones 256 wird die Tatsache, daß agonal der rechte Vorhof als letzte Herzkammer noch schlägt, damit erklärt, daß die rechte Herzhälfte mehr Blut, also mehr Wärme enthält als die linke. Die Vorhöfe sind Vorratskammern, die Blut für die Ventrikel sammeln, ibid. 258. Prelectiones 164 heißt es ausdrücklich: „Est tamen motus in corpore per attractionem, exemplo calor, dolor, ..." — die Ansicht GALENs.

[50] JOHN ARGENT (1573—1657) war Professor of Physic am Greham College in den Jahren 1615—1655. Als HARVEY seine Prelectiones abhielt, war er President of the College of Physicians.

Kap. 8

[1] Die — falsche — Ansicht, daß EMPEDOKLES den Atomisten zuzurechnen sei oder daß jedenfalls seine Theorien vom Werden und Vergehen denen der Atomisten verwandt sind, stammt von GALEN. Von ihm haben sie die Naturforscher des 16. und 17. Jahrhunderts übernommen (vgl. REINHARDT: Kosmos und Sympathie, p. 25 ff.).

[2] „... communis eorum error est, qui hodie philosophantur, quaerere varietatis partium causas *ex diversa materia,* unde oriantur ... Nos autem errorem hunc nimis pervulgatum alibi refutavimus. Nec minus illi falluntur, qui *ex atomis* omnia componunt, ut Democritus, aut ex elementis ut Empedocles ... divinum nempe illud efficiens et naturae numen ... non agnoscunt." (De gen. 38/206—207).

[3] Wie es in der dritten Praefatio zu De generatione heißt, „... inquisitio omnis a causis petenda est, um zu erkennen, 1. ex qua materia prima, 2. a quo efficiente principali et 3. quomodo ex iisdem procedere vis plastica (Anfang Praefatio III von De gen., unnumeriert /163). — Oder „... nulla ... est scientia, quae non ex praeexistente cognitione oritur, nullaque certa et plene cognita notitia, *quae non ex sensu originem duxit*" (Exercitat. Riolan 108/89). — Oder: „Si nihil admitteretur per sensum, sine rationis testimonio aut contra quandoque rationis receptae dictamen iam nulla essent problemata disputanda. Si non certissima per sensum fides foret, *eaque ratiocinando stabilita* (ut in suis *constructionibus* Geometrae solent) nullam perfecto admitteremus scientiam: quippe ex sensibilibus *de sensibilibus demonstratio rationalis* Geometrica est. Ad cuius exemplar, abstrusa et a sensu remota, ex apparentibus manifestioribus et notioribus innotescunt." (Exercitat. Riolan 153 ff./131).

[4] HARVEY illustriert das alles am Beispiel der Geometrie in Exercitat. Riolan 153—4/131. Es ist übernommen aus ARISTOTELES' Logik (Analyt. poster. 75 a 39—77 b 33, p. 124—130, in: Aristotelis Analytica priora et posteriora, ed. W. D. Ross. Oxford 1964).

[5] Vgl. die Schriften von RANDALL und ROSS, aber auch schon von EUCKEN (Lit.-Verz.).

[6] De gen. (Praefatio, nicht paginiert, vierte Seite /155): „... quia (ut ibidem Philosophus) sensibilia singularia sensu notiora sunt; ipsa tamen *sensatio* est universalis" ... „in sensorio externo, dum sentimus, inest singulare; puta, color citrinus, in oculo; quod inde tamen *abstractum a sensorio interno iudicatur et intellegitur,* universale est. Unde fit, ut plures eodem tempore,

ab eodem obiecto, varias species abstrahant et notiones diversas concipiant". Was ARISTOTELES anbetrifft, vgl. ZELLER II 2, p. 533 ff.: Das sensorium commune, in dem letztlich alle Sinnesempfindungen „verarbeitet" werden, ist bei ihm das Herz, das mittels des ihm innewohnenden (ontogenetisch ersten) Tastsinnes Impulse (kinēsis) perzipieren und „integrieren" kann, ARISTOTELES, De iuventute 469 a 10 ff., p. 420. Die Sinne geben uns ein nicht nur a) objektiv gültiges, sondern auch ein b) vollständiges Bild der Wirklichkeit, s. ARISTOTELES, De anima 417 b 25, p. 100; 427 b 13, p. 156. Vgl. EUCKEN: Methode der aristotel. Forschung, p. 21—25; RANDALL: Aristotle, p. 56, 94 ff.

[7] HARVEY erläutert seine Wahrnehmungstheorie am Beispiel des Sehens. ARISTOTELES vertritt bekanntlich die Meinung, daß beim Sehen das — also in Funktion befindliche — Sehvermögen dem Objekt gleich wird. Das Sinnesobjekt kommt also im beobachtenden Subjekt rein zur Wirkung. Tier und Mensch nehmen mit den Augen Farben wahr, allerdings nicht z. B. die weiße Farbe eines gerade beobachteten Objekts, sondern „weiß" als universale usw. Die eigentümliche Wirkung zwischen Wahrnehmung und Wahrnehmungsobjekt, *αἴσθησις* und *αἴσθητον* der analog auch *νοῦς* und *νόητον* funktionieren, bietet der Interpretation viele Schwierigkeiten. So ist, selbstverständlich, die Bezeichnung Realismus *nur relativ* gemeint, um den fraglichen, nicht klaren Unterschied gegenüber HARVEYs Ansicht zu betonen. ARISTOTELES beschäftigt sich mit dem Sehvorgang vor allem in De anima 418 a, p. 100 ff.; De generatione animalium 780 a und b, p. 496 ff.; De sensu 438 a und b ff., p. 222 ff.; De partibus animalium 656 b, p. 176. Die Wiederbelebung der antiken Atomistik hat dann bereits im 16. Jahrhundert eine mechanisch-kinetische Deutung des Wahrnehmungsprozesses gefördert. ANNELIESE MAIER hat in „Mechanisierung des Weltbildes...", S. 4 ff., allerdings gezeigt, daß diese mechanistische Interpretation der Wahrnehmung in ihren Anfängen weiter zurückreicht. Jedenfalls mußte nun die Frage, ob und wie die Umwelt durch die Sinne wirklichkeitsgetreu wiedergegeben wird, zum Problem werden. Wahrscheinlich hat sich solche zu HARVEYs Lebenszeit jedenfalls weit verbreitete Skepsis in diesem Abschnitt seiner Erkenntnistheorie niedergeschlagen. D. h., *es wäre möglich;* mehr läßt sich, soweit ich sehe, nicht darüber sagen. Vgl. aber Anm. 35, ds. Kap.

[8] Ebenso erfolgt die Regulation der Körpermotorik, „... nervi usus communicare sensibile cerebro *ut fiat iudicium* ... sic nervis scissis nervosus inutilis motus ... motus sed *inordinati*" (De motu loc. an., 110). „... itaque nervus mester del castro et sensus motus gratia et motus a sensu non solum quando et ubi sed qualis et quomodo" (ibid., 104). SENECAs Portraitvergleich s. SENECAE, L.: Annaei, ad Lucilium epistulae morales, ed. L. D. REYNOLDS, Bd. 1, Oxford 1965, nr. 58, 19 ff., p. 157 ff.

[9] In seiner von der heutigen Aristotelesforschung noch besonders hoch eingeschätzten „Methode der aristotelischen Forschung" (s. RANDALL: Aristotle, p. 51) betont EUCKEN: wenn hinsichtlich der Wahrnehmung ARISTOTELES auch a) hervorbringendes Substrat und b) Affektion unterscheide, ... „so hält er doch im Grunde an der Identität beider fest und will auf keinen Fall letztere zu etwas bloß Subjektivem machen". „... demnach geht durch seine ganze Philosophie die Überzeugung von der Realität und Objektivität der Wahrnehmung." Wahrnehmungen bilden die Umwelt nicht nur *objektiv gültig*, sondern auch *vollständig* ab. Die Sinneswahrnehmung wird also hoch gestellt, doch bildet sie deswegen nicht das absolut Seiende ab. Sinnliche Auffassung ist nicht=Erkenntnis. Erkenntnis ist vielmehr Erfassung der Form der Dinge, ihres Wesens. Doch Erkenntnis, wie Wahrnehmung, vermitteln objektive Gültigkeit. Wissen steht deshalb hoch, und zwar höher als sinnliche Wahrnehmung. Siehe EUCKEN, S. 21—27. HARVEY geht mit den zuletzt dargelegten Überzeugungen vielleicht über ARISTOTELES hinaus, indem er stark auf eine subjek-

tive Komponente der Wahrnehmung abstellt. Vgl. hierzu Anm. 6 ds. Kap. Man darf nicht vergessen: der mittelalterliche Universalienstreit hatte seine Spuren hinterlassen. „Des Gedankens Blässe“ ist sich HARVEY bewußt. Zu beachten ist als Parallele — oder Ursache? — der Gegensatz zwischen der Natur, d. h. dem Wesen z. B. einer Tierart und dessen *Ontogenese im Einzelfall.* Was in der Keimentwicklung *zuletzt* erreicht wird = das voll ausgereifte und funktionsfähige Tier, ist „natura“ *zuerst* vorhanden. Wer sich naturwissenschaftlich z. B. mit einem bestimmten Tier beschäftigt, wird *auszugehen haben* von dem voll ausgebildeten Typus. Der aber ist in der Ontogenese Ziel, Endresultat eines langen Prozesses, *zuletzt* da, wennschon im Einzelfall nie „idealtypisch“ realisiert. Vgl. ARISTOTELES: De partibus animalium 646 a 25 ff., p. 108.

[10] De motu loc. an. 108 erlaubt keine Entscheidung. — Natürlich ist es gewagt, so etwas zu vermuten. Immerhin, — wenn wir es tun, so verfahren wir konstruktiv wie HARVEY und seine Zeit (vgl. Schlußabsatz dieses Kapitels). HARVEY stellt an wichtigen Punkten seiner allgemeinen Biologie hin und wieder Axiome auf, die gut die Struktur des Ganzen spüren lassen. So heißt es z. B. an entscheidender Stelle, wo HARVEY die aristotelische Hypothese der Befruchtung widerlegt: aus (zuvor entwickelten) Schlüssen werde bewiesen, daß semen maris non esse pulli efficiens, und zwar weder 1. ut instrumentum *cuius motu* pullus formetur, noch 2. ut animatum, ut illius sit anima. Nam in ovo nullum semen inest, aut *tangens ovum,* aut quod illud unquam tetigerit. Und nun wird als Grundsatz in Parenthese hinzugefügt, — und das ist bezeichnenderweise ein Aristoteleszitat, d. h. ARISTOTELES wird hier expressis verbis mit aristotelischer Methodik eines besseren belehrt: „... (fieri autem *non potest, ut moveat, quod non tangit;* aut quicquam ab eo, quod non movet, afficiatur) ...“ Movere wird hier im engen Sinne von motus localis verwendet. Das Axiom ist tatsächlich ein Kernsatz der harveyischen biologischen Impetustheorie; alles Geschehen in der Natur, alle Vitalität beruht auf *impetus* und *sensus tactilis.* Wo im Organismus Kräfte übertragen und ausgelöst werden, da aktiviert impetus sensus, der daraufhin in zweckvoll-sinnreicher Weise „natura“ entweder wohleinregulierten weiteren impetus hervorruft oder jenes genau adaequate Quantum calor innatus, das für die Aktualisierung der jeweiligen, dem betreffenden Gewebe inhärenten latenten vitalen Phänomene erforderlich ist. Irgendwie nach diesem Muster müßte also — eigentlich — auch der Sehvorgang theoretisch-wissenschaftlich von HARVEY erklärt werden. Jedenfalls funktioniert das Zentralorgan Herz (nach ARISTOTELES) auf eben diese Weise; Impulse werden taktil perzipiert und „ausgewertet“ (vgl. Anm. 6 ds. Kap.). Vgl. De gen. 175/348—349. Ferner ARISTOTELES, De generatione animalium 734 a 3 ff., p. 144: *κινεῖν τε γὰρ μὴ ἁπτόμενον ἀδύνατον καὶ μὴ κινοῦντος πάσχειν τι ὑπὸ τούτου.*

[11] HARVEY erläutert, wie gesagt, seine Methode am Beispiel der Befruchtung und Keimentwicklung in De gen. Hat man, vom voll ausgereiften Tier ausgehend, „rückwärts“ die Entwicklung bis zum principium, bis zu den ultimae causae, verfolgt, so ist die nächste und wichtigste Aufgabe, 1. die prima materia und 2. das primum efficiens festzustellen, das die im primordium angelegten Tendenzen, als erstes movens, in Gang setzt und reguliert. Das ist meist schwierig und erfordert schärfste Beobachtung, Überlegung und sorgfältiges Experimentieren, bis man — mehr oder weniger zuverlässig — entscheiden kann, was principium, oder causa, oder principalis causa ist, also von welchem „Punkt“ aus alles weitere Geschehen hervorgerufen und gesteuert wird. Häufig greife man nicht weit genug zurück und verwechsele frühe Stufen des Prozesses mit seinem principium. Das sind dann also nicht mehr causae principales, sondern Zwischenglieder des bereits im Gang, in der Realisation befindlichen Prozesses, d. h. „instrumenta“. So ist es eben, sagt HARVEY S. 188/362 De gen., eine schwierige Frage, „utrum ... mas sit prima et principalis causa gignendae prolis, an vero mas una cum femina sint causae mediae et instru-

mentales ipsius Naturae..." Ibid. S. 188—192/362—366 wird ausgeführt, welche Bedingungen an exakte wissenschaftliche Definition eines primum efficiens geknüpft werden müssen. Vgl. ds. Kap., Anm. 15.

[12] RANDALL in: The development of scientific method in the school of Padua, schreibt S. 194 über die abstrahierende Methode dieser Naturforscher u. a.: „... at the beginning of the sixteenth century we find plainly set forth a formulation of the structure of a science of hypothesis and demonstration, with the dependence of its first principles upon *empirical investigation.* This was the one element in the Aristotelian theory of science that had remained obscure. The Posterior Analytics (von ARISTOTELES) had seemed to say that while the principles and causes in terms of which a given subject-matter might be understood were *to be discovered* through sense-experience, they were seen *to be true* by nous, by sheer intellectual vision. The scholastic theologians, like Thomas and Duns Scotus, had been led by their Augustinian Platonism to emphasize this power of intellectus to recognize the truth of principles. It is significant that at no time do the Paduan medical Aristotelians attribute any such perceptive power to intellect. *The method by which* principles are arrived at is rather the guarantee of their validity; they are „dependent" on that method, and it is the „cause" of their explanatory power..."

[13] HARVEY erwähnt FERNEL als RIOLANS höchste Autorität (neben GALEN) in der ersten Exercitatio ad Riolanum, im Zusammenhang mit der spiritus-Hypothese (p. 123/101, 135/116).

[14] Exercitat. Riolan 164 ff./139 ff.

[15] Im Hinblick auf die heutige Vererbungsforschung ist von Interesse, welche „Vorbedingungen" HARVEY an ein „primum efficiens" der Embryogenese stellt. Er unterscheidet das *„principium"*, die *archē*, der Keimentwicklung = den letzten Ausgangspunkt, den man, vom voll entwickelten Organismus her zurückgehend, naturwissenschaftlich zu erreichen vermag, von diesem *„primum efficiens"*, das die Embryogenese einleitet und den (möchte man sagen) genetischen Code des zukünftigen Organismus in sich trägt, „cui ratio futurae prolis inest". HARVEY nennt außerdem im gleichen Satz dieses primum efficiens ein „Gesetz", „eam *legem* esse...". Will man nun das primum efficiens der Keimentwicklung auffinden, so müssen folgende Bedingungen erfüllt sein: 1. es muß tatsächlich das *primum foecundans* sein, von dem omnia media ihre foecunditatem erhalten. In der Ontogenese wäre z. B. Entstehung des pulsierenden Blutpunktes am vierten Tag und auch die ganze weitere Differenzierung unmöglich, wenn nicht zuvor das Ei befruchtet wurde. Nicht nur das Organ (wörtlich „Werkzeug") Herz wird z. B. aus dem primum efficiens gebildet, sondern auch anima, (sein „Leben", d. h. dessen Funktion). Eine wissenschaftlich stichhaltige Definition des „primum efficiens" muß, alles in allem, Eibildung, Samenbildung und Befruchtung so genau erfassen, daß zeitlich das „primum" efficiens eindeutig präzisiert werden kann; 2. ist Voraussetzung, daß dieses primum efficiens *„ex opere facto* diagnoscitur", „nempe ex pullo". Da jedes efficiens generativum ein *sibi simile,* einen sich selbst ähnlichen Organismus hervorbringt, muß für eine Definition des primum efficiens, die wissenschaftlicher Kritik standhalten soll, verlangt werden, daß sie das ausgereifte Tier in sich schließt. Sonst ist mit einer solchen primum efficiens-Definition, solch einem „Gesetz", wie HARVEY oben sagt, naturwissenschaftlich nichts anzufangen; 3. „tertia efficientis primarii conditio est, ut instrumentis omnibus intermediis successive a) motum impertiat aut b) aliter iis utatur, *ipsum vero nulli inserviat."* Das primum efficiens muß auf alle aufeinander folgenden Stufen bzw. Zwischenglieder der Ontogenese durch „Bewegung" (im weiten aristotelischen Sinne) oder in anderer Weise einwirken, d. h. irgendwie den gesamten Prozeß der Keimentwicklung Schritt um Schritt *steuern* können. Dabei darf jedoch dieses primum efficiens keinem dieser Teilprozesse „dienstbar" sein, was

bedeutet: *es selbst darf sich nicht verändern,* es muß sich gleich bleiben. Ein — denkt man an die heutigen Kenntnisse von der Funktionsweise der Gene — überraschendes Postulat. Nun ist aber zu beachten, daß ein „primum efficiens" von HARVEY nicht nur für die Embryogenese postuliert wird. Auch Teilprozesse haben ihr primum efficiens, beispielsweise die Energieerzeugung und der Stoffwechsel des ausgereiften Organismus; in dieser Hinsicht meinte HARVEY das primum efficiens eindeutig bestimmt zu haben; es ist das *Blut.* Das Blut ist *ortus, fabrica et ordo* des gesamten Lebensprozesses. Es bleibt sich dabei stets unverändert gleich, — eine wichtige Voraussetzung! Sonst könnte es nicht das primum efficiens der Physiologie und Pathologie sein. Eben darum wird der Kreislauf als eine Art „geschlossenen Systems" aufgefaßt (s. S. 74). Das primum efficiens kann und darf sich nicht verändern. Darum auch ist es begreiflich, daß HARVEY die Existenz separater Lymphbahnen leugnet (die er nicht regelmäßig bei Tieren sehen konnte), denn auch hinsichtlich der Blutbildung aus Chymus muß das Prinzip gewahrt bleiben, daß sich das Blut nicht fortwährend verändert (so wenig wie durch Aufnahme gasförmiger Stoffe aus der Einatmungsluft). Folglich greift HARVEY dankbar zu ARISTOTELES' Theorie der Mischung (vgl. S. 74). — Aus der Entwicklung der Frage, was als primum efficiens der Embryogenese zu gelten habe, ist klar zu erkennen, daß HARVEY nicht eine perfekte Lösung erwartet. Das Faszinierende an dem Gedankengang ist, daß er Schritt um Schritt Lösungen des Problems folgerichtig ausschließt, die von Autoren älterer wie auch seiner eigenen Zeit mehr oder weniger leichtsinnig angeboten wurden. Ob man die frühesten Stufen im Ei, ovum, ob in femina oder mare prüft, — das primum efficiens sucht man vergebens. Alle drei sind bereits *efficientia instrumentalia,* d. h. Zwischenstufen des schon in Gang befindlichen Prozesses, nicht dessen primum efficiens. So muß man zu einer noch früheren, höheren und hervorragenderen Ursache zurückgreifen, „... quare ad priorem, superiorem ac praestantiorem causam confugiendum est, cui meritu attribuantur povidentia, intellectus, ars ...". In diesem exakt-naturwissenschaftlichen Sinne (nicht etwa aus schlichter Frömmigkeit) sei es recht gesagt, recte dicitur, *Sol et homo generant hominem* (aus ARISTOTELES zitiert, anthrōpos anthrōpon genna kai helios [Physik II 194 b 13, p. 25 (Aristotelis Physica, ed. C. PRANTL, Leipzig 1879)], Metaphys. 1071 a 13 ff., p. 136; De generatione animalium 737 a 3, p. 170—172. „Natur" und „Gott" werden in diesem Sinne von HARVEY häufig in allen seinen Schriften als synonyme Begriffe verwendet. Wir können ebensogut übersetzen: unerforschlich. Bekanntlich ist diese Formulierung, *natura est deus* u. ä gang und gäbe in der Naturphilosophie der Renaissancezeit. In diesem Sinne spricht HARVEY von natürlichen = von naturwissenschaftlisch-kausalgenetisch unerforschlichen Prozessen (vgl. S. 69) (De gen. 188—192/362—366). — Es hat gar nichts mit poetischem Gefühlsüberschwang zu tun, wenn HARVEY Hahn und Henne mit der alles Naturgeschehen letztlich hervorrufenden Wirkung der Sonne vergleicht, Himmel und Weltseele und sogar Gott selber zitiert. Vielmehr spricht aus alledem das kritische und abstrahierende Bestreben, das mit einem Wust unklarer Ideen aufräumen und auf den letzten Stufen, die der wissenschaftlichen principium-Methode zugänglich sind, der allgemeinen Biologie eindeutige und vertretbare Begriffe vermitteln will. Es ist alles im Grunde dasselbe, was die Naturphilosophen und die Theologen nebeneinanderstellen und als der Weisheit letzten Schluß proklamieren, „... gallus ... et gallina vere potissimum foecundi fiunt tanquam Sol, vel coelum, vel natura, vel anima mundi, vel Deus omnipotens, iis causa superior ac divinior in generatione foret. Ita Sol et homo (id est Sol per hominem ceu instrumentum) hominem generant". Wenn der Hahn die Henne befruchtet, so hat das letztlich — mehr kann der Naturforscher mit seinen Mitteln nicht sagen — mit dem alles Naturgeschehen unterhaltenden Sonnenlauf zu tun. „... foecunditatem suam sive generandi virtutem *apropinquanti soli* acceptam referre ..." So stammen alle Kunst und Voraussicht, die die ganze Embryonalentwicklung in so erstaunlichem Maße erkennen lassen, non ab ipso (gallo) sed a Deo procedere. Weil das so ist, hat es eben aber keinen Sinn, der *anima vegetativa* die *anima rationalis* überzuordnen, ja überhaupt beide in einen Gegensatz zueinander zu stellen. Ob HARVEY sich hier speziell gegen DESCARTES wendet oder nicht, — er meint vermutlich jene in seiner letzten Lebenszeit längst in Gang befindliche cartesische Entwicklung, wenn er schreibt, die anima vegetativa sei Gott ähnlicher als die anima rationalis, letzterer über-, nicht untergeordnet. „... multo excellentiorem et diviniorem esse magisque similitudinem Dei referre quam partem eius rationalem. Die Menschen urteilten umgekehrt, weil sie — gedankenloserweise — die Naturprozesse so deuten, wie sie es vom eigenen Handeln her gewohnt seien. Aber die Natur bewirke nichts durch Überredung oder Unterweisung (De gen. 194/368—369).

[16] Wenn die Theorie von der Erhitzung des Blutes im Herzen überhaupt zutreffen soll, argumentiert HARVEY, so muß das principium dieses letztlich das Leben aufrechterhaltenden Prozesses dort lokalisiert sein, wo das meiste Blut mit der größten Hitze in Verbindung tritt. Das kann nur die Einmündung der vena cava in das Herz sein. Ferner, fährt HARVEY fort, „omnia principalia minus princibalibus principia, magis enim ad principium quod principaliora", was eben bedeutet: alle — für den jeweiligen vitalen Prozeß — wichtigeren Teilfunktionen sind deswegen den minder wichtigen übergeordnet und leiten sie, weil sie mehr am Anfang dieses Prozesses wirken. *Was zeitlich führt, dirigiert alles Folgende.* Deswegen, aus diesem Grunde ist der Stamm der vena cava am Eintritt ins rechte Herz dieser allervornehmste Teil in der genauen Mitte des Körpers und an dessen vornehmstem Platz gelegen, „... unde vena cava ramulis huius haec pars quae centro corporis *loco principalissimo*" (Prelectiones 254).

[17] De motu loc. an. 68.

[18] HARVEY wußte, daß eine exakte Untersuchung dieser Regulationsmechanismen noch viele Probleme zu lösen hatte. Er kündigt in De motu, p. 60—61/50 eine evtl. Spezialstudie an und betont, wie stark je nach Temperament, Lebensalter, äußeren und inneren Verhältnissen (Anforderungen an den Organismus), Schlaf, Ruhe, Leibesübungen, Nahrungsaufnahme, Emotionen usw. das Schlagvolumen natürlicherweise schwankt — und wie überaus elastisch es mithin reguliert sein muß. Dies eben leistet der rechte Vorhof, der als Einspritzmechanismus gleichermaßen, und miteinander, Schlagvolumen und Schlagkraft der Ventrikel den jeweiligen Erfordernissen entsprechend dosiert. Eben das vermag er dank der ihm innewohnenden taktilen Sensibilität, der *Irritabilität* seiner Muskulatur, — was bei HARVEY, im Gegensatz zu HALLER, aber auch schon GLISSON, um zu wiederholen, bedeutet: *sensus = reine Perzeption,* also strikt getrennt vorzustellen von der Muskelkontraktion, nach HARVEY der *Exzitabilität.* De motu loc. an. deutet das Problem stichwortartig an p. 24 und 94: „... motum localem a quantitate, elongari abreviari ... vel potius ab alteratione calore frigore *et ille a sensu* ..." Das soll heißen: alle Bewegung kommt durch Verlängerung und Verkürzung zustande (HARVEY nennt synonym pulsus und tractus); deren Ursache ist letztlich eine alteratio, die durch Wärme und Kälte bedingt ist; und diese alteratio wird vom sensus perzipiert und dank ihm in richtig dosierten motus localis umgesetzt. Das wird als Aristoteles-Interpretation gebracht, und dasselbe gilt für p. 94 (hier finden wir auch den anfangs S. 3 genannten „Dr. FLUDD" von HARVEY ohne näheren Kommentar erwähnt!) Der „spiritus motus", nach ARISTOTELES, vermag „... dilatari et contrahi — eque ad utrumque pulsum tractum, *unde medium inter animam et corpus* ...". In der — wunderbar regulierten — Umschaltung von impetus auf die irritable und exzitable Muskelfaser liegt das Geheimnis der Wirkung von Psyche auf Soma verborgen. Der „spiritus motivus" ist nichts anderes als ein bloßes Wort für diese vitale elementare Eigenschaft des Muskels (S. 62 ff.). Der gesamten Muskulatur

übergeordnet aber ist das Herz, und dem Herzen wieder die — wie an dieser Stelle ausdrücklich betont — Wirkung von frigor und calor (S. 40).

[19] Eines muß principium sein, selbst wenn Augenschein und Experiment nicht klar entscheiden. In diesem Falle sagt HARVEY unumwunden, aus der Überfülle der überzeugenden Beweise für die Gültigkeit der archē-Theorie: „*Ich möchte glauben,* so und so muß es sein." Z. B. untersucht er die Frage, ob Blut, punctum saliens, oder pulsierendes Bläschen zuerst da sind, „... quanquam ordinem aliquem observare non potui ... *crediderim tamen* ... sanguinem prius inesse ...".

[20] Schlägt man ALBRECHT VON HALLERS Studentenlehrbuch, hundert Jahre später geschrieben, auf, so ist immer noch Bewegung das vitale Urphänomen. Bei der Besprechung der Nervenfunktion, De cerebro, heißt es p. 247, daß die Nerven die organa sensus motusque sind. Doch motum selber, „qui simplicior sit et uniformis et magis perpetuus, cum in fetu *ante plerosque sensus* fuerit, visum est *praemittere.* Auch ist noch, ähnlich wie bei HARVEY, das venöse (!) Blut Anlasser der Herzaktion, „... *ab impulso sanguine venoso* cor stimulatum contrahitur" (p. 57). Interessant auch, daß nun — seit NEWTON, den HALLER z. B. p. 242 ausdrücklich erwähnt — wieder anziehende Kräfte im Organismus wirken dürfen. Ja, sie spielen jetzt sogar eine bevorzugte Rolle (bevor der Sauerstoff der Luft und damit das Wesen der Atmung entdeckt wurde). Denn jetzt ist es Hauptaufgabe des so rasch kreisenden Blutes, die natürliche gegenseitige Anziehungskraft der 1674 von LEEUWENHOEK beschriebenen Erythrocyten zu überwinden, d. h. das Blut vor Gerinnung zu bewahren (p. 80). Nach wie vor ist das Herz Zentralheizung des Körpers, Feuer „zugemischt" (also als Stoff vorgestellt), und die roten Blutkörperchen, globuli rubri, haben, meint HALLER, mit der vitalen Wärme zu tun, sie sind gleichsam die Briketts dieser inneren Heizung. HALLER, A. v.: Primae lineae physiologiae ... Göttingen 1751. — Für das Problem der *vitalen Wärmeregulation* wurde in den siebziger Jahren des 18. Jahrhunderts eine *rein physikalische Lösung* lebhaft diskutiert. Würde nämlich die Wärme durch Reibung der Blutkörperchen in den Capillaren zustande kommen, so müßte Abkühlung = Verengerung des Capillarlumens automatisch zu stärkerer Reibung der globuli (= vermehrte Wärmeproduktion), starke Erwärmung hingegen zu Erweiterung des Capillarlumens = geringerer Reibung (= geringerer Wärmeproduktion) führen. 1. Größe und Gestalt der Blutkörperchen einer species sowie 2. mittleres Lumen und Gestalt der Capillaren könnten mithin — per impetum des Blutes — die Körpertemperatur automatisch auf artspezifischer Höhe einregulieren. Dieser „*Thermostat*" beschäftigte damals Ärzte und Biologen so sehr, daß HALLER einen großen Teil seines Enzyklopädieartikels für die Erläuterung und Kritik dieser Theorie verwendete (vgl. Kap. 2, Anm. 10). HALLER schätzte den Schöpfer dieser Hypothese, DOUGLAS, so hoch ein, daß er ihn in Primae lineae physiologiae, 1751, rühmend erwähnt (DOUGLAS, R., Essay concerning the generation of heat in the animals, London 1747).

[21] „... secundum iustitiam et proportionem cavitatum arteriarum, unicuique particulae inservientium ..." (De motu 84/70).

[22] Zur Frage, ob Blut aus den Venen ins Gewebe übertritt, vgl. Kap. 5, S. 33.

[23] SPRENGEL hat in seiner „pragmatischen Geschichte" diesen Punkt besonders hervorgehoben. Aus weiterem zeitlichem Abstand — 1827 — erschien dieser Einwand der frühen Harvey-Kritiker durchaus begründet, so schon Primrose. Siehe SPRENGEL, K.: Versuch einer pragmatischen Geschichte der Arzneikunde, Bd. 4, 3. Auflage, Halle 1827, S. 59.

[24] De gen. 199/373. Ein Aristoteleszitat (De generatione animalium 740 a, 7 ff., p. 192), auf das Frau LESKY 1950, S. 142 ff., aufmerksam gemacht hat.

[25] De gen. 173/346. In diesem Sinne ist es auch wie ein (selbständiges) Tier, „... movetur ... et salit ut animal" (De gen. 174/347).

[26] De gen. 168/341.

[27] Prelectiones 312. Diese atomistische Alchemie hat nicht mehr viel mit PARACELSUS zu tun, dem vielmehr HARVEY nahe steht (vgl. Kap. 7, Anm. 28). Sie ist hauptsächlich durch SENNERT inauguriert worden, mit dem sich HARVEY ausführlich auseinandersetzt, wie erwähnt (De gen. 191 ff./365; 182/356). Sicher meint er SENNERT, wenn er kritisch von den atomicis spricht; aber auch GILBERTS Effluvienlehre spielt eine Rolle; zweifellos endlich BACON, zu dem zwar schon seines heftigen Anti-Aristotelismus wegen kaum tiefere Verbindung bestehen konnte, doch ebenso wegen seiner atomistischen Tendenz im Novum Organon (1620). Die Frage, ob FRANCIS BACON HARVEY beeinflußt haben könnte, muß wahrscheinlich verneint werden. Alle zusammen, einer wie der andere, wollen „Erfahrung", Befreiung von papiernen Dogmen, Neuanfang der Biologie von frischer Naturbeobachtung aus. Sklavisches Festkleben an ARISTOTELES, oder nicht, ist keine Alternative mehr in HARVEYS Zeit. Es geht um *die Methodik*. HARVEY will die alte *aristotelische Originalmethode* restaurieren und mit ihr, aber ungebunden durch alte Lehren (auch die des „Philosophen") arbeiten. BACON und die Neoatomisten und atomistischen Alchemisten dieser Epoche, so der Gründerkreis der Royal Society, haben eigene *neue Methoden*. Das ist der eigentliche Unterschied, nicht die Frage, ob und wann Autorität gelten soll, — eine damals länst obsolet gewordene Streitfrage! BACON war Aristotelesgegner, ja er haßte ARISTOTELES, der daran schuld sei, daß die Naturforschung seit der Antike nicht vorangekommen sei. Er bezeichnet ARISTOTELES sogar als den Antichristen (s. FARRINGTON, B.: Francis Bacon. New York 1949, S. 146 ff.). HARVEY erwähnt BACON, als „doctissimi Verulamii nostri", in De gen. 100/270. AUBREY, J.: Lives of eminent men, London 1813, vol. III, S. 381, schrieb, daß HARVEY „... esteemed (Lord Bacon) much for his witt and style, but *would not allow him to be a great philosopher*". Ich habe dieses Zitat übernommen aus Bayon I, S. 113. HARVEY über Atomisten s. De gen. 398/580; 38/206—207; auch in seinen Briefen erwähnt er sie, zuletzt offenbar weniger ablehnend (HARVEY-WILLIS, p. 610 ff.). SENNERT selbst beruft sich auf FRACASTORO. Wichtiger mag der bei ihm deutliche Einfluß von AVICENNA sein. — Weil es keine unveränderlichen Elementarstoffe gibt, ist es nach HARVEY sinnlos, wenn die Alchemisten meinen, aus lebendiger oder lebloser Substanz Wirkstoffe mit besonders kräftigen Wirkungen gewinnen zu können. Das hatte praktische Bedeutung, denn in der Revolutionszeit unter CROMWELL wurde anläßlich der — schon damals! — lauthals inszenierten politischen Säuberung auch die Medizin kräftig mit reformiert, und da man an den Hochschulen bis dahin noch strikt aristotelisch-galenisch dozierte und lernte, kam den — wie heute in solchen Fällen genauso — nach Amt und Würden „vorwärtsstrebenden Kräften" zur Abwechslung die Alchemie als schlagwortkräftige Alternative äußerst gelegen. Hiergegen wandte sich HARVEY. Vgl. ds. Kap., Anm. 55. RATTANSI hat gezeigt, daß die paracelsische Chemotherapie außerdem im Kampf gegen die selbständige Apothekerrezeptur eine große Rolle gespielt hat. Die Apotheker beriefen sich auf die alchemistischen Ärzte, auf die Paracelsisten und die Helmont-Anhänger, wenn sie behaupteten, daß die Hochschulmedizin die moderne Entwicklung der Heilkunde vernachlässige. HARVEY selbst beteiligte sich an diesen Auseinandersetzungen (RATTANSI: The Helmontian-Galenist controversy, p. 3). Zudem wurden in den 40er Jahren PARACELSUS' revolutionäre Vorstellungen von Mensch, Natur und Gott in den Kämpfen gegen die Orthodoxie und gegen die alte ständische Autorität häufig herangezogen. PARACELSUS' Schriften, unter dem alten elisabethanischen Regiment nicht geduldet, erschienen nun nach der Revolution in großer Zahl in England. PARACELSUS wurde ferner in den Hochschul-Reformplänen der Revolutionäre

leidenschaftlich propagiert; statt ARISTOTELES sollten PARACELSUS und HELMONT in Physiologie und Pathologie maßgebend werden! ROBERT FLUDD (s. S. 103, 138) stand unter dem Einfluß dieser paracelsischen Richtung. Man wandte sich dabei gegen die alte, aus dem Mittelalter stammende rationale scholastische Methode im Hochschulunterricht, die angeblich in Theologie, Jurisprudenz und auch Medizin versagt habe. Neubeginn im Sinne des paracelsischen „Lichtes der Natur" wäre angezeigt. Noch ROBERT BOYLE stand HELMONT nahe und zitiert ihn nicht selten. Doch schon seit SENNERT, dessen Werke während der Revolutionszeit in England verbreitet wurden, hatte sich die alchemistische Richtung mit der Atomistik verbunden. ROLLESTON hat in einer sehr interessanten Studie am Beispiel von WALTER CHARLETON, einem der ersten Mitglieder der Royal Society, den Übergang von der paracelsisch-helmontischen alchemistischen Richtung der Heilkunde zur Corpusculartheorie geschildert. Auch bei THOMAS WILLIS verbanden sich Iatrochemie und mechanisches Weltbild. Nach der Restauration bildete ferner der Hof ein Zentrum der Iatrochemie. König Karl II., selbst iatrochemisch interessiert, ließ in seinem Palast ein chemisches Laboratorium für einen aus dem französischen Exil mitgebrachten Iatrochemiker einrichten. Eine ganze Reihe von Mitgliedern des Hochadels förderten diese chemische Richtung. Bei ROBERT BOYLE findet sich dann endgültig jene Verbindung von Chemie und mechanischem Weltbild, die die gesamte Entwicklung der modernen Naturwissenschaft in so entscheidener Weise bestimmen sollte. — Erst aus allen diesen vielfältigen Zusammenhängen wird wahrscheinlich HARVEYs strenger Aristotelismus ganz begreiflich. Der konservative königstreue Leibarzt wendet sich gegen den Geist der Revolution, wenn er an ARISTOTELES festhält und sich bemüht, die Fruchtbarkeit der aristotelischen Methode experimentell nachzuweisen.

[28] Der Naturbegriff, der in diesen Grundsätzen HARVEYs zum Ausdruck kommt, ist nichts anderes als die alte griechische physis. HARVEY ist ein guter Interpret der aristotelischen Naturlehre. Wer sich beispielsweise in die für jeden Arzt und Biologen so lehrreiche Studie „Die Begriffe Natur und Technik bei den Griechen" von SCHADEWALDT (in SCHADEWALDT, W.: Hellas und Hesperien, p. 907 ff.) vertieft, findet die hier entwickelten Charakteristika der Harveyschen allgemein-biologischen Folgerungen wieder. Physis bedeutet a) Vollzug, Geschehen, Wesen in seiner *aktiven* Urbedeutung; b) einen Werdeprozeß in — für ihn — charakteristischer Form, *typischem Verlauf;* c) alles mit physis Gewachsene, alles Wachsen weist auf einen *gemeinsamen Ursprung* zurück (im Lateinischen hat „natura" ursprünglich die äußere Öffnung des Geburtskanals, die Vulva geheißen, der Ort, aus dem die Geburt erfolgt); d) für diesen Werdeprozeß der physis ist charakteristisch, daß er aus etwas *bereits Vorgeformtem* heraus auf eine jeweils bestimmte *Form und Gestalt als sein Ziel* zustrebt. Oder, anders zusammengefaßt und speziell für ARISTOTELES geltend: physis bedeutet Werden und Wesen von Dingen, die den Ursprung, den Motor ihrer Entwicklung und ihrer Funktionen in sich tragen (während technische Prozesse durch äußere Kräfte veranlaßt und ausgeführt werden). Vgl. das Beispiel der mechanischen Puppe, S. 96 ff. Physis ist ferner der materielle *Urgrund*, aus dem sich das Werden vollzieht, die „Elemente", „die sich in allen Vereinzelungen der Dinge ... durchbewahren", d. h. bis zur feinsten Differenzierung am Ziel des jeweiligen „natürlichen" Prozesses erhalten bleiben. Und physis kennzeichnet schließlich einen Prozeß, der nicht nur bewirkt wird im Sinne der Kausalität, sondern stets zugleich gerichtet ist im Sinne der Finalität, auf ein bestimmtes Ziel zuläuft. In dieser Bedeutung ist eben, wie bei HARVEY, der Anfang, die archē = Ursprung und fortwirkende Ursache eines Lebewesens. — Der Biologe und Arzt von heute mag sich noch so gründlich und verständnisvoll-einfühlend in die aristotelische Physiologie vertiefen, — es dürfte ihm nie mehr so frisch und unmittelbar evident gelingen wie HARVEY. Denn in der ersten Hälfte des siebzehnten Jahrhunderts waren die Hilfs-

mittel des Biologen praktisch eben noch dieselben wie zu ARISTOTELES Zeit. Wenig später sollte das anders werden. Eben deshalb ist HARVEY für die Aristoteles-Exeges von unschätzbarem Wert.

[29] Die Frage, ob es in Arterien neben Blut wirklich spiritus gibt oder nicht, hat wahrscheinlich nicht erst die neuere Zeit, und HARVEY, gestellt. TEMKIN zeigte, daß sich ein eigener genuiner *spiritus naturalis* im Venenblut aus den galenischen Schriften *nicht* eindeutig nachweisen läßt, und auch im Arterienblut ist der vielzitierte galenische *spiritus vitalis* höchst fragwürdig. Es kann wohl auch gar nicht anders sein, denn wie oben im Galen-Kapitel geschildert, sind die Gefäßbäume nach GALEN nicht abgeschlossene leitende Systeme, sondern *permeable Hohlorgane,* zwischen denen reger und, je nach Art und Intensität wirkender Kräfte, wechselnder Stoffaustausch stattfindet. Gasförmige, spirituöse Anteile des Venenblutes können beispielsweise aus Gasansammlungen im Magen-Darm-Kanal, aus dem Gehirn oder aus der Außenluft stammen. Vgl. TEMKIN: Galens Pneumatology.

[30] In der Physiologie des ARISTOTELES, der, wie erwähnt, das Nervensystem, dessen Bau und Funktion, nicht kannte, spielt das Pneuma eine zentrale Rolle. Vgl. zum aristotelischen Pneumabegriff die Analyse des Aristoteles-Übersetzers PECK.

[31] Exercitat. Riolan. 118/98. Ibid. 162/138 heißt es „... calorem nativum ... ut *omnium operationum* commune instrumentum pulsus quoque *efficiens primum* esse".

[32] PAGEL: Harvey and the purpose of circulation, p. 23 ff., weist darauf hin, daß der Begriff *circulatio* von den Alchemisten für den Destillationsprozeß verwendet wurde, wodurch ein Doppelsinn dieses terminus technicus für jene Zeit entsteht. Da das Blut im Herzen erhitzt und dadurch regeneriert wird, liegt es nahe, circulatio in beiderlei Sinn zu verstehen, d. h. das Blut wird durch das Herz in 1. *zirkulierende Bewegung* versetzt und zugleich 2. *destilliert.* HARVEY verwendet das Wort circulatio allerdings in De motu nicht. Er spricht von revolvere, motus circularis, circuitus sanguinis, sanguinis motus et circuitus. Erst in den Exercitationes duae anatomicae de circulatione sanguinis, an RIOLAN gerichtet, erscheint der Begriff circulatio. Das Wort *fermentatio* bezieht sich nur auf die initiale, durch Erwärmung erzeugte reine *Volumenvergrößerung des Blutes,* nicht auf die Regeneration des Blutes im Herzen, die erst daran anschließend durch die Kontraktion der Vorhöfe und Ventrikel und die dabei erfolgte Neubildung innerer Wärme hervorgerufen wird. HARVEY schreibt an RIOLAN, p. 161 ff./137 ff.: „... distentionis primam causam calorem innatum esse, primamque distentionem esse *in sanguine ipso (fermentantium in modum), sensim attenuato et turgente...*" Diese initiale, für die Auslösung jeder Herzaktion verantwortliche distentio = elevatio erfolgt tatsächlich, wie ARISTOTELES annahm, ähnlich dem Überkochen der Milch, *ab interno principio* (d. h. auch Milch verfügt über die Fähigkeit, unter dem Einfluß von Wärme exzessiv mit Volumenvergrößerung zu reagieren). Doch „... non fiat a vaporibus aut exhalationibus aut spiritibus in aliquam formam vapoream vel aeream concitatis...". D. h. diese initiale Erwärmung ruft lediglich eine Volumenvergrößerung hervor, ohne für die Spiritualisierung = Wiederbelebung des Blutes zu sorgen. Letzteres geschieht erst während der eigentlichen Herzaktion, die mit der Kontraktion des rechten Vorhofes einsetzt. Die initiale Erwärmung des Blutes ist also ein passiver und ein *„nichtnatürlicher"* Prozeß (= der nichts mit spiritibus in aliquam formam ... concitatis, d. h. *nichts mit qualitativer Veränderung = Wiederbelebung zu tun* hat, vgl. S. 40). Das Blut dehnt sich einfach, ohne qualitative Änderung und ohne Wärmeverbrauch aus (sonst müßte auch bei jeder Herzaktion Wärme verlorengehen, die thermodynamische Automatik würde gestört, das thermodynamische Niveau des betr. Lebewesens müßte stetig sinken). — Dieser initiale Mechanismus „ab interno principio"

dient also ausschließlich der Blutzufuhr zum Herzen und der Steuerung der Irritation und Exzitation. Bei dieser für die Physiologie der Tiere und des Menschen entscheidenden „Umschaltung" von thermisch bedingter elevatio auf vitale Dynamik darf eben keine „Energie" verlorengehen. Die rein passive distentio des Blutes, durch eine besondere Eigenschaft desselben bedingt, wird von Harvey der Herzaktion also *vor*geschaltet, und erst *danach* setzt die vitale Bewegung und Wiederbelebung des Blutes durch das Herz ein.

[33] Hinsichtlich der Embryologie heißt es in De gen. 188/362 „... scientia quaelibet perfecta ex *causarum* omnium cognitione dependet" — causarum *im Sinne der principia,* nämlich: —, „ideoque ad absolutam generationis comprehensionem *ab ultimo* efficiente ad *primum* et supremum ascendere, eaque omnia perspecta habere oportet".

[34] De gen. 12 ff./180 ff.

[35] Harvey vertritt diese Ansicht, daß es methodisch falsch sei, spiritus und Blut zu trennen, schon in den Prelectiones 1616 unter Bezugnahme auf Aristoteles De partibus animalium 649 b, 19 ff., p. 130. Das gelte allerdings nur für das im lebenden Organismus tätige und wirkende warme Blut; es wäre sinnlos, hier Wärme und Blut begrifflich trennen zu wollen. Anders das kalte, aus dem Organismus entfernte Blut, das nach Harvey eben darum nicht mehr als Blut, sondern cruor zu bezeichnen ist. Derselbe Schluß, „sanguis et spiritus una res", s. De motu loc. an. 102 ff. Ferner Exercitat. Riolan 137 ff./117 ff. Vgl. auch De gen. 329 ff./503 ff. So ist Harveys Streben *von Anfang an auf die archai, die principia* der biologischen Prozesse gerichtet, im Sinne des Aristoteles. — Nun bleibt aber die Frage, wie die Erregungsleitung *in den Nerven* zu klären ist, die man seit Galen ebenfalls auf besondere spiritus zurückgeführt hatte. Harvey erwägt in seinem Arbeitsmanuskript De motu loc. an. so etwas wie eine Modulation eines rhythmischen Prozesses, „... *per rithmum et harmoniam* ...?" (p. 110). Er greift an anderer Stelle interessanterweise auf die spätmittelalterliche, im Anschluß an neuplatonische Vorstellungen von Grosseteste entwickelte Theorie der Multiplikation der species zurück. Die Nerven funktionieren, erwägt er, womöglich in Art der Lichtstrahlung. Es ist interessant, daß er hier jene ältere Theorie der Fernwirkungen erwägt, die durch die Impetustheorie überwunden wurde (Prelectiones, „... puto spiritus nervis non progredi sed iradiant et actus fieri unde sensus et motus ut lumen in aerem ..." p. 328). Zur Multiplikation der species-Theorie s. Cromibe: Augustine to Galileo. Vgl. Anm. 7 ds. Kap.

[36] Exercitat. Riolan. 137/117—118. Pagel: The reaction to Aristotle, p. 499—500, sagt, daß De motu die Priorität des Blutes, als archē des Herzens und des gesamten Organismus wohl streife, daß diese These jedoch definitiv erst in De gen. gelehrt werde. Nun beschränkt sich aber De motu auf den Nachweis der Blut*zirkulation,* erwähnt andererseits die Priorität des Blutes. Auch die Prelectiones, p. 256 z. B., kennen bereits die Priorität des Blutes, „... WH sanguis potius principium amborum (iecur, cor) ut vidi".

[37] „... calor enim spiritus et sanguis" heißt es schon in den Prelectiones 216. Man muß also, will man den Versuch wagen, die Genese der Harveyschen Physiologie zu enträtseln, auf alle Fälle davon ausgehen, daß von Anbeginn der in Niederschriften erhaltenen Entwicklung diese aristotelische Archē-Methode bereits befolgt wurde.

[38] De gen. 328/502.

[39] Aristoteles unterscheidet spiritus und calor nicht, De generatione animalium 736 a 2, p. 162: to pneuma esti thermon aēr. Harvey wählt als Oberbegriff Seele, De gen. 337/511: „eadem res redit ... animam et sanguinem aut sanguinem cum anima vel animam cum sanguine omnia in animali perficere."

[40] De gen. 69/239.

[41] Galen: De placit. Hippo. Platon., Kühn V, p. 608.

[42] De gen. 200/374. Ibid. 68/237 „... videtur sanguis esse ante pulsum".

[43] De gen. 70/239. Vgl. Kap. 5, Anm. 2.

[44] Meteorol. 339 a, 21—24, p. 8.

[45] Die automatische Puppe vergleicht Aristoteles (nicht erst Harvey) an der erwähnten Stelle (Anm. 46) ausdrücklich mit den Vorgängen im Herzen! So wie der Holzdübel nur ein wenig bewegt werden muß, um die Puppenautomatik auszulösen, so genügt ein kleiner Stimulus, um *vom Herzen her die ganze „Vitalität"* des Organismus in Gang zu setzen. Aber eben, zwischen beiden ist der — entscheidende — Unterschied, daß Leben über die Fähigkeit der alloiōsis verfügt. — Wer wollte sich noch über die in dieser Studie rekapitulierten Fragen wundern, mit denen der Aristoteliker Harvey an die experimentelle Untersuchung des Herzens herantritt?

[46] Aristoteles: De motu animalium 701 b ff., p. 462 ff.; Harvey: De motu loc. an. p. 96 ff.

[47] Das ist uraltes Wissen. Pessō (= kochen — das Wort ist noch am Leben im Ulcus pepticum!) heißt ursprünglich = durch Wärme erweichen. Hitze *homogenisiert,* z. B. rohes Fleisch in der Küche. In der griechischen Meteorologie, wie in der altgriechischen Physiologie, wird daraus: Wärme „zieht an", adsorbiert, um so stärker, je feiner die Stoffteilchen und je stärker die Wärme (vgl. Kap. 5, Anm. 5). Attractio *grober* Materie bedarf also *großer* Hitzemengen. So wie die Sonne von der Erdoberfläche nur die feinsten Stoffe als Nahrung an sich zieht, alles übrige zurückbleibt, also dank dieser einen attrahierenden Kraft feine von gröberer Materie trennt, in ähnlicher Weise, analog, wird die Verdauung gedeutet. D. h. die weite Distanz von der Erde und der Tages- sowie Jahreszeitenrhythmus sorgen dafür, daß die Sonne- bzw. bei Aristoteles das entzündete Hypokauma nur feinste Partikel aus der Erdoberfläche an sich zieht. Bei großer Hitze, im Hochsommer, zieht sie schon zu stark, die Luft wird zu feucht und schwül, von zuviel „Aufdunstung", anathymiasis, geschwängert. Käme die Sonne der Erde zu nahe, würde sie allen Schlamm in die meteore Region hinaufzerren; entfernte sie sich zu weit von der Erde, würde anathymiasis, damit jede Bewegung aufhören. Das Naturgeschehen würde stillstehn. Das Problem kann hier nur gestreift werden. Galen, obschon, wie erwähnt, in allen Organen mit einer Vielzahl verschiedener Kräfte rechnend, bringt hinsichtlich der Verdauung ebenfalls calor innatus und Bewegung in enge Verbindung. Und es ist auch bei ihm z. B. *die starke arterielle Versorgung* der Milz, die *starke innere Hitze* unterhält und das Organ befähigt, *dick-schlammige* und „melancholische" Körperflüssigkeiten, die in der Leber entstehen, von dort her an sich zu ziehen und via Magen-Darmkanal aus dem Organismus zu entfernen. Sie vermag das mittels Bewegung und Wärme, d. h. deren Zusammenwirken im angedeuteten Sinne, „... *τῷ διηνεκεῖ τῆς κινήσεως καὶ τῇ τῆς ἐμφύτου θερμασίας ἰσχύι*" (Galen, De usu partium, Kühn III, 316—317.

[48] Siehe Aristoteles: De motu animalium 703 a 19, p. 474; De anima 433 b 26, p. 190. Harvey: De gen. 329; „*sanguis et spiritus* una res et *musculus et spiritus motivus*" heißt es De motu loc. an. 102. „Spiritus" bedeutet für den Aristoteliker Harvey nur noch aktualisierte potentia, also essentia. Irritabilität und Exzitabilität sind facultates (dynameis) der Herzmuskulatur, spiritus deren actus (energeia), „... facultas cum essentia sive sensitiva et motiva potentia et spiritus videntur a corde sicut omnis vegetatio"; d. h. alle Lebensenergie, Lebenskraft, stammt vom Herzen, in dem sie als potentia sensitiva et motiva angelegt ist und als spiritus zur Wirkung kommt (De motu loc. an. 108). Anders ausgedrückt: irritari und excitari kommen infolge der *Irritabilität und Exzitabilität des Herzens* zustande. Die Bezeichnungen irritabilitas und excitabilitas gibt es bei Harvey nicht (vgl. ds. Kap., Anm. 51). Glisson spricht zuerst von irritabilitas

1654 in der Anatomia hepatis. Dabei verschmelzen HARVEYs taktile Sensibilität und die darauf folgende motorische Reaktion. Die irritable Faser vereinigt beide Komponenten zu *einer einzigen Eigenschaft* (vgl. TEMKIN: The classical roots ...).

[49] Die alte Problematik mußte sich in nacharistotelischer Zeit durch die Entdeckung des Zentralnervensystems, des „dritten Kanals" (τρίτος ὀχετός, neben Arterien und Venen), verschieben, zumal seit GALEN die *willkürliche* Muskulatur als zentralnervöses Erfolgsorgan galt. Nun heißt es also (GALEN, Kühn IV, De motu musculorum, lib. 1, p. 372), unter entspr. Abwandlung der von ARISTOTELES definierten Merkmale, daß *belebt* sei, über tierisches Leben verfüge, was *Empfindung und (Selbst-)bewegung* zeige, — elementare Eigenschaften des tierischen Organismus, die aus dem Gehirn über den „dritten Kanal", d. h. das Nervensystem, dem *Willkürmuskel* zugeteilt werden, der infolgedessen das eigentliche Element animaler (im Gegensatz zu pflanzlicher) Vitalität ist und (tierische) Lebewesen von leblosen Naturdingen unterscheidet. Unwillkürliche Irritabilität können also auch Pflanzen haben, ein Problem, das bezeichnenderweise im 17. Jahrhundert im Anschluß an HARVEY und GLISSON wieder, wie bei GALEN aktuell wird (s. WEBSTER, C.: The recognition of plant sensitivity by English botanists. Isis **57**, 22 ff. (1966)). HARVEY hebt den erwähnten Gegensatz zwischen aristotelischer und galenischer Physiologie auf, indem er — der principium-Theorie folgend — zeigt, daß aisthēsis und kinēsis ursprünglich nicht aus dem Gehirn und auch nicht, wie ARISTOTELES meinte, aus dem Herzen, sondern aus dem Blut herzuleiten sind. S. auch GALEN: De anatomicis administrat., Kühn II, p. 610 ff.

[50] GALEN: De natural. fac., Kühn II, p. 1—9.

[51] TEMKIN: The classical roots of Glisson's ... p. 297 ff.

[52] De motu musculorum, Kühn II, p. 372 ff.

[53] De motu loc. an. 102.

[54] De gen. 39/207.

[55] Natürlich kann HARVEY selbst auf die Theorie zweier verschiedener vitaler Prozesse gekommen sein, 1. „natürlicher" biologischer Entwicklungstendenzen der organischen Materie und 2. der in sich geschlossenen Thermodynamik als des energieliefernden Prozesses. Eine solche Theorie lag in ARISTOTELES' Schriften aber schließlich vorbereitet, nachdem er die allgemeine Biologie aus der sterilen Alternative: naiver Hylozoismus oder Atomistik, befreit hatte. Prozesse 1. nach dem Muster dynamis-energeia-entelecheia und 2. (kausal, wennschon nur im meteoren Bereich, der jedoch Ursache *allen* Naturgeschehens ist) thermodynamischer Natur ergänzen sich, und ALBERTUS MAGNUS (den HARVEY in den Prelectiones erwähnt) hat ARISTOTELES wohl am besten verstanden, als er lehrte: *Sonne wie Herz sind die Quelle aller Bewegung* im Makrokosmos wie im Mikrokosmos. Sie können infolgedessen diese Fähigkeit der Bewegung nicht wieder von anderen Quellen beziehen. ALBERT drückt sich folgendermaßen aus: „... cor ... sicut in spheris celestibus est *primus motor motus:* hic enim compositus est ex motore et mobili: et quicumque alii sunt motores moti, virtutes movendi accipiunt ab ipso primo composito motore motu: *et virtus cordis est sicut virtus luminis solis,* cui applicantur omnia alia, et accipiunt virtutes ab ipso, et tunc possunt peragare suas operationes: *ipsum autem non accipit aliquid ab aliquo aliorum.* Propter quod etiam *a Pythagoricis sol cor celi esse dicebatur,* eo quod ipsi celum dicunt esse magnum animal." (Albertus Magnus de animalibus Bd. 1, p. 28—29). ALBERT zitiert zu dieser Frage AVERROES, den von der Hochschule von Padua verehrten Aristoteles-Kommentator, „... dicit ... quod in corde est virtutis cibalis sive nutritivae et spiritus et venarum et nervorum origo, quatenus *in uno et eodem esset calor agens et sanguis patiens* ..." (ibid., p. 296). Eine kausalgenetische „Uminterpretation" des aristotelischen Dynamis-Begriffes war in der Stoa erfolgt,

die aus dynameis wirkende *Kräfte* machte, aber die aristotelische Auffassung von der Veränderlichkeit der Elemente beibehielt. Arabische Ärzte, vor allem AVICENNA, lehrten dann später wieder Unveränderlichkeit der Elementarstoffe, wodurch in die allgemeine Biologie wiederum, wie einst in voraristotelischer Zeit, eine Tendenz zur Atomistik gelegt wurde (was der Tübinger humanistische Mediziner LEONHART FUCHS in seinem Kampf gegen den Arabismus in der Medizin als einen Kernpunkt genau erfaßte, vgl. dies. Kap., Anm. 27). Doch die alte Lehre vom calor innatus, die uns u. a. auch in CICEROs De natura deorum begegnet, schließt eben *überhaupt und überall* diese — nur folgerichtige! — Entwicklung zur biologischen Thermodynamik im Sinne der Energielieferung für komplexe physiologische Prozesse in sich. Ein Byzantiner des vierzehnten Jahrhunderts, der nach REINHARDT direkt oder indirekt aus Poseidonios schöpfen soll, KATRARIOS, lehrt (ich zitiere REINHARDT: Poseidonios, p. 374) „... hat die Natur das zur Erhaltung Wichtige beinahe uns eingepflanzt, das weniger Notwendige führt sie von außen in uns ein. So hat sie *zuerst den Bedarf des Warmen* so uns angeeignet, daß sie ihn in unserer Mitte eingesetzt hat, von wo sie ihn auch nicht ein einziges Mal sich entfernen läßt... Dem Warmen zunächst lokalisierte sie im Organismus die Luft (Lungen), Wasser und Erde (Verdauung) weiter entfernt". Bekanntlich wurde in Konstantinopolis die (platonische) Akademie nach jahrhundertelanger Verfolgung im 11. Jahrhundert durch Psellos restauriert, und im 15. Jahrhundert wurde dann vom Hof von Mistra aus von Plethon der florentinische Platonismus inauguriert. In der venezianischen Universität Padua dagegen hielt man am Arabismus fest.

[56] Der rein theoretische Unterricht mußte den Eifer intelligenter und interessierter Studenten in besonderem Maße auf diese zentralen, „letzten" Fragen der allgemeinen Biologie leiten. Die Mediziner wurden, neben ARISTOTELES, mit GALENs opera intensiv vertraut gemacht. LINACREs lateinische Galenübersetzung galt als die beste, nicht zu übertreffen. Der Tübinger humanistische Mediziner LEONHART FUCHS rühmt sie in seiner Ausgabe von De sanitate und zitiert MELANCHTHONs Bewunderung für LINACRE. So war die englische Schule führend in dieser noch zu HARVEYs Studienzeit blühenden Epoche des medizinischen Humanismus (vgl. FUCHS, L., Claudii Galeni Pergameni medicorum omnium facile principis de sanitate tuenda libri VI, a Thoma Linacro Anglo latinitate donati..., Tübingen 1541, p. 2 r. ff. [Vorwort; s. auch PAYNE, HARVEY and GALEN, p. 13—14]). GALEN führt nun aber in maßgebenden und, solange er Autorität blieb, stets in den Mittelpunkt seines Werkes gestellten Schriften die erwähnte aristotelische Problematik fort. Im ersten Kapitel von De natural. fac. finden wir z. B. eine von ARISTOTELES zum Teil abweichende Dreiteilung in 1. *ergon, opus* = das fertige, abgeschlossene, am Ende des energeia-Prozesses stehende „Werk", beispielsweise das voll ausgereifte Blut am Abschluß der Hämatogenese; 2. *energeia, actio,* den „natürlichen" Prozeß in Aktion, in Tätigkeit; 3. *aitia, causa,* im Sinne des aristotelischen Begriffes der archē, des principium, des Anfangs, von dem ein solcher natürlich-biologischer Prozeß seinen Ausgang nimmt. Am Exempel der Blutbildung zeigt GALEN, daß man den gerade in Aktion befindlichen Prozeß, energeia, im allgemeinen wiederum auf zweierlei Weise betrachten könne; a) handele es sich um *kinēsis pathētikē,* um *motus passivus,* wenn man von der in Blut sich verwandelnden *Nahrung* ausgeht; b) liege — bei dem gleichen Vorgang — kinēsis drastikē, vor, sofern man ihn vom eben jetzt aus Speise entstehenden *Blut* her betrachte. — Generell sei infolgedessen ein Unterschied zwischen aktiver und passiver Veränderung zu machen; A. *energeia, actio,* liege vor, wenn sich in den Venen Chymus *in Blut* verwandelt; aber derselbe Begriff sei auch z. B. dann angezeigt, wenn man bei der Muskelbewegung *die Tätigkeit des Muskels* im Auge habe. B. *Symptoma* (das „Symptom" ist ursprünglich = das Zufallende, der Zufall, ein passiver Vorgang!) und pathēma liegen vor, wenn man bei den erwähn-

ten Vorgängen vom *Chymus bzw. vom bewegten Knochen* ausgehe. — In gewissen Fällen könne man endlich 1. ergon (opus) und 2. energeia (actio) *synonym* verwenden (vgl. ARISTOTELES hinsichtlich der Sterne und der Seele, S. 100). Das sei etwa dann statthaft, wenn man gewisse zentrale physiologische Prozesse als solche ins Auge fasse, ohne Teilaspekte zu präzisieren. In diesem Sinne könne man z. B. *die Blutbildung* gleichermaßen als ergon und energeia, als opus und actio ansehen. Doch dürfe man nicht jedes ergon mit energeia gleichsetzen. Sarx z. B. sei ergon und nicht energeia. Usw.... — Man kann sich unschwer vorstellen, wie sehr ein so stark wissenschaftlich-abstrahierend begabter Student wie WILLIAM HARVEY (s. S. 104) durch das harte jahrelange Aristoteles- und Galen-Training — bei aller Freude am eigenständigen Urteil — in der theoretischen Verarbeitung eigener praktischer Beobachtungen sowie in der Planung, Durchführung und Interpretation experimenteller Arbeit methodisch fixiert sein mußte. Das gilt insbesondere für einen überall im Leben wie in seiner Arbeit so konservativen, alles Überkommene in bestem Sinne ernsthaft prüfenden, nichts leichthin über Bord werfenden Charakter wie HARVEY. It is not in my nature to upset the established order, sagte HARVEY einmal, als er gefragt wurde, warum er nicht entschiedener in die Auseinandersetzung um seine Entdeckung eingegriffen habe (PAYNE, Sir Charles Scarburgh's ..., S. 162).

Schrifttum

Abkürzungen der Schriften Harvey's, wie im Text verwendet, s. Anfang der Anmerkungen, S. 102

ADELMANN, H. B.: The embryological treatises of Hieronymus Fabricius of Aquapendente. Ithaca (N.Y.) 1942.

ALBERTUS MAGNUS s. STADLER.

ALLAN, D. J.: The philosophy of Aristotle. The Home University library of modern knowledge No. 222. London, New York, Toronto 1952.

AMACHER, M. P.: Galen's experiment on the arterial pulse and the experiment repeated. Sudhoffs Arch. Gesch. Med. **48**, 177 (1964).

ARISTOTELES, in: The Loeb classical library, ed. T. E. PAGE usw., London-Cambridge/Mass., — folgende Bände: On the soul, Parva naturalia (u. a. — On youth and old age, On respiration), On breath, ed. W. S. HETT, 1957; Parts of animals, ed. A. L. PECK, Movement of animals, Progression of animals, ed. E. S. FORSTER, 1961; Generation of animals, ed. A. L. PECK, 1953; Minor works (u. a. Physiognomics), ed. W. S. HETT, 1955.

ASELLI, G.: De lactibus sive lacteis venis ... Mailand 1627.

BAUHIN, C.: Theatrum anatomicum. Frankfurt 1605.

BAYON, H. P.: William Harvey, physician and biologist: his precursors, opponents and successors, I—V. Ann. Sci. **3**, 59 (1938); **3**, 435 (1938); **4**, 66 (1939); **4**, 329 (1939).

BLOCH, B.: Die geschichtlichen Grundlagen der Embryologie bis auf Harvey. Nova Acta Acad. Caesar. Leop. Carol. Bd. 82, Nr. 3, 1904.

BOYLE, R.: New experiments physicomechanicall touching the spring of the air. Oxford 1660.

BRUNN, (W.) L.: Hippokrates und die meteorologische Medizin. Gesnerus (Aarau) **3**, 151 (1946); **4**, 1 (1947); **4**, 65 (1947).

CAPELLE, W.: Meteōros — meteōrologia. Philologus **71**, 414 (1912).

CASSIRER, E.: Individuum und Kosmos in der Philosophie der Renaissance. Leipzig, Berlin 1927.

CASTIGLIONI, A.: The renaissance of medicine in Italy; the Hideyo Noguchi lectures. Baltimore 1934.

— The medical school at Padua and the renaissance of medicine. Ann. med. Hist., N.S. **7**, 214 (1935).

CLAGETT, M.: The science of mechanics in the middle ages. Madison 1959.

COHEN, SIR H.: Harvey and the scientific method. Brit. med. J. **1950 II**, *1405*.

COLE, F. J.: Early theories of sexual generation. Oxford 1930.

CROMBIE, A. C.: Augustine to Galileo, vol. 1. 2. London, Melbourne, Toronto 1961.

CURTIS, J. G.: Harvey's views on the use of the circulation of the blood. New York 1915.

DESCARTES, R.: Tractatus de homine et de formatione foetus, ed. L. DE LA FORGE. Amsterdam 1677.

DIJKSTERHUIS, E.: Die Mechanisierung des Weltbildes. Übers. von H. HABICHT. Berlin, Göttingen, Heidelberg 1956.

DOBY, T.: Discoverers of blood circulation. London, New York, Toronto 1963.

EUCKEN, R.: Die Methode der aristotelischen Forschung in ihrem Zusammenhang mit den philosophischen Principien ... dargestellt. Berlin 1872.

FALLER, A.: Vorstellungen über den Bau der Muskeln bei Galen und den mittelalterlichen Galenisten. Gesnerus (Aarau) **17**, 1 (1960).

FASBENDER, H.: Entwicklungslehre, Geburtshilfe und Gynäkologie in den hippokratischen Schriften. Stuttgart 1897.

FERRARIO, E. V., F. N. L. POYNTER, and K. J. FRANKLIN: William Harvey's debate with Caspar Hofmann on the circulation of the blood. J. Hist. Med. **15**, 7 (1960).

FISCHER, H.: Die Geschichte der Zeugungs- und Entwicklungstheorien. Gesnerus (Aarau) **2**, 49 (1945).

FLEMING, D.: Galen on the motions of the blood in the heart and lungs. Isis **46**, 18 (1955).

— William Harvey and the pulmonary circulation. Isis **46**, 319 (1955).

FOSTER, M.: Lectures on the history of physiology during the sixteenth, seventeenth and eighteenth centuries. Cambridge 1901.

FRANKLIN, K. J.: A survey of the growth of knowledge about certain parts of the foetal and cardiovascular apparatus, and about the foetal circulation, in man and some other mammals. Part I: Galen to Harvey. Ann. Sci. **5**, 57 (1941).

— William Harvey. London 1961.

FUCHS, L.: Methodus seu ratio compendiaria cognoscendi veram solidamque medicinam ... Paris 1550.

— Institutionum medicinae ... Basel 1572.

FULTON, J. F: Selected readings in the history of physiology. Baltimore 1930.

GALENI CLAUDII: Opera omnia, ed. C. G. KÜHN. Bd. 1—20. Leipzig 1821—1833.

GILBERT, O.: Die meteorologischen Theorien des griechischen Altertums. Leipzig 1907.

GOTFREDSEN, E.: The reception of Harvey's doctrine in Denmark. J. Hist. Med. 12, 202 (1957).

GRASSMANN, L.: Die Schöpfungslehre des heiligen Augustinus. Regensburg 1889.

GREENWOOD, M.: Miasma and contagion. In: Science, medicine and history, ed. E. A. UNDERWOOD, Bd. 2, p. 501. London, New York, Toronto 1953.

GROMER, H.: Die Lehre des Galen von der Physiologie des Herzens. München, Med. Diss. 1940.

HALL, A. R.: Studies on the history of the cardiovascular system. Bull. Hist. Med. **64**, 390 (1960).

HALLER, ALBERTS VON (statt ALBRECHT!): Grundriß der Physiologie für Vorlesungen ... Nach der 4. lat. mit ... Zusätzen des ... WRISBERG verm. Ausgabe übers. ... durch ... SÖMMERING ... besorgt von P. F. MECKEL. Berlin 1788.

HARVEY, WILLIAM: Opera, sive Exercitatio anatomica de motu cordis et sanguinis in animalibus; Exercitationes duae anatomicae de circulatione sanguinis ad Johannem Riolanum filium; Exercitationes de generatione animalium. Quibus praefationem addidit B. S. Albinus. Leyden 1737.

— The works of, übers. von R. WILLIS. London 1847, reprint New York und London 1965. (Nur die englische Übersetzung, ohne lateinischen Originaltext: enthaltend: 1. De motu cordis et sanguinis in animalibus; 2. Exercitationes duae anatomicae de circulatione sanguinis ad Johannem Riolanum filium; 3. Exercitationes de generatione animalium, quibus accedunt De partu, De membranis ac humoribus uteri, De conceptione; 4. Letters.)

HARVEY, WILLIAM: Die Bewegung des Herzens und des Blutes (deutsche Übersetzung von De motu cordis et sanguinis, besorgt von R. VON TÖPLY). Leipzig 1910.
— De motu locali animalium, hrsg. v. G. WHITTERIDGE. Cambridge 1959.
— Prelectiones anatomie universalis. De musculis (The anatomical lectures), hrsg. v. G. WHITTERIDGE. Edinburgh, London 1964.
HASKINS, C. H.: Studies in the history of mediaeval science. 2. ed. Cambridge (Mass.), London 1927.
— The renaissance of the twelfth century. Cambridge (Mass.) 1939.
HERRLINGER, R.: Volcher Coiter. Nürnberg 1952.
HERTWIG, O. (Hrsg.): Handbuch der vergleich. u. experiment. Entwicklungslehre der Wirbeltiere. I. Jena 1901.
HUNTER, R., and I. MACALPINE: William Harvey, his neurological and psychiatric observations. J. Hist. Med. **12**, 126 (1957).
JEVONS, F. R.: Harvey's quantitative method. Bull. Hist. Med. **36**, 462 (1962).
JONES, W. H. S.: Philosophy and medicine in ancient Greece (Bull. Hist. Med. Suppl. 8). Baltimore 1946.
KARGON, R.: Walter Charleton, Robert Boyle and the acceptance of epicurean atomism in England. Isis **55**, 1184 (1964).
KEELE, K. D.: Leonardo da Vinci on movement of the heart and blood. London 1952.
KEYNES, G.: A bibliography of the writings of William Harvey. Cambridge 1928.
KILGOUR, F. G.: William Harvey's use of the quantitative method. Yale J. Biol. Med. **26**, 412 (1954).
— Harvey's use of Galen's findings in his discovery of the circulation of blood. J. Hist. Med. **12**, 232 (1957).
LAIN ENTRALGO, P.: Harvey in the history of scientific thought. J. Hist. Med. **12**, 220 (1957).
LASSWITZ, K.: Geschichte der Atomistik. Bd. 1, 2. Hamburg, Leipzig 1890.
LEFANU, W. R.: Jean Martet, a french follower of Harvey. In: Science, medicine and history, ed. E. A. UNDERWOOD. Bd. 2, p. 34. London, New York, Toronto 1953.
LESKY, E.: Die Zeugungs- und Vererbungslehren der Antike und ihr Nachwirken. Abh. Akad. Mainz, Geistes- u. sozialw. Klasse 1950, 19.
— Harvey und Aristoteles. Sudhoffs Arch. Gesch. Med. **41**, 289 (1957); **41**, 349 (1957).
LINDROTH, A.: Harvey, Descartes, and young Olaus Rudbeck. J. Hist. Med. **12**, 209 (1957).
MAIER, A.: Die Mechanisierung des Weltbildes im 17. Jahrhundert. Leipzig 1938.
— Zwei Grundprobleme der scholastischen Naturphilosophie, 2. ed. Roma 1951.
— Metaphysische Hintergründe der spätscholastischen Naturphilosophie. Roma 1955.
— Zwischen Philosophie und Mechanik. Roma 1958.
McKIE, D.: Fire and the flamma vitalis. In: Science, medicine and history, ed. E. A. UNDERWOOD. Bd. 1, p. 469. London, New York, Toronto 1953.
McMURRICH, J. P.: Leonardo da Vinci, the anatomist. Baltimore 1930.
MENDELSOHN, E.: Heat and life, the development of the theory of animal heat. Cambridge (Mass.) 1964.
MEYER, A. W.: An analysis of the De generatione of William Harvey. Stanford, London 1936.
— The rise of embryology. London 1939.
NEEDHAM, J.: A history of embryology, 2. Aufl. Cambridge 1959.

OLSCHKI, L.: Geschichte der neusprachlichen wissenschaftlichen Literatur. Bd. 1—3. Heidelberg 1919—1927.

O'MALLEY, C. D., and J. B. DE C. M. SAUNDERS: Leonardo da Vinci on the human body. New York 1952.

OSLER, W.: The growth of truth as illustrated in the discovery of the circulation of the blood. London 1906.

PAGEL, W.: Religious motives in the medical biology of the 17th century. Bull. Hist. Med. **3**, 277 (1935).

— William Harvey. Some neglected aspects of medical history. J. Warburg and Courtauld Inst. **7**, 144 (1944).

— „Circulatio" — its unusual connotations and William Harvey's philosophy. In: Festschr. 80. Geburtstag Max Neuburger, p. 358. Wien 1948.

— Harvey's role in the history of medicine. Bull. Hist. Med. **24**, 70 (1950).

— The circular motion of the blood and Giordano Bruno's philosophy of the circle. Bull. Hist. Med. **24**, 398 (1950).

— William Harvey and the purpose of circulation. Isis **42**, 22 (1951).

— Giordano Bruno: the philosophy of circles and the circular movement of the blood. J. Hist. Med. **6**, 116 (1951).

— Die Stellung Caesalpins und Harvey's in der Entdeckung und Ideologie des Blutkreislaufs. Sudhoffs Arch. Gesch. Med. **37**, 319 (1953).

— The reaction to Aristotle in seventeenth-century biological thought. In: Science, medicine and history, ed. E. A. UNDERWOOD, Bd. 1, p. 489. London, New York, Toronto 1953.

— The philosophy of circles — Cesalpino — Harvey. J. Hist. Med. **12**, 140 (1957).

— Vesalius and the pulmonary transit of venous blood. J. Hist. Med. **19**, 329 (1964).

PASSMORE, J. A.: William Harvey and the philosophy of science. Aust. J. Philos. **36**, 85 (1958).

PAYNE, J. F.: The Harveian oration on Harvey and Galen. Lancet **1896** *II*, 74, 1133.

PAYNE, L. M.: Sir Charles Scarburgh's Harveian oration 1662. J. Hist. Med. **12**, 158 (1957).

PECK, A. L.: The connate pneuma, an essential factor in Aristotle's solutions to the problems of reproduction and sensation. In: Science, medicine and history, ed. E. A. UNDERWOOD, Bd. 1, p. 111. London, New York, Toronto 1953.

PINES, S.: Omne quod movetur necesse est ab aliquo moveri. A refutation of Galen by Alexander of Aphrodisias and the theory of motion. Isis **52**, 21 (1961).

POHLENZ, M.: Die Stoa, Geschichte einer geistigen Bewegung. Bd. 1. 2. Göttingen 1948.

PORTAL, A.: Histoire de l'anatomie et de la chirurgie. 6 vol. Paris 1770—1773.

POWER, SIR D'ARCY: William Harvey. London 1897.

PRENDERGAST, J.: Galen's view of the vascular system in relation to that of Harvey. Proc. roy. Soc. Med. **21**, 1840 (1928).

RANDALL, J. H.: The development of the scientific method in the school of Padua. J. Hist. Ideas **1**, 177 (1940).

— Aristotle. New York, London 1960.

RATTANSI, P. M.: Paracelsus and the puritan revolution. Ambix **11**, 24 (1963).

— The Helmontian-Galenist controversy in restoration England. Ambix **12**, 1 (1964).

REINHARDT, K.: Poseidonios. München 1921.

— Kosmos und Sympathie. München 1926.

ROLLESTON, SIR H.: Harvey's predecessors and contemporaries. Ann. Med. Hist. **10**, 323 (1928).

ROLLESTON, SIR H.: Walter Charleton. Bull. Hist. Med. **8,** 403 (1940).

ROSS, W. D.: Aristotle (Reprint ed. 1923). New York 1959.

ROTHSCHUH, K. E.: Die Entwicklung der Kreislauflehre im Anschluß an William Harvey. Klin. Wschr. **35,** 606 (1957).

— Jean Riolan im Streit mit Paul Marquart Schlegel um die Blutbewegungslehre Harvey's Gesnerus (Aarau) **21,** 72 (1964).

SAMBURSKY, S: Physics of the Stoics. London 1959.

— Das physikalische Weltbild der Antike. Zürich, Stuttgart 1965.

SARTON, G.: Johannes Antonides van der Linden (1609—1664). In: Science, medicine and history, ed. E. A. UNDERWOOD. Bd. 2, p. 3. London, New York, Toronto 1953.

SCHADEWALDT, W.: Hellas und Hesperien. Zürich, Stuttgart 1960.

SCHRAMM, M.: Aristotelianism. Hist. Sci. **2,** 91 (1963).

SINGER, C.: The story of living things. New York 1931.

— The discovery of the circulation of the blood. 2. ed. London 1956.

SOLMSEN, F.: The vital heat, the inborn pneuma and the aether. J. Hell. Stud. **77,** 119 (1957).

SPRENGEL, K.: Versuch einer pragmatischen Geschichte der Arzneikunde, Bd. 4, 3. Aufl. Halle 1827.

STADLER, H.: Albertus Magnus de animalibus libri XXVI Bd. 1. 2. Beitr. z. Gesch. d. Philos. d. Mittelalters, hrsg. C. BAEUMKER, 15, 1916; 16, 1921.

STROHM, H.: Untersuchungen zur Entwicklungsgeschichte der aristotelischen Meteorologie. Philologus Suppl. **28,** 1 (1935).

TEMKIN, O.: Geschichte des Hippokratismus im ausgehenden Altertum. Kyklos **4,** 1 (1932).

— On Galen's Pneumatology. Gesnerus (Aarau) **8,** 180 (1950).

— A Galen model for quantitative physiological reasoning. Bull. Hist. Med. **35,** 470 (1961).

— The classical roots of Glisson's doctrine of irritation. Bull. Hist. Med. **38,** 305 (1964).

TÖPLY, R. VON: Studien zur Geschichte der Anatomie im Mittelalter. Leipzig, Wien 1898.

VERBEKE, G.: L'évolution de la doctrine de pneuma du stoicisme à Saint-Augustin. Louvain 1945.

WEIL, E.: The echo of Harvey's de motu cordis 1628 to 1657 (besonders wertvolle kommentierende Bibliographie der Harvey's De motu kritisierenden und verteidigenden Schriften dieses entscheidenden Zeitabschnittes).

WHITMAN, C. O.: Evolution and epigenesis. In: Biological Lectures delivered at the Marine Biological Laboratory of Wood's Hall in the Summer session of 1894, Boston 1895.

WILKIE, J. S.: Harvey's immediate debt to Aristotle and to Galen. (Besprechnung der Prelectiones-Edition von Mrs. G. WHITTERIDGE.) Hist. Sci. **4,** 103 (1965).

WILSON, L. G.: Galen's doctrine of pulmonary bloodflow. Sudhoffs Arch. Gesch. Med. **47,** 173 (1963).

WINGATE, S. D.: The mediaeval Latin versions of the Aristotelian scientific corpus, with special reference to the biological works. London 1931.

WINSLOW, C. E. A., and R. R. BELLINGER: Hippocratic and Galenic concepts of metabolism. Bull. Hist. Med. **17,** 127 (1945).

ZABARELLA, J.: Opera logica. Köln 1597.

ZELLER, E.: Die Philosophie der Griechen in ihrer geschichtlichen Entwicklung II 2: Aristoteles und die alten Peripatetiker (Nachdr. d. 4. Aufl., Leipzig 1921). Hildesheim 1963.

Namenverzeichnis

Personennamen, die nur im Literaturverzeichnis vorkommen, sind in diesem Verzeichnis nicht berücksichtigt.

Sachverzeichnis

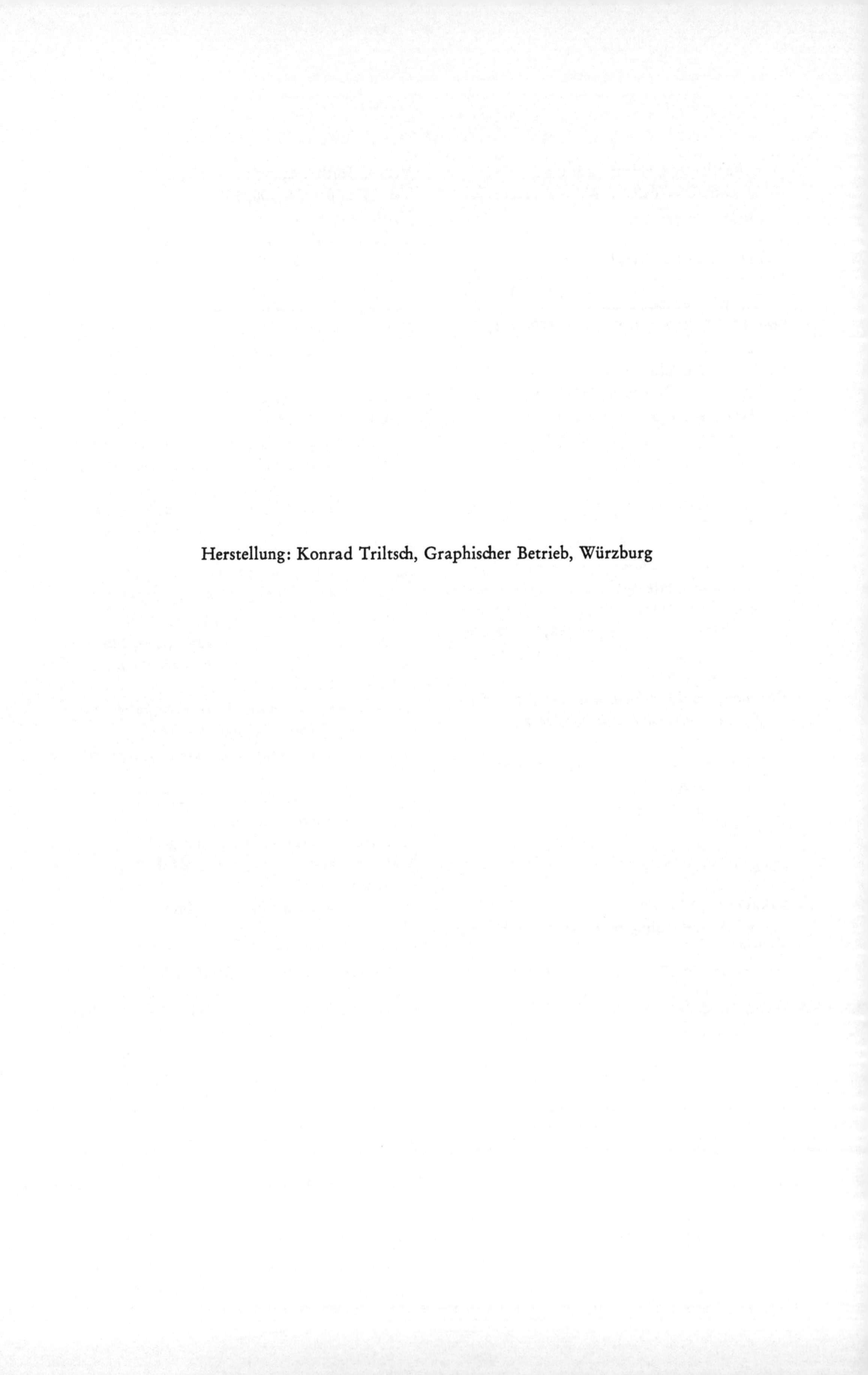

Herstellung: Konrad Triltsch, Graphischer Betrieb, Würzburg